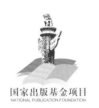

肿瘤规范化手术丛书

国家出版基金项目
NATIONAL PUBLICATION FOUNDATION

食管癌规范化手术

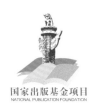

国家出版基金项目
NATIONAL PUBLICATION FOUNDATION

肿瘤规范化手术丛书

食管癌规范化手术

主　编　杨　跃

副主编　李少雷　阎　石

编　者　吴　楠　　陈晋峰　　吕　超

　　　　鲁方亮　　张善渊　　冯　源

　　　　赵大川　　毕继旺　　宋东东

　　　　黄　淼　　王　亮　　裴宇权

　　　　王　嘉　　王宇昭　　马则铭

　　　　王亚旗　　刘轶男

北京大学医学出版社

SHIGUAN' AI GUIFANHUA SHOUSHU

图书在版编目（CIP）数据

食管癌规范化手术 / 杨跃主编. —北京：北京大学医学出版社, 2022.12
ISBN 978-7-5659-2787-4

Ⅰ. ①食… Ⅱ. ①杨… Ⅲ. ①食管癌—外科手术—规范化 Ⅳ. ①R735.1-65

中国版本图书馆CIP数据核字(2022)第233678号

食管癌规范化手术

主　　编：杨　跃
出版发行：北京大学医学出版社
地　　址：（100191）北京市海淀区学院路 38 号　北京大学医学部院内
电　　话：发行部 010-82802230；图书邮购 010-82802495
网　　址：http://www.pumpress.com.cn
E — mail：booksale@bjmu.edu.cn
印　　刷：北京金康利印刷有限公司
经　　销：新华书店
责任编辑：冯智勇　　　责任校对：靳新强　　　责任印制：李　啸
开　　本：889 mm×1194 mm　1/16　印张：20　字数：648 千字
版　　次：2022 年 12 月第 1 版　2022 年 12 月第 1 次印刷
书　　号：ISBN 978-7-5659-2787-4
定　　价：198.00 元

前 言

这是一本分享给胸外科医生，尤其是年轻的胸外科医生的食管癌规范化手术图书。当越来越多的胸外科手术不再是食管手术，越来越多的胸外科学术会议对食管外科的探讨逐渐减少，越来越多的胸外科医生不愿意选择食管外科，食管外科面临人才短缺。加上进展期食管癌同步放化疗获得了很好的生存期，一些医生因为对食管外科迅猛发展的知识更新不及时，比如认为胸上段食管癌不适合手术，比如认为存在腹腔淋巴结转移和锁骨上淋巴结转移就属于手术禁忌，比如认为根治性同步放化疗和根治手术有类似的治疗效果，使越来越多的患者未接受食管外科医生的可切除性评估，导致有机会接受手术的患者比例越来越低。目前，我国三甲医院胸外科年食管癌手术量超过 100 台的单位正在逐渐减少，我们想当然地认为是因为居民生活水平的提高，饮食习惯较过去变得更健康，所以食管癌的发病率在明显下降，但流行病学数据并未佐证这一点。

食管癌在我国一直是高发病率、高致死率的恶性肿瘤，特别是鳞癌这一病理类型占绝大多数，与西方国家不同的病理类型、不同的生物学特征决定了我国食管癌的防治工作要坚定地走我们自己的特色道路。而这其中，食管外科是不可忽视的关键一环。若想提高食管癌手术质量，必须重视食管癌手术的规范化流程；若想提高食管癌患者的整体生存率，必须重视包括手术在内的多学科综合治疗模式。在我国国际影响力越来越大、科技全面快速发展的大时代背景下，我们理应在食管癌诊治国际舞台上发出更多的中国声音。

食管手术时间相对较长、工作强度大、风险系数高、住院时间长是阻碍越来越多的医生选择食管外科的理由，自微创技术进入食管外科领域以来，尤其是最近 5～10 年已进入加速发展时期，腔镜高清成像系统、3D 腔镜及机器人辅助技术的应用，使得食管手术因为视野显露清晰，从而成为较肺外科更为安全的手术。一台成熟的微创 McKeown 手术通常 3～4 小时完成，工作强度较过去大幅降低。因为能量器械的进化发展和 CO_2 充气技术的应用，食管手术的视野变得较过去更清晰，术后并发症的发生概率也明显降低，对于一些闭锁胸腔或低肺功能的患者，免开胸的充气式纵隔镜食管切除手术更是应运而生。近几年，随着多媒体技术的普及适用，腔镜手术的影像记录更便于传播，也更便于学习食管手术。微创 McKeown 手术目前适用于绝大多数可手术的食管鳞癌患者，本书中我们对手术模块化的拆解希望能帮助到更多的胸外科医生了解和学习食管外科。

食管癌的整体发病率并未降低，而且随着早癌筛查理念的普及，越来越多的早期食管癌被检出，需要手术的患者比例在提高。对于中晚期食管癌来说，因为放化疗技术的提高、免疫治疗的出现以及食管癌多学科综合治疗理念的深入，原本很多无手术切除机会的肿瘤因为前期治疗的高缓解率，重新获得了手术切除机会。因此，患者需要更多的致力于食管癌手术的胸外科医生。

本书是我们多年来从事食管外科和近几年开展食管微创手术的经验积累和总结，尚有不全面之处，也不能代表所有的食管癌手术方式，更希望借此书与同行们交流，共同促进食管外科的发展。真诚希望得到同行们的指正。

杨　跃

视频目录

目 录

第一章 食管癌概述

第一节 食管癌流行病学

食管癌是全球发病率位于第 8 位的恶性肿瘤，肿瘤相关死亡率位于第 6 位[1]。2020 年世界范围内食管癌新发病例 60.4 万例，因食管癌死亡病例 54.4 万例，可以推断出当前食管癌治疗形势之严峻。我国的食管癌新发病例和死亡病例均占世界范围内半数以上[2]。鳞癌和腺癌是食管癌的两种主要类型，鳞癌大约占世界上 90% 的病例。在北美洲和欧洲，食管腺癌是主要的类型。胃食管反流病和肥胖是主要的危险因素，Barrett 食管是腺癌的癌前病变。在亚洲、非洲、南美洲和非裔的北美人中，食管鳞癌是主要类型，酒精和烟草是主要的危险因素。食管鳞状上皮不典型增生是鳞癌的癌前病变[3]。在我国，食管癌最主要的病因为长期饮酒及进食过烫的食物。这也是我国食管癌高发的主要原因。此外，食物中含有亚硝铵盐及真菌污染也是食管癌发生的重要因素。

食管癌的诊断主要依靠临床表现和影像学及病理检查来明确。在临床表现中，最主要的症状在于患者出现不同程度的吞咽困难，并呈进行性加重。其他的一些伴随性症状包括进食后胸骨后疼痛感、间断呕血、体重减轻等非特异性症状。在影像学检查中，上消化道钡餐造影对判定肿瘤的位置、肿瘤的定性方面具有重要的作用，其诊断食管癌的准确度在 80% 以上。钡餐造影检查中食管癌较为特异性的表现在于：食管黏膜增粗、中断、紊乱以至消失，龛影形成，管腔狭窄、僵硬，以及病变以上食管可有不同程度扩张。胸部增强 CT（计算机断层显像）可以非常准确地判定食管癌与周围组织器官之间的关系，对于术前评定食管癌是否可以达到完全性切除（R0 切除）具有重要的作用。胃镜下病理检查是诊断食管癌的金标准，内镜下可以明确分辨食管癌的大体病理类型，并通过活检确定组织学病理类型。正电子发射计算机断层显像（positron emission computed tomography，PET-CT）作为分期检查的主要优势在于评估肿瘤的 N 和 M 分期。超声胃镜在评估 T 分期中具有明显优势。病灶位于气管、支气管附近的患者还应结合支气管镜检查结果以助临床分期。此外，我国在人群普查中使用的食管拉网细胞学检查，也可以达到很高的食管癌诊断率。

食管癌在大体病理分型可分为早期和进展期，早期食管癌可分为隐伏型（病变略显粗糙，色泽变深，无隆起和凹陷）、糜烂型（病变黏膜轻度糜烂或凹陷，与正常组织分界清楚）、斑块型（病变黏膜局限性隆起呈灰白色斑块状，最大直径小于 2 cm）、乳头型或隆起型（肿瘤呈外生性隆起，乳头状或息肉状突入管腔，肿瘤直径 1~3 cm）。进展期食管癌可分为：髓质型（肿瘤比较肥厚，侵入食管周径的大部或全部，病变部位明显增厚，管腔狭窄，肿瘤内面有深浅不等的溃疡）；蕈伞型（瘤体呈蘑菇状或卵圆形突入食管腔内，边缘隆起或外翻，表面有浅溃疡）；溃疡型（癌组织浸润深肌层，溃疡界限清楚，边缘有隆起，可引起穿孔）；缩窄型（病变浸润全周，呈环形狭窄或梗阻，病变上段食管明显扩张）；腔内型（瘤体呈息肉样或带蒂，向腔内生长，外侵较少）。我国食管癌在组织病理学上主要为鳞状细胞癌，部分为小细胞癌。在西方国家，食管癌主要为食管腺癌。

食管癌的主要治疗手段包括手术、化疗、放疗、免疫治疗等，以手术为主的综合治疗是食管癌患者获得长期生存最重要的治疗措施。据 2020 年国家癌症中心发表的数据显示，2009—2014 年经我国 70 家中心外科治疗的 8181 例食管癌患者 5 年生存率达到 52.9%[4]。同期，日本 316 家机构接受食管切除手术患者的 5 年生存率为 55.6%[5]。我们坚信，外科的可切除性评估是制定食管癌综合治疗策略最重要的环节。

第二节　食管癌分期

食管全长 25 cm 左右，根据食管的走行，将食管分为颈段、胸段和腹段，其中胸段又分为上、中、下三段（图 1-2-1）。

颈段：自食管入口或环状软骨下缘起至胸骨柄上缘平面（距门齿 15~20 cm）。

胸上段：自胸骨柄上缘平面至气管分叉平面（距门齿 20~25 cm）。

胸中段：自气管分叉平面至食管胃交界部全长的上半部（距门齿 25~30 cm）。

胸下段：自气管分叉平面至食管胃交界部全长的下半部（距门齿 30~40 cm）。中下段食管常以下肺静脉水平为重要分界标志。

腹段：最短，居于膈肌下方的腹部最上部。

食管壁分 4 层，从内而外分为黏膜层、黏膜下层、固有肌层和外膜层。这其中黏膜又分四层：黏膜上皮层、黏膜基底层、黏膜固有层、黏膜肌层。食管的黏膜下层有丰富的血管网及淋巴管网，局限于黏膜内的癌理论上不会出现血行和淋巴转移，首选内镜下切除治疗。超声内镜对食管早癌浸润层次的评估至关重要。范围过大或多原发起病的食管黏膜内癌，如果评估内镜下切除困难者，通常也需要外科手术的干预。

根据食管癌的浸润层次，国际抗癌联盟（International Union Against Cancer, UICC）和美国癌症联合会（American Joint Committee on Cancer, AJCC）第 8 版 TNM 分期将食管癌的 T 分期界定如下（图 1-2-2）[6]：

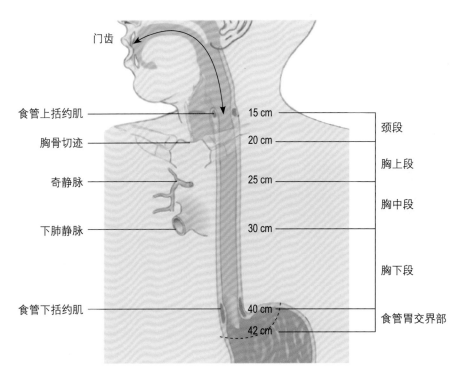

门齿	
食管上括约肌	15 cm　颈段
胸骨切迹	20 cm　胸上段
奇静脉	25 cm　胸中段
下肺静脉	30 cm
	胸下段
食管下括约肌	40 cm　食管胃交界部
	42 cm

图 1-2-1　食管的分段 [6]

T_{is} 重度不典型增生（high grade dysplasia, HGD）；

T_{1a} 侵犯黏膜固有层或黏膜肌层；

T_{1b} 侵犯黏膜下层；

T_2 侵犯食管固有肌层；

T_3 侵犯食管外膜；

T_{4a} 侵犯食管周围组织：胸膜、心包、奇静脉、膈肌、腹膜；

T_{4b} 侵犯动脉、椎体、气管；

对于 N 分期的界定仍以淋巴结转移个数为依据：

N_0 无淋巴结转移；

N_1 1 或 2 枚淋巴结转移；

N_2 3~6 枚淋巴结转移；

N_3 7 枚或更多淋巴结转移；

M 分期分为 M_0 和 M_1，分别代表无远处转移和有远处转移。

并对肿瘤的分化程度定义如下：

G_X：分化程度不能确定；

G_1：高分化癌；

G_2：中分化癌；

G_3：低分化癌。

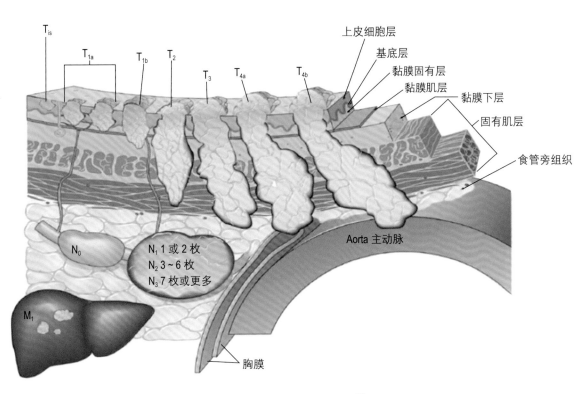

图 1-2-2　TNM 分期图示[6]

3

AJCC/UICC 第 8 版食管鳞癌 TNM 分期的定义 [7]

TNM 分期	T 分期	N 分期	M 分期	G 分期	肿瘤部位
0 期	T_{is}	N_0	M_0	N/A	任何部位
ⅠA 期	T_{1a}	N_0	M_0	G_1	任何部位
ⅠB 期	T_{1a}	N_0	M_0	$G_{2\sim3}$	任何部位
	T_{1b}	N_0	M_0	任何级别	任何部位
	T_2	N_0	M_0	G_1	任何部位
ⅡA 期	T_2	N_0	M_0	$G_{2\sim3}$	任何部位
	T_3	N_0	M_0	G_1	任何部位
	T_3	N_0	M_0	$G_{2\sim3}$	下段
ⅡB 期	T_3	N_0	M_0	$G_{2\sim3}$	中、上段
	T_1	N_1	M_0	任何级别	任何部位
ⅢA 期	T_1	N_2	M_0	任何级别	任何部位
	T_2	N_1	M_0	任何级别	任何部位
ⅢB 期	T_3	$N_{1\sim2}$	M_0	任何级别	任何部位
	T_2	N_2	M_0	任何级别	任何部位
	T_{4a}	$N_{0\sim1}$	M_0	任何级别	任何部位
ⅣA 期	T_{4a}	N_2	M_0	任何级别	任何部位
	T_{4b}	任何级别	M_0	任何级别	任何部位
	任何级别	N_3	M_0	任何级别	任何部位
ⅣB 期	任何级别	任何级别	M_1	任何级别	任何部位

参考文献

[1] Bray F, Ferlay J, Soerjomataram I, et al. Global cancer statistics 2018: GLOBOCAN estimates of incidence and mortality worldwide for 36 cancers in 185 countries. CA Cancer J Clin, 2018, 68(6): 394-424.

[2] Sung H, Ferlay J, Siegel R L, et al. Global cancer statistics 2020: GLOBOCAN estimates of incidence and mortality worldwide for 36 cancers in 185 countries. CA Cancer J Clin, 2021, 71(3): 209-249.

[3] Rustgi A K, El-Serag H B. Esophageal carcinoma. N Engl J Med, 2014, 371(26): 2499-509.

[4] 毛友生, 高树庚, 赫捷, 等. 中国食管癌临床流行特征及外科治疗概况大数据分析. 中华肿瘤杂志, 2020, 42(03): 228-233.

[5] Tachimori Y, Ozawa S, Numasaki H, et al. Registration Committee for Esophageal Cancer of the Japan Esophageal Society. Comprehensive registry of esophageal cancer in Japan, 2012. Esophagus, 2019, 16(3): 221-245.

[6] Amin M B, Edge S, Greene F L, et al. AJCC Cancer Staging Manual. 8th ed. New York: Springer, 2017: 185-202.

[7] Rice T W, Ishwaran H, Hofstetter W L, et al. Worldwide Esophageal Cancer Collaboration Investigators. Recommendations for pathologic staging (pTNM) of cancer of the esophagus and esophagogastric junction for the 8th edition AJCC/UICC staging manuals. Dis Esophagus, 2016, 29(8): 897-905.

第二章 NCCN食管癌临床实践指南外科解读

NCCN（National Comprehensive Cancer Network，美国国立综合癌症网络）是由21家世界顶级癌症中心组成，致力于改善癌症患者的治疗效果和医疗效率的非营利性学术联盟。其制定的《NCCN肿瘤学临床实践指南》（NCCN Clinical Practice Guidelines in Oncology™）是涵盖各种肿瘤疾病、最为全面并不断更新的临床实践指南，同时也是NCCN癌症中心循证医学证据与多学科医学专家医疗决策的完美结合。目前《NCCN肿瘤学临床实践指南》已经成为公认的肿瘤领域临床决策的标准，在中国也得到了广大肿瘤医生的认可与参照。

指南采用流程图（决策树）模式，医生可以很方便地为自己的患者找到正确的治疗路线。对临床技能水平参差不齐的医生来说，这对规范临床治疗行为，提高临床诊疗水平非常有帮助。目前NCCN食管癌的临床实践指南已经更新到2021年的第4版。本章将从食管癌外科治疗的角度，解读最新的NCCN食管癌临床实践指南中需要注意的与外科治疗相关的若干问题，以利于胸部食管癌外科的临床实践。

一、食管癌的外科治疗原则

1. 在食管癌外科手术前应完善临床分期，用胸、腹部CT，全身PET/CT及超声胃镜等检查评估病变可切除性。

2. 在食管癌治疗前，所有患者均应请食管外科/胸外科医生评估食管癌切除的可行性。对于可耐受手术的所有可切除性食管癌（距会厌超过5 cm）均应充分考虑食管癌切除术的可能性。

3. Siewert分型

（1）所有侵及食管胃结合部的腺癌均适用于Siewert分型。Siewert Ⅰ型：肿瘤中心位于食管胃结合部近端1~5 cm；Siewert Ⅱ型：肿瘤中心位于食管胃结合部近端1 cm至远端2 cm之间；Siewert Ⅲ型：肿瘤中心位于食管胃结合部远端2~5 cm。

（2）Siewert Ⅰ型和Ⅱ型肿瘤应遵循NCCN食管癌及食管胃结合部癌指南进行治疗，根据病变情况选择相应的手术入路。

（3）Siewert Ⅲ型肿瘤应遵循NCCN胃癌指南进行治疗，在部分病例中应进行部分食管切除以获得阴性切缘。

4. 腹腔镜探查有助于在选择性患者人群中发现影像学检查未显示的隐匿性腹腔转移病灶，特别是在Siewert Ⅱ型及Ⅲ型患者中更为突出。进展期肿瘤、临床分期T3以上或存在淋巴结转移的患者应进行腹腔镜腹腔冲洗液细胞学检查。

5. 腹腔细胞学检查阳性（无肉眼可见的腹膜种植转移）预后不良，被定义为M1病变。

6. 颈段食管癌或距会厌小于5 cm的颈胸交界食管癌，应接受根治性放化疗。

7. 可切除的食管癌或食管胃结合部癌包括：

（1）T1a病变，定义为肿瘤侵犯黏膜层但未侵犯黏膜下层，可考虑内镜黏膜切除术（endoscopic mucosal resection，EMR）联合消融治疗，或在有经验的医疗中心进行食管切除术。

（2）侵犯黏膜下层（T1b）甚至更深的病变，应接受食管切除术。

（3）T1~T3病变，即使有区域淋巴结转移（N+），甚至巨块型淋巴结转移也是可切除的；多站淋巴结转移是手术的相对禁忌证，需结合患者的年龄及体力状态进行综合考量。

（4）仅累及心包、胸膜或膈肌的T4a病变是可切除的。

8. 不可切除的食管癌包括：

（1）累及心脏、大血管、气管或邻近器官（包括肝脏、胰腺、肺和脾脏）的T4b病变是不可切除的。

（2）尽管淋巴结受累时应综合年龄、体力状态及抗肿瘤治疗的效果等诸多因素进行考量，但大部分多站、巨块型淋巴结转移肿瘤是不可切除的。

（3）食管胃结合部癌伴有锁骨上淋巴结转移的肿瘤应视为是不可切除的。

（4）不可切除的 TNM ⅣB 期：远处转移（包括非区域淋巴结转移）的Ⅳ期病变是不可切除的。

9. 根据肿瘤的部位、替代器官的选择、手术医生的经验及患者的状态进行手术方式的规划。

10. 如诱导治疗期间患者无法通过吞咽食物维持营养，食管扩张或放置经皮空肠造瘘管要优于胃造瘘（胃作为重建器官需保持其完整性）。

11. 食管癌或食管胃结合部癌可选择的手术方式：

（1）Ivor-Lewis 食管胃切除术（开腹 + 右侧开胸）。

（2）McKeown 食管胃切除术（右侧开胸 + 开腹 + 颈部吻合）。

（3）微创 Ivor-Lewis 食管胃切除术（腹腔镜 + 小切口右侧开胸）。

（4）微创 McKeown 食管胃切除术（右侧胸腔镜 + 小切口开腹 / 腹腔镜 + 颈部吻合）。

（5）经膈肌裂孔食管胃切除术（开腹 + 颈部吻合）。

（6）机器人微创食管胃切除术。

（7）经左胸或胸腹联合切口 + 颈部或胸腔吻合。

12. 可选择的食管替代器官包括：

（1）胃（推荐）。

（2）结肠。

（3）空肠。

13. 可选择的淋巴结清扫方式包括：

（1）标准清扫。

（2）扩大清扫（完整清扫整块淋巴结）。

14. 对于没有接受术前诱导放化疗直接手术的患者，至少应切除 15 枚淋巴结以准确判断淋巴结分期。尽管接受术前新辅助放化疗的患者也推荐相同的淋巴结切除数目，但最佳的淋巴结切除数目尚不清楚。

15. 在根治性放化疗后出现局部可切除的食管癌病灶，如果没有发生远处转移，可以考虑手术治疗。

16. 潜在可切除的食管癌患者应接受多学科会诊。食管切除术、EMR、其他消融技术应该在规模较大的食管癌医疗中心由有经验的外科医师和内镜专家完成。

二、内镜下治疗需要注意的问题

1. 内镜下切除 [EMR 或 ESD（endoscopic submucosal dissection，内镜黏膜下剥离术）] 可以有效治疗食管癌早期病变（例如原位癌，pT_{1a}，没有脉管侵犯的选择性浅表性 pT_{1b}）。

2. 评估肿瘤形态、侵犯深度、是否为多灶性病变是选择内镜下消融和 / 或内镜下切除的重要参考。结节状病灶及溃疡型病灶应选择内镜下切除，而非内镜下消融。较小范围的（≤2 cm）平坦型鳞状上皮原位癌或高级别上皮内瘤变，以及发生高级别上皮内瘤变的平坦型 Barrett 食管应该选择内镜下切除，因为切除便于后续更准确的组织病理学评估。内镜下切除术后残余的 Barrett 食管应采取消融治疗。

3. 内镜下切除可以有效治疗较大范围的（>2 cm）平坦型病变，但术后并发症风险明显增加。内镜下消融也可以有效治疗这类病变，但是支持仅用内镜下消融治疗鳞状上皮高级别瘤变的数据有限。

三、食管癌切除不同手术方式选择需要注意的问题

1. Ivor-Lewis 食管切除术（右开胸 + 开腹）和 McKeown 食管切除术（右开胸 + 开腹 + 颈部吻合）是最常用的两种经胸食管切除手术入路。

2. Ivor-Lewis 食管切除术于胸上段进行食管胃吻合（相当于高于奇静脉弓水平）。胃被游离出来以代替食管，同时切除腹腔和胃左淋巴结，切断胃左动脉，保留胃网膜动脉和胃右动脉。这种术式可用于胸下段食管病变，但是对于胸中段食管肿瘤，近端切缘可能无法保证阴性。

3. McKeown 食管切除术同样是用胃作为食管替代器官，吻合口位于颈部，适用于胸上段、胸中段和胸下段任何部位食管肿瘤的切除。

4. 经膈肌裂孔食管切除术采用腹部和左侧颈部

切口。胃的游离步骤与 Ivor-Lewis 术式一样，是经腹部切口完成的，然后将管状胃经后纵隔拉至颈部切口以进行食管胃吻合。该术式可用于任何部位的胸段食管病变，但是对于毗邻气管的较大的胸中段食管肿瘤操作困难，且风险较大。相对于经胸食管癌切除+扩大淋巴结清扫术，该术式并发症发生率较低。虽然经膈肌裂孔食管切除术对术后生活质量影响更小，但由于无法完成胸部淋巴结清扫，其肿瘤学效能一直受到质疑。

5. 经左胸或左侧胸腹联合切口食管切除术采用第 8 肋间切口。胃的游离方法如前所述，食管切除经左侧开胸完成。食管胃吻合在左胸腔内进行，通常在下肺静脉上方水平。如果管状胃经主动脉弓下方隧道式拉出，吻合位置可以更高。这种术式可用于胸下段食管病变，特别是对巨块型肿物切除有一定优势。

四、食管癌微创手术需要注意的问题

1. 与开放手术相比，微创手术可降低并发症发生率，缩短术后恢复时间，并可能改善长期生存。

2. 杂交微创手术（如腹腔镜+开胸）对比开放手术，同样可以降低术后并发症发生率。

3. 开放手术在既往有腹部手术史、巨块型肿物、应用除胃以外其他器官作为食管替代器官、淋巴结难以切除等情况下比微创手术更有优势。

4. 尽管微创手术尚在发展之中，但在病情允许的情况下尽量用微创手术替代开放手术是合理的，特别是对伴有合并症的高龄患者更有优势。

5. 机器人微创手术是一项新兴的技术，其可提供仿真 3D 视野，有助于在狭小的手术空间内进行操作。但是，更昂贵的花费和更长的手术时间需要我们在选择时进行权衡。Meta 分析显示，机器人微创手术在肿瘤 R0 切除率、30 天和 90 天病死率、术后并发症发生率及住院时间方面与传统微创手术相似。但是，仍需要大规模随机对照研究评估机器人微创

手术在食管癌患者治疗方面的受益及风险。

五、食管癌手术吻合部位和食管替代器官需要注意的问题

1. 最佳的吻合部位仍存在争议。颈部吻合的优点包括：对食管更广泛的切除、可能避免开胸手术、减轻反流症状、降低与吻合口瘘相关并发症的严重程度。胸内吻合的优点是吻合口瘘和吻合口狭窄发生率均较低，左侧喉返神经损伤发生率较低。

2. 大部分医生首选胃作为食管替代器官。结肠代食管术通常用于曾经接受过胃部手术或其他破坏胃血运操作的患者。

六、食管癌术前放化疗需要注意的问题

1. 对于病灶局限的食管癌，术前放化疗对比单独手术可提高总生存期（overall survival, OS）、无病生存期（disease free survival, DFS）和病理完全缓解（pathological complete response, pCR）。术前放化疗还可以明显减低局部复发率和腹腔种植转移率，且术前放化疗并不影响术后生活质量。

2. 后续治疗方案的选择取决于初始治疗的疗效评估。放化疗后 PET/CT 检查有助于发现远处淋巴结转移及血行转移。在术前治疗结束后 5~8 周，可进行术前 PET/CT 评估。最好能够在放化疗之后、手术之前，再次复查上消化道内镜并进行活检。

3. 术前放化疗后如无肿瘤残留迹象，推荐行食管切除术（特别是腺癌）或随访观察（2B 类推荐）。术前放化疗后局部仍有残留病灶者首选食管切除术。根治性放化疗后如无肿瘤残留迹象，应随访观察。但根治性放化疗后局部仍有残留病灶者，也应该选择食管切除术。无论是术前放化疗还是根治性放化疗，如为不可切除/转移性病变，则可给予姑息/最佳支持治疗。

七、食管癌术后治疗需要注意的问题

1. 对于没有接受过术前放化疗的食管鳞癌，手术如为 R0 切除，无论淋巴结状态如何，都推荐定期随访。手术如为 R1 切除或 R2 切除，后续应行以氟尿嘧啶为基础的放化疗。R2 切除患者也可以接受姑息治疗。

2. 对于接受过术前放化疗的食管鳞癌，手术如为 R0 切除，无论淋巴结状态如何，都推荐定期随访。手术如为 R1 切除或 R2 切除，则应在疾病进展之前继续观察随访，或者代以姑息治疗。

3. 对于没有接受过术前放化疗或化疗的食管腺癌，手术如为 R0 切除，且淋巴结无转移，推荐定期随访。对于 $pT_3 \sim pT_4$ 及选择性胸下段或食管胃结合部高风险 pT2 病变，可选择放化疗。高风险包括分化差或高级别肿瘤，脉管侵犯，神经侵犯，或年龄 < 50 岁。手术如为 R0 切除，且淋巴结有转移，推荐放化疗或化疗。手术如为 R1 切除，后续应接受放化疗。手术如为 R2 切除，后续应接受放化疗或姑息治疗。

4. 对于接受过术前放化疗或化疗的食管腺癌，手术如为 R0 切除，无论淋巴结状态如何，都推荐定期随访直至疾病进展。如为围手术期化疗，则 R0 切除后继续化疗为 1 类推荐。截至目前数据，尚不推荐 R0 切除淋巴结转移患者进行术后辅助放化疗。手术如为 R1 切除或 R2 切除，后续应行放化疗。R1 切除患者也可以观察至病情进展，或考虑二次手术。R2 切除患者也可以考虑接受姑息治疗。

第三章 食管癌术前新辅助治疗进展

食管作为上接咽部、下与贲门相连的管道，是饮食入胃的必经通路。食管形态细长，行经颈部、胸部和腹部，其特殊的解剖位置决定了食管切除的操作难度，也使食管癌切除术成为技术成熟最晚的肿瘤切除术式之一，在术式探索时期甚至经历了至暗时刻。有学者曾统计，在20世纪30年代食管癌切除术开展之初，围手术期死亡率高达95.4%，这无疑让医患双方都望而生畏。直到20世纪50年代，随着外科手术技术及麻醉技术的提高，食管癌切除术后死亡率才大幅下降，使得食管癌切除术成为可以安全应用的治疗食管癌的利器。尽管手术方式较以往有所改进，围手术期并发症发生率及死亡率明显下降，但术后5年生存率仍徘徊在25%左右[1]。

肿瘤治疗进入20世纪90年代之后，放疗、化疗等多种抗肿瘤治疗手段得到了空前的发展。肿瘤医生寄希望于利用多学科治疗手段提高手术疗效。为改善食管癌患者的预后，肿瘤医生首先尝试了术后辅助化疗。但是，由于食管癌切除术创伤较大，术后辅助化疗完成率不佳，使得肿瘤医生开始思考术前新辅助治疗能否同样起到改善术后生存的作用。近年来，肿瘤医生进行了多种术前新辅助治疗模式的探索，新辅助治疗也取得一些阶段性的进展。

术前新辅助治疗广义上来讲包括手术前所有的辅助治疗，主要有新辅助化疗、新辅助放疗、新辅助化放疗、新辅助靶向治疗及新兴的新辅助免疫治疗。新辅助治疗有以下优点：①肿瘤血运完整，有利于保持靶病灶局部药物强度和氧浓度；②术前患者耐受性较好；③可降低肿瘤病期，提高R0切除率；④早期消灭亚临床远处转移灶；⑤减少术中肿瘤种植转移；⑥术前放化疗还具有互相增敏的协同作用；⑦可用于肿瘤对药物体内敏感性的评价。

目前认为食管癌的新辅助治疗适应证为：T3（肿瘤侵透食管壁）、T4（肿瘤侵及食管周围组织或器官）、N+（区域淋巴结有癌转移）、Mla（出现可切除的锁骨上淋巴结转移）的食管癌，亦被称为局部进展期食管癌。以上期别食管癌患者单一手术治疗的5年生存率很低，大多小于20%，故应当先进行新辅助治疗，然后再进行手术[2]。还有研究指出，对新辅助治疗不敏感的肿瘤患者，不论是否手术，其远期生存率都很低。因而对这类患者可以采用其他根治性治疗策略而不宜再进行食管癌切除手术[3,4]。

新辅助治疗疗效评估的手段除食管癌常规检查中包括的胸腹增强CT、上消化道钡餐造影和胃镜检查外，正电子发射计算机断层显像（PET-CT）和内镜超声检查（endoscopic ultrasonography，EUS）在食管癌新辅助治疗疗效评估中也逐渐应用[5]。有研究表明，PET-CT的主要优势在于评估肿瘤的N和M分期，而EUS在评估T分期中具有明显优势。病灶位于气管、支气管附近的患者还应结合支气管镜检查结果以助临床分期[6]。

食管癌患者对新辅助治疗的组织学反应是影响5年生存率的一个重要因素。即远期生存率与新辅助治疗后肿瘤病理缓解程度有密切关系，完全或部分病理缓解的患者可以延长远期生存率[7]。但如何在手术前准确鉴定患者在新辅助治疗后肿瘤病理变化，目前尚没有一个简便而可靠的检查方法。有作者提出，新辅助治疗后再进行一次食管超声内镜检查或在超声内镜引导下对淋巴结进行针吸活检，以判断肿瘤对新辅助治疗的病理反应[8]。但是由于放、化疗后会造成局部组织破坏，此时进行食管超声内镜检查会造成诊断的准确率大大降低。因而需要寻找更好地在术前鉴别肿瘤对新辅助治疗病理反应的方法。著名的preSANO研究在此背景下应运而生。研究发现深咬活检（bite on bite）联合针吸穿刺活检在新辅助同步放化疗后对残余病灶的判断最为准确[9]。

以下我们分别就新辅助化疗、新辅助化放疗、新辅助放疗、新辅助靶向治疗及新辅助免疫治疗五个方面对食管癌新辅助治疗进行介绍。

一、新辅助化疗

食管癌新辅助化疗的探索始于20世纪70年代，早期多为单药化疗，疗效相对较明显的有5-氟尿嘧啶、丝裂霉素、博莱霉素等，但总体效果比较差。从20世纪80年代开始以顺铂为主的联合化疗方案逐渐发展起来，疗效得到较大提高。其中顺铂联合5-氟尿嘧啶方案逐渐得到了认可[10,11]。迄今为止，顺铂联合5-氟尿嘧啶方案仍然是食管癌新辅助化疗公认的经典方案。近年多种新药进入了新辅助化疗的尝试，包括紫杉醇、多西紫杉醇、伊立替康等药物，其中比较突出的是紫杉醇，自1994年Ajani等[12]报道了紫杉醇在食管癌治疗中的显著效果后，随之有多项Ⅱ期临床研究也证实了这一观点[13,14]。其后虽然有一项大样本的Ⅲ期临床研究的结果否定了新辅助化疗在改善患者长期生存方面的益处[15]，但其后又有两项meta分析证实了术前新辅助化疗的作用：一个是Gebski等[16]对1724例食管癌术前新辅助化疗与单纯手术治疗的meta分析，其结果显示术前新辅助化疗使死亡风险降低10%（$HR=0.90$，$95\%CI=0.81\sim1.00$，$P=0.005$），2年生存率提高7%；腺癌比鳞癌有更多的生存获益，腺癌死亡风险降低22%（$HR=0.78$，$95\%CI=0.64\sim0.95$，$P=0.014$），鳞癌死亡风险下降12%（$HR=0.88$，$95\%CI=0.75\sim1.03$，$P=0.12$）；在另一项meta分析中，Thirion等[17]发表了相似的结果，该meta分析基于单例患者资料，包含了9项临床试验共计2101例患者（其中鳞癌占54%），中位随访5.3年，与单纯手术组相比，新辅助化疗组总生存明显提高（$HR=0.87$，$95\%CI=0.79\sim0.95$，$P=0.003$），5年生存率绝对值提高4%，无病生存期明显延长（$HR=0.82$，$95\%CI=0.74\sim0.91$，$P=0.0001$），根治性（R0）切除率也明显高于单纯手术组（$OR=0.81$，$95\%CI=0.67\sim0.97$，$P=0.03$），绝对值增加5%，而手术死亡率两组相似（$OR=1.01$，$95\%CI=0.7\sim1.46$，$P=0.94$）。对不同组织病理学亚型进行分析，发现新辅助化疗对腺癌有生存改善，而对鳞癌的生存改善无统计学意义。日本临床肿瘤研究组（Japan Clinical Oncology Group，JCOG）9907研究揭示了食管鳞癌

术前新辅助化疗的术后总生存期（OS）优于术后辅助化疗[18]，且术前化疗、术后化疗的药物不良反应、手术并发症无明显差别。在欧美国家，通过OE02研究发现术前新辅助化疗对比单独手术明显提高术后总生存期（$HR=0.84$），因此，东西方对术前新辅助化疗的主流观点是一致的[19,20]。当前，日本基于JCOG9907的结果，推荐将顺铂联合氟尿嘧啶的化疗方案作为Ⅱ、Ⅲ期胸段食管鳞癌的术前新辅助标准治疗。欧美对于食管腺癌推荐术前行化疗或术前同步放化疗。采用新的化疗方案或应用分子技术进行个体化化疗方案的筛选以提高新辅助化疗的有效率，也正成为食管癌新辅助化疗领域研究的热点。

二、新辅助放化疗

尽管术前新辅助化疗被当做提高术后5年生存率的公认有效手段，但术前新辅助化疗的客观缓解率（overall response rate，ORR）及病理完全缓解（pCR）率不高一直受到诟病。为了提高术前新辅助化疗疗效，欧美国家采取的策略是将放疗模式加入术前新辅助行列。联合应用化疗和放疗既能发挥化疗对放疗野外转移灶的控制，又能通过同期化疗的放射增敏作用增加放疗的局部控制作用，因此同步放化疗作为食管癌术前新辅助治疗方案具有坚实的理论基础。放化疗联合增强疗效的生物学基础是：①抑制治疗耐受克隆产生：化疗在治疗初期杀灭对放疗耐受的肿瘤克隆源性细胞，大大减少了对放疗耐受的细胞数量，而放疗则基本不受改变药物活性、靶区酶活性和运转机制等抑制化疗药物作用因素的影响，亦可杀灭对化疗耐受的克隆源性细胞，从而明显减少对化疗耐受细胞的数量；②空间协同：由于两种治疗模式分别作用于各自的不同靶点，进一步增加了疗效；③抑制照射分割期间肿瘤细胞的再增殖；④降低治疗毒性：化疗可使较大的肿块缩小，血流量增加，改善再氧化，增加肿瘤细胞对放疗的敏感性。

在早期临床实践中，Kleinberg等[21]对92例食管癌患者（65例腺癌和27例鳞癌）行术前放化疗，评估其对长期生存结果的影响。术前化疗方案为5-

氟尿嘧啶 + 顺铂，同时行 44 Gy 放疗。部分患者术后应用紫杉醇 + 顺铂辅助化疗 3 个周期。92 例患者中位生存期 35 个月，5 年生存率 40%。pCR 患者 5 年生存率为 67%，其余患者 5 年生存率为 27%；pCR 患者 5 年无病生存率为 65%，其余患者 5 年无病生存率为 22%。另外，Choi 等 [22] 采用新辅助同步放化疗治疗可手术期食管癌，结果显示中位生存期为 34 个月，Kaplan-Meier 分析 2、3、5 年总生存率分别为 57%、50% 和 37%。pCR 及微小残留病灶（minimal residual disease，MRD）患者 5 年生存率为 56%，5 年无病生存率为 48%，5 年无远处转移率为 67%。一项 meta 分析显示，术前新辅助化放疗与单纯手术相比使死亡风险下降 19%（HR = 0.81，95%CI = 0.70 ~ 0.93，P = 0.002），鳞癌（HR = 0.84，95%CI = 0.71 ~ 0.99，P = 0.04）和腺癌（OR = 0.75，95%CI = 0.59 ~ 0.95，P = 0.02）均可获益，2 年绝对生存率提高 13%；而术前新辅助化疗与单纯手术相比，只能降低腺癌的死亡风险（HR = 0.78，95% CI = 0.64 ~ 0.95，P = 0.014），对鳞癌未能显著降低死亡风险（HR = 0.88，95% CI = 0.75 ~ 1.03，P = 0.12）[23]。

前期 II 期临床研究及 meta 分析均表明，新辅助同步放化疗有改善可手术期食管癌总体生存的巨大潜力，这为后续大型 III 期随机对照研究树立了极大的信心。在此背景下，CROSS 研究如期展开 [24]。该研究共纳入 368 例局部进展期食管癌或食管胃结合部癌患者，随机分为新辅助同步放化疗组（紫杉醇联合卡铂周方案化疗 + 放疗 41.4 Gy）和单纯手术组，结果显示新辅助同步放化疗组患者术后中位生存期从 24.0 个月提升至 49.4 个月（P = 0.003），R0 切除率从 69% 提高至 92%（P < 0.001），5 年生存率从 34% 提升至 47%，且术后并发症率及围术期死亡率并未显著升高。CROSS 研究的成功使得术前新辅助同步放化疗成为欧美国家局部进展期食管癌新辅助治疗的标准模式。我国的 NEOCRTEC 5010 研究单一针对食管鳞癌患者，更贴合我国食管癌患者疾病谱 [25]。该研究共纳入 451 例局部进展期食管癌患者，随机分为新辅助同步放化疗组（长春瑞滨 + 顺铂化疗 + 放疗 40 Gy）和单纯手术组，结果显示新辅助同步放化疗组患者术后中位生存期从 66.5 个月提升至

100.1 个月（P = 0.025），R0 切除率从 91.2% 提高至 98.4%（P = 0.002），无病生存期从 41.7 个月提升至 100.1 个月（P = 0.025）。术前新辅助同步放化疗具有十分可观的 ORR 及 pCR 率，特别是 pCR 率在 CROSS 研究中为 29%，在 NEOCRTEC 5010 研究中 pCR 率甚至高达 43.2%。

有鉴于高质量的循证医学证据，国内外食管癌诊疗指南均推荐同步放化疗作为局部进展期食管癌术前新辅助治疗的标准模式 [26,27]。但新辅助同步放化疗仍有很多问题亟待解决。例如，尽管新辅助同步放化疗较新辅助化疗 ORR 及 pCR 率明显提高，但在相关研究中，新辅助同步放化疗患者术后生存期并没有显著优于新辅助化疗患者，高 pCR 率并没有转化为我们最为关注的 OS [28,29]。此外，新辅助同步放化疗中的最优化疗方案、新辅助放疗野设定等问题仍未达成广泛共识。为此，日本学者对术前新辅助同步放化疗保持更理性的态度，他们正在等待一项旨在对比新辅助双药化疗方案 vs. 新辅助三药化疗方案 vs. 新辅助同步放化疗三组疗效差异的 JCOG1109 研究结果 [30]。

三、新辅助放疗

新辅助放疗曾被认为可以提高手术切除率，消除局部区域的淋巴结转移，降低局部复发和术中种植，因此，单纯放疗也曾用于局部进展期食管癌的术前新辅助治疗中，放疗剂量多为 35 ~ 40 Gy。但有关新辅助放疗的价值一直没有定论，文献报道的结果也不一致。在一项 meta 分析中，对随机对照研究中的 1147 例食管癌患者中位随访时间长达 9 年的数据进行分析，发现术前新辅助放疗并未显著提高生存期（HR = 0.89；95%CI = 0.78 ~ 1.01，P = 0.062）[31]。另有一些研究发现术前放疗还能导致围手术期治疗风险的增加，包括出血、水肿、感染和纤维化，从而增加了术后相关并发症的发生率 [32]。近些年，随着新辅助化疗和新辅助同步放化疗鼓舞人心的临床数据逐渐披露，放疗已很少作为新辅助治疗手段单独使用。

四、新辅助靶向治疗

分子靶向治疗（molecular targeted therapy）是利用肿瘤细胞与正常细胞之间的分子生物学差异，采用封闭受体、抑制血管生成、阻断信号转导等方法作用于肿瘤细胞特定的靶点，特异性抑制肿瘤生长，促进肿瘤凋亡。分子靶向药物选择性高，能发挥更强的抗肿瘤活性，在乳腺癌、非小细胞肺癌、淋巴瘤等肿瘤的治疗中，抗耐药性及安全性方面均有优异表现，是当今肿瘤治疗的研究热点。

目前，食管癌分子靶向治疗越来越受到重视。食管癌新辅助治疗所涉及的分子靶向药物类别包括：HER-2 抑制剂、EGFR 单克隆抗体及血管内皮生长因子（VEGF）和血管内皮生长因子受体（VEGFR）相关抑制剂。HER-2 抑制剂主要应用于 HER2 阳性食管下段或食管胃结合部腺癌的术前新辅助联合治疗的探索[33]。研究表明，加用 HER-2 抑制剂可显著提高 pCR 率，但长期生存方面未表现明显优势。EGFR 单克隆抗体和 VEGF 单克隆抗体在术前新辅助应用方面的进展并非一帆风顺。在一项可切除期食管腺癌序贯化疗、西妥昔单抗同步放疗的新辅助治疗临床试验中，联合西妥昔单抗因严重不良事件发生率过高而提前终止[34]。在另一项贝伐单抗联合表柔比星 + 顺铂 + 卡培他滨化疗作为新辅助治疗方案的研究中，贝伐单抗被证实与切口不愈合有关，因而术前应用贝伐单抗应更加谨慎[35]。在免疫治疗新时代背景下，安罗替尼等多靶点小分子酪氨酸激酶抑制剂药物正在尝试与免疫治疗联合用于食管癌术前新辅助治疗中。

以上关于靶向药物在食管癌术前新辅助治疗领域的应用展现了靶向治疗手段的广阔前景，但仍需要大样本、多中心的前瞻性随机对照研究来提供循证医学证据。

五、新辅助免疫治疗

鉴于免疫治疗在晚期食管癌方面的不俗表现，

将其用于术前新辅助治疗成为一种积极的尝试。目前免疫治疗常与其他治疗模式联合应用于新辅助治疗阶段，例如与化疗或同步放化疗的联合。前者联合的化疗方案包括 NICE 研究的白蛋白结合型紫杉醇 + 卡铂[36]，KEEP-G 03 研究的脂质体紫杉醇 + 顺铂 + S-1[37]，以及国内另一项研究的白蛋白结合型紫杉醇和替吉奥[38]。这些研究均为小样本 I ~ II 期临床研究，pCR 率范围为 16.67% ~45.5%。常见的 3~4 级不良反应包括：中性粒细胞减少、血小板减少、贫血等。在新辅助药物方案方面，日本的 JCOG1804E（FRONTiER）研究做了更为细致的探索[39]。该研究共有四种药物方案，分别是：(A)Nivolumab+ 顺铂+5-Fu；(B) 诱导 Nivolumab+A 方案；(C) Nivolumab+ 多西他赛 + 顺铂 +5-Fu；(D) 诱导 Nivolumab+C 方案。2021 年美国临床肿瘤学会（American Society of Clinical Oncology，ASCO）年会公布了 A 组和 B 组的初步结果[40]。除 1 例因无法 R0 切除而出组的患者外，共 12 例患者接受了 A 方案或 B 方案治疗。全部患者完成了既定新辅助治疗方案并接受了手术治疗。A 组患者 pCR 率为 33.3%。

相比之下，新辅助免疫治疗联合同步放化疗的尝试更为谨慎一些。PALACE-1 研究共纳入 20 例患者[41]，药物方案为 Pembrolizumab+ 紫杉醇 + 卡铂两周期，同步进行放疗 1.8 Gy/23 f。新辅助治疗结束 4~6 周内进行手术。其中 1 例患者在新辅助治疗阶段出现进展，另 1 例因食管大出血死亡。其余 18 例患者在该治疗模式下，术后原发灶 MPR 率高达 89%，pCR 率为 55.6%。然而，我们应该更关注安全性问题——3 级及以上不良反应发生率为 65%，5 级不良反应率 5%。2019 年 ASCO 大会韩国学者报道了类似的 Pembrolizumab 联合同步放化疗的 II 期临床研究[42]，28 例入组患者中，常见不良反应是中性粒细胞减少（50%）和肝转氨酶升高（30.8%），5 级不良反应率为 7.1%。接受手术的患者中，原发灶的 pCR 率为 46.1%，围术期死亡率为 7.7%，死亡原因均为急性肺损伤。环顾其他癌种的研究，2020 年 ASCO 大会报道了一项针对 III A 期非小细胞肺癌的新辅助免疫治疗联合同步放化疗的 I 期临床试验，其结果显示尽管 pCR 率高达 67%，但最终还是因为不良反应率过高、安全性受到质疑而终止了研究[43]。由此可见，尽管免疫治疗联合同步放化疗作为新辅助治疗模式可以带来极富吸引力的 pCR 率，但这种高水平的病理缓解率是有代价的，其围手术期不良反应亦明显加剧，特别是在两项食管癌研究中均出现了致死性不良反应。这需要我们更加慎重地推广这种新辅助治疗模式。

新辅助治疗旨在肿瘤降期、提高 R0 切除率、清除微转移灶。在该前提下，若新辅助治疗取得明显疗效，获得临床完全缓解（clinical complete remission, cCR），可谓是完美地达到了新辅助治疗的目的，理应按原计划进行手术治疗。然而，对于创伤较大的食管癌切除术，术后并发症无法忽视，患者的生活质量也将在术后受到较大影响。这引发外科学者的深度思考——患者过早接受手术是否有额外获益？对于延迟手术，甚至"器官保留"的概念，在其他恶性肿瘤治疗中已有先例（例如直肠癌）。理论上，如果可以长时间保持 cCR 状态，或者存在影像学检查无法发现的转移病灶，这两类患者可能从延迟手术中获益，甚至可以避免手术实现"器官保留"。

在新辅助同步放化疗的背景下，有外科学者通过回顾性研究发现推迟食管癌切除术不影响围手术期并发症率、病理缓解情况及总生存期[44,45]。目前正在进行的 SANO 研究试图通过前瞻性临床试验论证，新辅助治疗后根据严密观察决定手术时机和放化疗结束后 4~6 周即马上手术孰优孰劣[46]。目前的难点在于，新辅助同步放化疗后肿瘤的退缩方式难以预料。在复查内镜未见肿瘤残留证据但术后标本发现肿瘤残留的患者中，约 1/3 残留病灶位于黏膜下层甚至食管肌层，这无疑给新辅助同步放化疗后 cCR 的判断带来巨大挑战[47]。随着新辅助免疫治疗不断成熟和推广，新辅助免疫治疗不可避免地将面临同样的问题。此外，免疫治疗特有的假性进展、影像学与病理学不符等特有现象，会进一步加大新辅助治疗后 cCR 的判断难度。我们也寄希望于影像组学[48]、基因组学[49]等新手段协助决策适宜的手术时机。

六、小结

对于局部可手术的食管癌治疗，新辅助化疗及新辅助同步放化疗均有使患者显著获益的证据，但从现有研究结果来看，新辅助放化疗可使患者获益更多，而新辅助免疫治疗和靶向治疗有着最令我们期待的应用前景。已经有肯定的证据表明，新辅助治疗有效的患者能够从中获益，但无效患者却白白忍受着药物治疗所带来的毒副作用，并且承担着延误治疗、增加手术难度的风险。因此，加强食管癌分子生物学特性的研究，有效预测新辅助治疗的敏感性，筛选出适宜应用新辅助治疗的患者是食管癌新辅助治疗研究领域的关键问题。

我国属于食管癌高发国家，与西方国家的食管癌相比，在流行病学、病理类型等方面都有很大差异，因此我们必须积累自己的经验，探索出有中国特色的食管癌新辅助治疗方法。

参考文献

[1] Mariette C, Piessen G, Triboulet J P. Therapeutic strategies in oesophageal carcinoma: role of surgery and other modalities. Lancet Oncol, 2007, 8(6): 545-553.

[2] Affum W H, Griffin S M, Watson A, et al. Guidelines for the management of oesophageal and gastric cancer. Gut, 2002, 50(SupplV): v1- v23.

[3] Sherman C A, Turrisi A T, Wallace M B, et al. Locally advanced esophagea cancer Cure. Treat Options Oncol, 2002, 3(6)475-485.

[4] Brown W A, Thoma J, Gotley D, et al. Use of esophageal gastroscopy to assess the response of esophageal carcinoma to neoadjuvant therapy. British J Surg, 2004, 91(2): 199-204.

[5] Ott K, Weber W, Siewert J R. The importance of PET in the diagnosis and response evaluation of esophageal cancer. Dis Esophagus, 2006, 19(6): 433-442.

[6] Walker A J, Spier B J, Perlman S B, et al. Integrated PET/CT fusion imaging and endoscopic ultrasound in the pre-operative staging and evaluation of esophageal cancer. Mol Imaging Biol, 2011, 13(1): 166-171.

[7] Mariette C, Fzbre S, Balon J M, et al. Patients surviving 5 year safter curative oesophagectomy for oesophageal cancer.

Ann Chir, 2003, 128(8): 536-542.

[8] Bhutani M S, Barde C J, Marker R J, et al. Length of esophageal cancer and degree of luminal stenosis during upper endoscopy predict T stage by endoscopic ultrasound. Endoscopy, 2002, 34(6): 461-463.

[9] Noordman B J, Spaander M C W, Valkema R, et al. Detection of residual disease after neoadjuvant chemoradiotherapy for oesophageal cancer (preSANO): a prospective multicentre, diagnostic cohort study. Lancet Oncol, 2018, 19(7): 965-974.

[10] Kies M S, Rosen S T, Tsang T K, et al. Cisplatin and 5-fluorouracil in the primary management of squamous esophageal cancer. Cancer, 1987, 60: 2156-2160.

[11] Hilgenberg A D, Carey R W, Wilkins E W, et al. Preoperative chemotherapy, surgical resection, and selective postoperative therapy for squamous cell carcinoma of the esophagus. Ann Thorac Surg, 1988, 45: 357-363.

[12] Ajani J A, Ilson D H, Daugherty K, et al. Activity of taxol in patients with squamous cell carcinoma and adenocarcinoma of the esophagus. JNatl Cancer Inst, 1994, 86: 1086-1091.

[13] Polee M B, Tilanus H W, Eskens F A, et al. Phase II study of neoadjuvant chemotherapy with paclitaxel and cisplafin given every 2weeks for patients with a resectable squamous cell carcinoma of the esophagus. Ann Oncol, 2003, 14: 1253-1257.

[14] Keresztes R S, Port J L, Pasmantier M W, et al. Preoperative chemotherapy for esophageal cancer with paclitaxel and carboplatin: results of a phase Ⅱ trial. J Thorac Cardiovasc Surg, 2003, 126: 1603-1608.

[15] Kelsen D P, Ginsberg R, Pajak T F, et al. Chemotherapy followed by surgery compared with surgery alone for Iocalised oesophageal cancer. N Engl J Med, 1998, 339: 1979-1984.

[16] Gebski V, Burmeister B, Smithers B, et al. Survival benefits from neoadjuvant chemoradiotherapy or chemotherapy in esophageal carcinoma: A recta-analysis. Lancet Oncol, 2007, 8: 226-234.

[17] Thirion P G, Miehiels S, Maitre A L, et al. Individual patient data-based meta-analysis assessing preoperative chemotherapy in resectable oesophageal carcinoma. J Clin Oncol, 2007, 25: 4512.

[18] Ando N, Kato H, Igaki H, et al. A randomized trial comparing postoperative adjuvant chemotherapy with cisplatin and 5-fluorouracil versus preoperative chemotherapy for localized advanced squamous cell carcinoma of the thoracic esophagus (JCOG9907). Ann Surg Oncol, 2012, 19: 68-74.

[19] Medical Research Council Oesophageal Cancer Working Group. Surgical resection with or without preoperative chemotherapy in oesophageal cancer: a randomised controlled trial. Lancet, 2002, 359: 1727-1733.

[20] Allum W H, Stenning S P, Bancewicz J, et al. Long-term results of a randomized trial of surgery with or without preoperative chemotherapy in esophageal cancer. J Clin Oncol, 2009, 27: 5062-5067.

[21] Kleinberg L, Knisely J P, Heitmiller R, el al. Mature survival results with preoperative cisplatin, protracted infusion 5-fluorouraciland 44-Gy radiotherapy for esophageal cancer. Int J Radial Oncol Biol Phys, 2003, 56(2): 328-334.

[22] Choi N, Park sD, Lynch T, et al. Twice-daily radiotherapy as concurrent boost technique during two chemotherapy cycles in neoadjuvant chemoradiotherapy for resectable esopheal carcinoma: mature results of phase Ⅱ study. Int J Radiat Oncol Biol Phys, 2004, 60(1): 111-122.

[23] Gebski V, Burmeister B, Smithers B M, et al. Surivival benen-fits from neoadjuvant chemoradiotherapy or chemotherapy in esophageaI carcinoma: a meta-analysis. Lancet Oncol, 2007, 8(3): 226-234.

[24] van Hagen P, Hulshof M C, van Lanschot J J, et al. Pre-operative chemoradiotherapy for esophageal or junctional cancer. N Engl J Med, 2012, 366(22): 2074-2084.

[25] Yang H, Liu H, Chen Y, et al. Neoadjuvant Chemoradiotherapy Followed by Surgery Versus Surgery Alone for Locally Advanced Squamous Cell Carcinoma of the Esophagus (NEOCRTEC5010): A Phase Ⅲ Multicenter, Randomized, Open-Label Clinical Trial. J Clin Oncol, 2018, 36(27): 2796-2803.

[26] 中国临床肿瘤学会. 中国临床肿瘤学会（CSCO）食管癌诊疗指南2020. 北京：人民卫生出版社，2020.

[27] NCCN Clinical Practice Guidelines Oncology (NCCN Guidelines). Esophageal and Esophagogastric Junction Cancer. Version 4. 2021

[28] Stahl M, Walz M K, Stuschke M, et al. Phase Ⅲ comparison of preoperative chemotherapy compared with chemoradiotherapy in patients with locally advanced adenocarcinoma of the esophagogastric junction. J Clin Oncol, 2009, 27(6): 851-856.

[29] Stahl M, Walz M K, Riera-Knorrenschild J, et al. Preoperative chemotherapy versus chemoradiotherapy in locally advanced adenocarcinomas of the oesophagogastric junction (POET): Long-term results of a controlled randomised trial. Eur J Cancer, 2017, 81: 183-190.

[30] Nakamura K, Kato K, Igaki H, et al. Three-arm phase III trial comparing cisplatin plus 5-FU (CF) versus docetaxel, cisplatin plus 5-FU (DCF) versus radiotherapy with CF (CF-RT) as preoperative therapy for locally advanced esophageal cancer (JCOG1109, NExT study). Jpn J Clin Oncol, 2013, 43(7): 752-755.

[31] Arnott S J, Duncan W, Gignoux M, et al. Preoperative radiotherapy for esophageal carcinoma. Cochrane Database Syst Rev, 2005, (4): CD001799.

[32] Lin FC, Durkin A E, Ferjuson M K. Induction therapy does not increase surgical morbidity after esophagectomy for cancer. Ann Thorac Surg, 2004, 78(5): 1783-1789.

[33] Al-Batran S-E, Haag G M, Ettrich T J, et al. 1421MO Final results and subgroup analysis of the PETRARCA

randomized phase Ⅱ AIO trial: Perioperative trastuzumab and pertuzumab in combination with FLOT versus FLOT alone for HER2 positive resectable esophagogastric adenocarcinoma. Ann Oncol, 2020, 31: s899.

[34] Ubink I, van der Sluis P, Schipper M, et al. Adding pre-operative radiotherapy plus cetuximab to perioperative chemotherapy for resectable esophageal adenocarcinoma: a single-center prospective phase Ⅱ trial. The Oncologist, 2014, 19(1): 32-33.

[35] Cunningham D, Stenning S, Smyth E, et al. Peri-operative chemotherapy with or without bevacizumab in operable oesophagogastric adenocarcinoma (UK Medical Research Council ST03): primary analysis results of a multicentre, open-label, randomised phase 2-3 trial. The Lancet Oncology, 2017, 18(3): 357-370.

[36] Liu J, Li Z, Fu X, et al. A prospective phase Ⅱ clinical trial exploring neoadjuvant immunotherapy combined with chemotherapy in resectable thoracic esophageal squamous cell cancer (TESCC) with multi-station lymph node metastases (NICE study): Preliminary results. ESMO 2020.

[37] Gu Y, Chen X, Wang D, et al. 175P A study of neoadjuvant sintilimab combined with triplet chemotherapy of lipo-paclitaxel, cisplatin, and S-1 for resectable esophageal squamous cell carcinoma (ESCC). ESMO 2020.

[38] Zhang G, Hu Y, Yang B, et al. 1058P A single-centre, prospective, open-label, single-arm trial of toripalimab with nab-paclitaxel and S-1 as a neoadjuvant therapy for esophageal squamous cell carcinoma (ESCC). ESMO 2020.

[39] Yamamoto S, Kato K, Daiko H, et al. Feasibility study of nivolumab as neoadjuvant chemotherapy for locally esophageal carcinoma: FRONTiER (JCOG1804E). Future Oncol, 2020, 16(19): 1351-1357.

[40] Yamamoto S, Kato K, Daiko H, et al. FRONTiER: A feasibility trial of nivolumab with neoadjuvant CF or DCF therapy for locally advanced esophageal carcinoma (JCOG1804E)—The short-term results of cohort A and B. ASCO 2021.

[41] Li C, Zhao S, Zheng Y, et al. Preoperative pembrolizumab combined with chemoradiotherapy for oesophageal squamous cell carcinoma (PALACE-1). Eur J Cancer, 2020, 144: 232-241.

[42] Hong M H, Kim H, Park S Y, et al. A phase Ⅱ trial of pre-operative chemoradiotherapy and pembrolizumab for locally advanced esophageal squamous cell carcinoma (ESCC). ASCO 2019.

[43] Lemmon C, Videtic G M, Murthy S C, et al. A phase I safety and feasibility study of neoadjuvant chemoradiation plus pembrolizumab followed by consolidation pembrolizumab in resectable stage ⅢA non-small cell lung cancer. ASCO 2020.

[44] Ruol A, Rizzetto C, Castoro C, et al. Interval between neo-adjuvant chemoradiotherapy and surgery for squamous cell carcinoma of the thoracic esophagus: does delayed surgery have an impact on outcome? Ann Surg, 2010, 252(5): 788-796.

[45] Kim J Y, Correa A M, Vaporciyan A A, et al. Does the timing of esophagectomy after chemoradiation affect outcome? Ann Thorac Surg, 2012, 93(1): 207-212.

[46] Noordman B J, Wijnhoven B P L, Lagarde SM, et al. Neoadjuvant chemoradiotherapy plus surgery versus active surveillance for oesophageal cancer: a stepped-wedge cluster randomised trial. BMC Cancer, 2018, 18(1): 142.

[47] van der Wilk B J, Eyck B M, Doukas M, et al. Residual disease after neoadjuvant chemoradiotherapy for oesophageal cancer: locations undetected by endoscopic biopsies in the preSANO trial. Br J Surg, 2020, 107(13): 1791-1800.

[48] Li Y, Liu J, Li H X, et al. radiomics signature facilitates organ-saving strategy in patients with esophageal squamous cell cancer receiving neoadjuvant chemoradiotherapy. Front Oncol, 2021, 10: 615167.

[49] Borggreve A S, Mook S, Verheij M, et al. Preoperative image-guided identification of response to neoadjuvant chemoradiotherapy in esophageal cancer (PRIDE): a multicenter observational study. BMC Cancer 2018; 18(1): 1006.

第四章　食管癌外科治疗要点

第一节　外科切除适应证

外科手术适合病变上缘距离环咽肌不小于 5 cm 的胸段食管癌，T 分期介于 T4a 或以内，且未出现远处转移的患者（锁骨上及颈部淋巴结转移除外）。部分治疗中心尝试颈段食管癌的外科切除，以及分期达到 T4b 的联合脏器切除，不纳入本书的常规讨论范围之内。对于分期达到 T3 或以上，或不论 T 分期如何，出现淋巴结转移的可切除患者，推荐先进行术前新辅助治疗再行手术。新辅助治疗的方式包括同步放化疗 [1-4] 和单纯化疗 [5]，两者均是可选的新辅助治疗方式。放化疗联合免疫治疗或化疗联合免疫治疗作为新辅助治疗的手段有待更多的研究证实，目前不作为标准治疗推荐。

对于尚不能确定的 T4b 病变，可尝试先进行新辅助治疗，待肿瘤退缩后再次进行可切除性评估，仍有机会接受根治性手术。对于已接受根治性同步放化疗的患者，如果病变仍有残留或出现局部复发，可再次进行外科可切除性评估，仍可尝试切除，被称之为挽救性手术。见图 4-1-1。

$T_{1b-2}N_0$：直接手术

T_{3-4a} 或 N+：新辅助治疗＋手术

必要条件：病变上缘距环咽肌 5 cm 或以上的病变，一般在距门齿 20cm 或以远

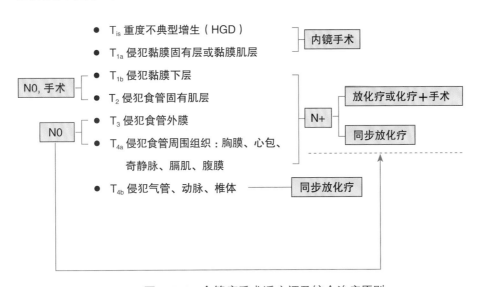

图 4-1-1　食管癌手术适应证及综合治疗原则

第二节　手术入路选择

目前，根据食管切除后重建消化道吻合口位置的不同大体将食管癌手术分三类：经右胸 - 腹 - 颈食管切除食管胃颈部吻合术（McKeown 手术）、经右胸上腹食管切除胸内吻合术（Ivor-Lewis 手术）和经左胸食管切除弓上或弓下吻合术。此外，还包括经颈部和上腹部切口的食管内翻拔脱食管胃颈部吻合术（腹部亦可在腹腔镜操作下完成），以及近年来兴起的充气式纵隔镜经腹颈食管切除食管胃颈部吻合术。对于 McKeown 手术和 Ivor-Lewis 手术来说，如果使用了胸腔镜和（或）腹腔镜手段，均可称之为微创食管切除术（minimally invasive esophagectomy，MIE），机器人辅助手术也被包含在 MIE 之列[6-7]。通常来说，经左胸食管切除手术适用于下段食管癌，Ivor-Lewis 手术适合中下段食管癌，McKeown 手术适用于各段食管癌。见图 4-2-1。

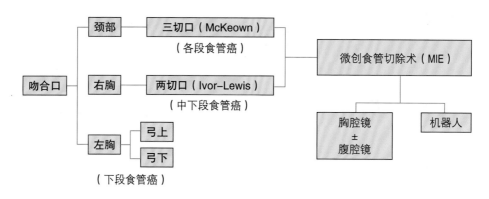

图 4-2-1　食管癌手术的大致分类

食管癌手术对于不同术式的选择近 20 年在我国经历了重大变迁。2000 年以前我国大部分地区和医院基本以左胸为主要入路进行食管癌的外科治疗，此入路相对简便省时，但左胸入路的主要缺点是存在主动脉弓的遮挡，过弓是主要的手术难点，且上纵隔空间狭小导致该区域淋巴结清扫不足，术后上纵隔及下颈部淋巴结容易复发，影响治疗效果。2000 年以后，西方国家的食管癌综合治疗理念在我国开始推广和应用，右胸入路开始进入我们的视野，Ivor-Lewis 手术和 McKeown 手术逐渐成为国内学者更为推崇的术式。据国家癌症中心的报道，2014 年以前我国仍有 71.8% 的患者接受的是左胸入路手术，即便这样，我国食管癌外科手术的 5 年生存率仍高达 52.9%[8]。同期我国学者开展的随机对照研究比较了经右胸入路的 Ivor-Lewis 手术与经左胸入路手术的 5 年生存率，发现经右胸入路可将食管癌手术的 5 年生存率提高 10%（63% *vs.* 53%）[9-10]。2010 年以后，胸腹腔镜食管癌手术在我国逐渐开始流行，McKeown 手术比 Ivor-Lewis 手术更容易实现全胸腹腔镜下操作，且国内学者逐渐认识到对上纵隔及下颈部双喉返神经旁淋巴结清扫的重要性，McKeown 手术比 Ivor-Lewis 手术清扫上纵隔及下颈部淋巴结更完全。因此，对于食管鳞癌的手术入路，目前更推荐微创的 McKeown 手术。

微创手术使用腔镜技术将手术视野显示在监视器上，组织结构被放大，随之带来的是操作更精细，也更安全，而且胸腔食管的游离从颈胸交界处直至膈肌裂孔处，跨度较大。传统的开胸手术有诸多观察盲区，而腔镜的手术视野在很大程度上减少了盲区，从肉眼可见的根治角度来讲，微创手术也要更彻底。此外，胸部微创手术切口从传统的 30 cm 以上改为 4 个 Trocar 孔或微创小切口，手术全程不使用肋骨牵开器，患者出现术后疼痛的比例大幅度降低，术后并发症亦明显减少。有研究表明，即使仅做了腹腔镜辅助的微创手术，患者也是明显获益的[10]。

第三节　淋巴结分布

基于食管黏膜下层存在丰富的血管和淋巴管交通网，且食管跨越了颈、胸、腹三个部位，其滋养动脉、静脉及淋巴回流分布于诸多部位，导致食管癌极易出现淋巴结转移。纵观食管癌手术入路的进化史，手术生存率的提高很大程度上得益于对淋巴结的充分清扫。以我国和日本为代表的亚洲国家手术治疗食管癌的远期生存率从数据上要高于西方欧美国家，除鳞癌和腺癌的发病谱不同以外，很大程度上得益于我国和日本学者对于淋巴结清扫的重视程度以及清扫理念和技术较过去有明显提高。

目前，我国学者制定的食管癌胸部淋巴结分组标准与美国癌症联合会（AJCC）/国际抗癌联盟（UICC）标准、日本食管协会（Japan Esophageal Society, JES）标准的对应关系见表 4-3-1[12-14]。

表 4-3-1　食管癌胸部淋巴结分组中国标准与 AJCC / UICC 标准和 JES 标准的对应关系

区域	中国标准分组及解剖位置描述	AJCCA / UICC 标准	JES 标准 b	
上纵隔	第 C201 组：右侧喉返神经旁淋巴结（右侧迷走神经折返起始部至右侧锁骨下动脉末端之间右侧喉返神经周围淋巴结及脂肪组织）	第 2R 组：右上气管旁淋巴结	第 106recR 组：右侧喉返神经旁淋巴结	
	第 C202 组：左侧喉返神经旁淋巴结（气管上 1/3 左侧缘，主动脉弓上缘的左侧喉返神经周围淋巴结及脂肪组织）	第 2L 组：左上气管旁淋巴结	第 106recL 组：左侧喉返神经旁淋巴结	
	第 C203 组：胸上段食管旁淋巴结（从肺尖至奇静脉弓下缘之间前后淋巴结）	第 8U 组：胸上段食管旁淋巴结	第 105 组：胸上段食管旁淋巴结	
	第 C204 组：气管旁淋巴结（右侧迷走神经旁至食管旁、气管右侧淋巴结）	第 4R 组：右下气管旁淋巴结	第 106 组：气管旁淋巴结	第 106pre 组：气管前淋巴结
				第 106tbR 组：右侧气管支气管旁淋巴结
	—	第 4L 组：左上气管旁淋巴结	第 106tbL 组：左侧气管支气管旁淋巴结	
		第 5 组：动脉韧带淋巴结	第 113 组：动脉韧带淋巴结	
		第 6 组：前纵隔淋巴结	第 114 组：前纵隔淋巴结	
	第 C205 组：隆突下淋巴结（气管与左、右主气管分叉下的淋巴结）	第 7 组：隆突下淋巴结	第 107 组：隆突下淋巴结	
	第 C206 组：胸中段食管旁淋巴结（气管分叉至下肺静脉下缘间食管周围淋巴结）	第 8M 组：胸中段食管旁淋巴结	第 108 组：胸中段食管旁淋巴结	
下纵隔	第 C207 组：胸下段食管旁淋巴结（下肺静脉下缘至食管胃结合部间食管旁淋巴结）	第 8Lo 组：胸下段食管旁淋巴结	第 110 组：胸下段食管旁淋巴结	
	第 C208 组：下肺韧带淋巴结（紧贴右下肺静脉下缘，下肺韧带内的淋巴结）	第 9L 组：左下肺韧带淋巴结	第 112L 组：左后纵隔淋巴结	
		第 9R 组：右下肺韧带淋巴结	第 112R 组：右后纵隔淋巴结	
	—	第 10L 组：左气管支气管旁淋巴结	第 109L 组：左主气管支气管旁淋巴结	
		第 10R 组：右下气管支气管旁淋巴结	第 109R 组：右主气管支气管旁淋巴结	
	第 C209 组：膈肌旁淋巴结（右侧心膈角淋巴结）	第 15 组：膈肌旁淋巴结	第 111 组：膈上淋巴结	

AJCC/UICC 标准和 JES 标准对于淋巴结分站的记录在我国应用均较为普遍，存在混用的情况也较为普遍。两者存在明显不同的是，JES 标准将颈部淋巴结定义为区域淋巴结转移，而根据 AJCC/UICC 标准，除下颈部气管旁和食管旁的淋巴结外，颈部淋巴结转移均为远处转移。我国学者已普遍采纳 JES 的标准，不将颈部非气管食管周围淋巴结（包括锁骨上淋巴结）转移排除在手术可切的范围之外，对锁骨上淋巴结转移患者施行颈淋巴结清扫术可明显改善预后。此外，JES 对于食管癌淋巴结分站的记录和划分也更为细致。我们有理由相信，随着对食管癌淋巴结转移规律和清扫手术的不断认知，不同标准将会达成统一。在此之前，我们推荐手术过程中对

清扫淋巴结的标本描述可以使用解剖位置进行命名代替数字记录，以防止不同标准在更新交替阶段出现记录混淆。微创的 McKeown 手术对于实现扩大两野（胸、腹）的淋巴结清扫更容易实现，且一旦出现上纵隔和（或）颈部淋巴结转移，推荐进行三野（颈、胸、腹）淋巴结清扫并切除更多的食管组织。因此，考虑到淋巴结清扫的彻底程度，我们也更推崇微创的 McKeown 手术。本书将主要介绍微创的经右胸 - 腹 - 颈食管切除食管胃颈部吻合术（McKeown 手术）和淋巴结清扫技术。

附食管癌胸部淋巴结分组中国标准（图 4-3-1）、AJCC/UICC 食管癌淋巴结分布标准（图 4-3-2）和 JES 食管癌淋巴结分布标准（图 4-3-3）。

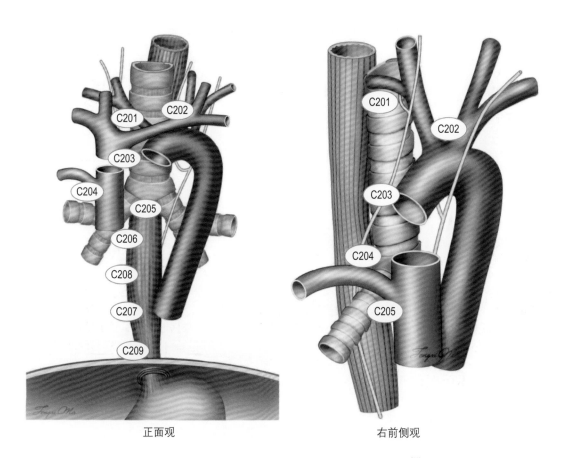

正面观　　　　　　　　　　　　右前侧观

图 4-3-1　食管癌胸部淋巴结分组中国标准示意图 [11]

第 C201 组：右侧喉返神经旁淋巴结；第 C202 组：左侧喉返神经旁淋巴结；第 C203 组：胸上段食管旁淋巴结；第 C204 组：气管旁淋巴结；第 C205 组：隆突下淋巴结；第 C206 组：胸中段食管旁淋巴结；第 C207 组：胸下段食管旁淋巴结；第 C208 组：下肺韧带淋巴结；第 C209 组：膈肌旁淋巴结

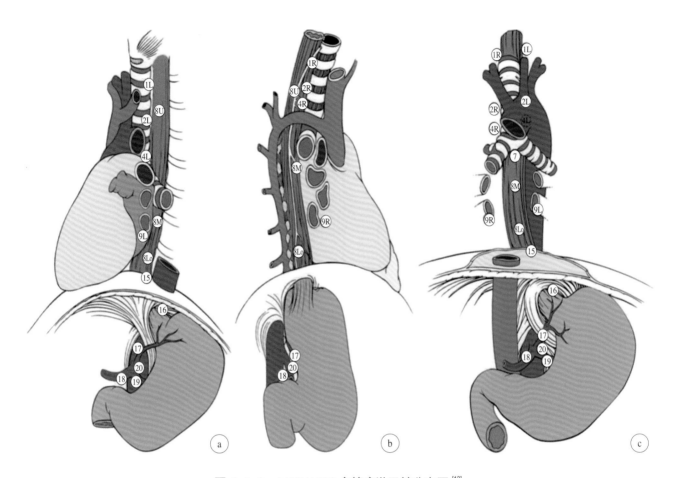

图 4-3-2　AJCC / UICC 食管癌淋巴结分布图 [12]

食管癌分期中的区域淋巴结分组从左（a）、右（b）至前（c）；1R：右侧下颈区气管旁淋巴结，在锁骨上气管旁至肺尖的区域；1L：左侧下颈区气管旁淋巴结，在锁骨上气管旁至肺尖的区域；2R：右上气管旁淋巴结，头臂干动脉尾缘与气管交叉的水平与肺尖之间；2L：左上气管旁淋巴结，主动脉弓顶部与肺尖之间；4R：右下气管旁淋巴结，头臂干动脉尾缘与气管交叉的水平至奇静脉弓的上缘之间；4L：左下气管旁淋巴结，主动脉弓顶部与隆突之间；7：隆突下淋巴结；8U：胸上段食管旁淋巴结，肺尖至气管分叉；8M：胸中段食管旁淋巴结，气管分叉至下肺静脉的下缘；8Lo：胸下段食管旁淋巴结，下肺静脉下缘至食管胃交界部；9R：下肺韧带淋巴结，位于右侧下肺韧带内；9L：下肺韧带淋巴结，位于左侧下肺韧带内；15：横膈淋巴结，位于膈肌顶部并且与膈肌脚邻近或位于膈肌脚后方；16：贲门旁淋巴结，紧邻食管胃交界部；17：胃左淋巴结，沿胃左动脉走行；18：肝总淋巴结，肝总动脉近端淋巴结；19：脾淋巴结，脾动脉近端淋巴结；20：腹腔干淋巴结，位于腹腔动脉干根部；颈部食管周围Ⅵ区及Ⅶ区淋巴结根据头颈部淋巴结图进行命名

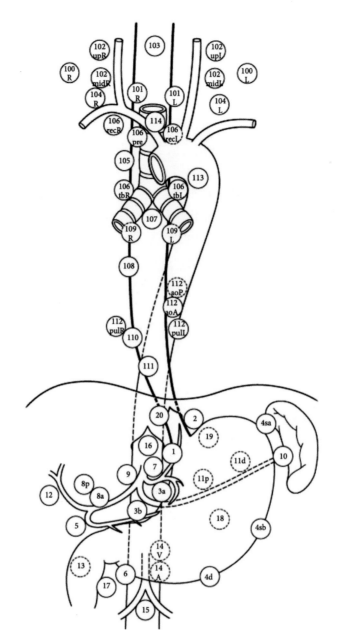

图 4-3-3　日本食管协会（JES）食管癌区域淋巴结分组[13]

颈部淋巴结：颈浅淋巴结（100），颈部食管旁淋巴结（101），颈深淋巴结（102），上部的颈深淋巴结（102up），中部的颈深淋巴结（102mid），咽后淋巴结（103），锁骨上淋巴结（104）；胸部淋巴结：胸上段食管旁淋巴结（105），胸段气管旁淋巴结（106），喉返神经淋巴结（106rec），左喉返神经淋巴结（106recL），右喉返神经淋巴结（106recR），气管前淋巴结（106pre），气管支气管淋巴结（106tb），左侧气管支气管淋巴结（106tbL），右侧气管支气管淋巴结（106tbR），隆突下淋巴结（107），胸中段食管旁淋巴结（108），主支气管淋巴结（肺门淋巴结，109），胸下段食管旁淋巴结（110），膈上淋巴结（111），后纵隔淋巴结（112），胸主动脉前方淋巴结（112aoA），胸主动脉后方淋巴结（112aoP），下肺韧带淋巴结（112pul），动脉韧带淋巴结（113），前纵隔淋巴结（114）；腹部淋巴结：贲门右淋巴结（1），贲门左淋巴结（2），胃小弯淋巴结（3），胃左动脉主干淋巴结（3a），胃左动脉第二分支到胃右动脉远端的淋巴结（3b），胃大弯淋巴结（4），幽门上淋巴结（5），幽门下淋巴结（6），胃左动脉淋巴结（7），肝总动脉前和上淋巴结（8a），肝总动脉后淋巴结（8p），腹腔干淋巴结（9），脾门淋巴结（10），脾动脉近端淋巴结（11p），脾动脉远端淋巴结（11d），肝十二指肠韧带淋巴结（12），胰头后淋巴结（13），肠系膜上动脉淋巴结（14a），肠系膜上静脉淋巴结（14），结肠中动脉淋巴结（15），腹主动脉淋巴结（16），主动脉裂孔淋巴结（16a1），腹腔干上缘至左肾静脉下缘之间腹主动周围脉淋巴结（16a2），左肾静脉下缘至肠系膜下动脉上缘之间腹主动脉周围淋巴结（16b1），肠系膜下动脉上缘至腹主动脉分叉之间腹主动脉周围淋巴结（16b2），胰头前淋巴结（17），胰腺下缘淋巴结（18），膈下淋巴结（19），膈肌食管裂孔淋巴结（20）

第四节　微创 McKeown 手术的麻醉

通常采用"单腔气管插管 $+CO_2$ 人工气胸"技术，术中进行小潮气量高频通气，胸腔内给予 CO_2 正压，设定压力为 $8\ cmH_2O$，根据实际肺萎陷情况，压力可在 $6\sim10\ cmH_2O$ 之间调节。单腔气管插管相对于双腔支气管插管较细软（图 4-4-1），方便胸腔操作部分对气管及支气管向前进行牵拉，利于对中上段食管进行游离，可以减少气管膜部损伤的风险。另外，也可以更好地显露气管食管左侧旁沟，利于清扫左侧喉返神经区域的淋巴脂肪组织，这是单腔气管插管最主要的优势所在。除此以外，单腔气管插管麻醉过程中使用的 CO_2 气体正压对纵隔脂肪间隙有一定"气化"作用，使得组织间隙更为疏松，手术游离更安全且对食管系膜组织切除更彻底。

当然，单腔气管插管相对于双腔支气管插管也有一定劣势，如遇到闭锁胸腔，无法建立 CO_2 胸腔正压时，就无法实现右肺萎陷，阻碍对粘连进行分离。是否选择单腔气管插管麻醉，需要术前对闭锁胸腔的有效识别，应注意询问有无胸膜炎病史，并注意阅读影像片，评估有无胸膜不规则增厚表现。此外，对于一些慢性阻塞性肺疾病患者，肺顺应性较差，也会导致手术过程中肺萎陷不满意，影响对手术视野的显露。对胸腔镜食管手术的初学者来说，需要适应在全腔镜下使用腹腔镜长钳的操作模式，有一定学习成本，如果遇到意外出血需要中转开胸，单腔气管插管就存在明显劣势，无法实现单肺通气显露手术操作空间，所以我们建议初学者应选择一些分期较早的病例。麻醉采取双腔支气管插管，以备不时之需。如果胸腔镜手术操作时间过长，右侧胸腔长时间处于 CO_2 正压的情况下，也会明显增加 CO_2 蓄积的风险，所以初学者可在学习曲线的早期采用双腔支气管插管麻醉，如果手术时间过长，也可根据术中麻醉情况关闭 CO_2 正压，而并不影响肺萎陷。

目前，综合"单腔气管插管 $+CO_2$ 人工气胸"和双腔支气管插管麻醉技术的优势，可采取单腔气管插管，右侧支气管置入封堵器（Blocker）（图 4-4-2），既可以在单腔气管插管状态下用 CO_2 正压使肺迅速萎陷，又可以实现无正压情况下的单肺通气，是一种值得推荐的麻醉插管方式。

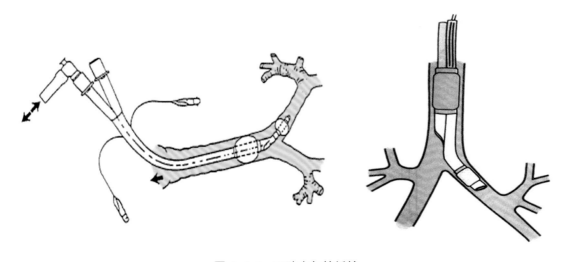

图 4-4-1　双腔支气管插管

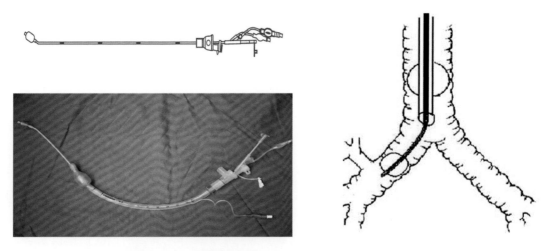

图 4-4-2 单腔气管插管 + 右侧支气管封堵器（Blocker）

第五节 微创 McKeown 手术切口选择及医生站位

胸腔镜操作部分：患者采用左侧半俯卧位，术中肺和心脏因重力作用适当前倾下沉，利于显露后纵隔手术视野。术者和扶镜手站于患者腹侧，术者在头侧，扶镜手在尾侧，助手站于患者背侧。取右胸腋中线第 4、第 7 肋间分别置入 12 mm Trocar，肩胛下角线第 6、第 9 肋间切口分别置入 5 mm Trocar，其中第 7 肋间 Trocar 孔为腔镜观察孔，第 4 和第 6 肋间 Trocar 孔为术者操作孔，手术中根据情况术者的两手可在两孔间来回切换。肩胛下角线第 9 肋间也可置入 12 mm Trocar，为助手操作孔，12 mm Trocar 方便进出更多器械和纱布条，利于发挥助手的主观能动性。4 个 Trocar 孔基本呈平行四边形的 4 个顶点分布，任意 2 个 Trocar 孔进入长器械操作时均和腔镜视线呈等三角形聚焦于操作点，减少互相干扰（图 4-5-1 至图 4-5-4）。

腹腔镜操作部分：患者采取垫肩仰卧位，头略偏向右侧（左颈吻合）。腹腔镜操作过程中患者适当头高脚低（15°）且略向右倾，利于对脾胃韧带和胃后的显露。腹腔镜操作时，术者站于患者左侧，助手和扶镜手站在患者右侧，助手在头侧，扶镜手在尾侧。腹腔镜操作采取常用的五孔法，紧贴腹部脐下切开 1 cm 切口，置入 12 mm Trocar 并建立 CO_2 气腹（压力 12~14 cmH_2O）。术者站于患者左侧，助手和扶镜手站于右侧，依次建立左肋缘下术者操作孔（12 mm Trocar）、左脐旁副操作孔（5 mm Trocar）、剑突下腹正中助手操作孔（12 mm Trocar）及右脐旁副操作孔（5 mm Trocar），各孔之间至少间隔一拳距离以上，避免操作时互相干扰。剑突下腹正中 Trocar 孔在进行消化道重建时，被包含在腹部正中小切口中，减少了一个腹部切口（图 4-5-5 至图 4-5-8）。

消化道重建部分：首先沿左颈胸锁乳突肌前缘靠近胸骨柄上方一横指处行 3~4 cm 切口，在颈部离断食管后，经上腹正中纵行 5~6 cm 切口将胃和食管牵出腹腔外，进行管状胃裁切，之后也利用这个腹部小切口进行空肠造瘘营养管的置入。消化道重建操作时术者一般站于患者右侧，第一助手站于患者左侧，第二助手站于术者同侧上方（图 4-5-9 至图 4-5-11）。

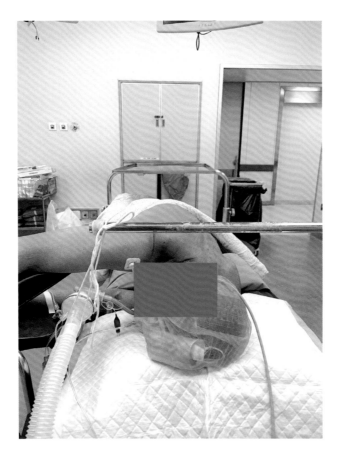

图 4-5-1　胸部手术采取侧俯卧位

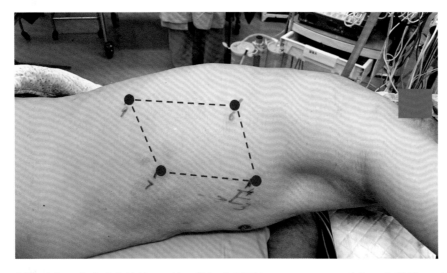

图 4-5-2　侧俯卧位取右胸腋中线第 4、第 7 肋间分别置入 12 mm Trocar，肩胛下角线第 6、第 9 肋间切口分别置入 5 mm Trocar，肩胛下角线第 9 肋间也可置入 12 mm Trocar，方便发挥助手的主观能动性，其中第 7 肋间 Trocar 为腔镜观察孔

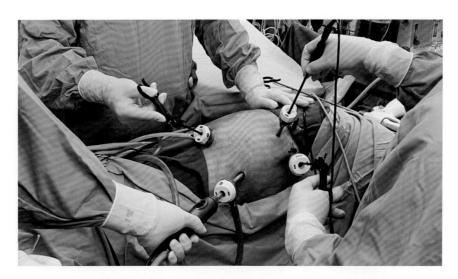

图 4-5-3　胸腔镜操作术者和助手站位：术者和扶镜手站于患者腹侧，术者在头侧，扶镜手在尾侧，助手站于患者背侧

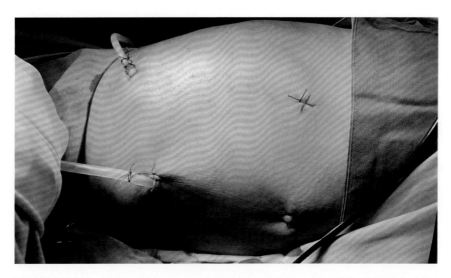

图 4-5-4　胸腔手术完成后，经第 9 肋间 Trocar 孔留置纵隔引流管，第 7 肋间腔镜观察孔留置闭式引流管

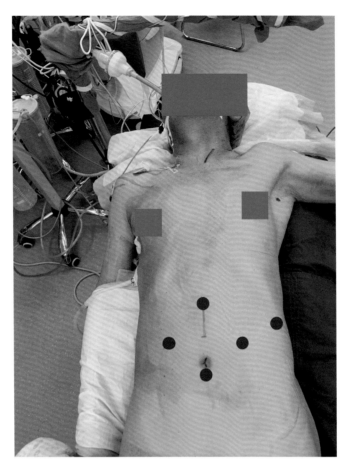

图 4-5-5　患者平躺，垫肩仰卧，头高脚低位（15°），头右偏，显露左颈部。腔镜观察孔位于腹部脐下，置入 12 mm Trocar 并建立 CO_2 气腹（压力 12~14 cmH_2O），依次建立左肋缘下术者操作孔（12 mm Trocar）、左脐旁副操作孔（5 mm Trocar）、剑突下腹正中助手操作孔（12 mm Trocar）及右脐旁副操作孔（5 mm Trocar）

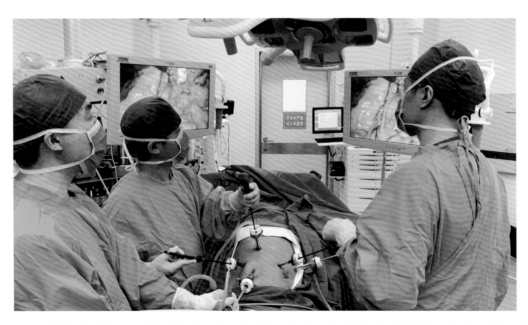

图 4-5-6　腹腔镜游离胃术者及助手站位：术者站于患者左侧，助手和扶镜手站于患者右侧，助手在头侧，扶镜手在尾侧

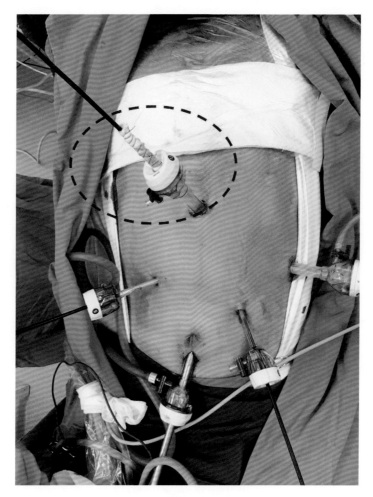

图 4-5-7　腹部各 Trocar 孔分布

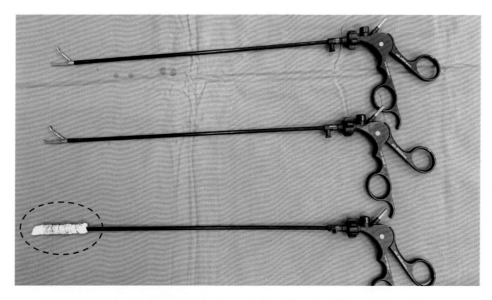

图 4-5-8　腹腔镜游离胃术者主要使用超声刀及一把弯肠钳，助手使用一把弯肠钳及自制的"挡肝挑胃"器：在肠钳或分离钳头端缠绕细纱布条，使用丝线缠绕固定，以能进入 Trocar 为宜

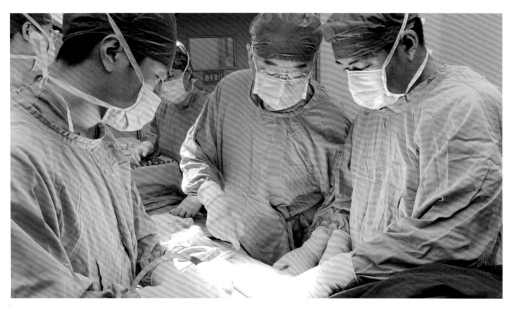

图 4-5-9　消化道重建术者及助手站位：术者站于患者右侧，助手站于患者左侧及术者上方

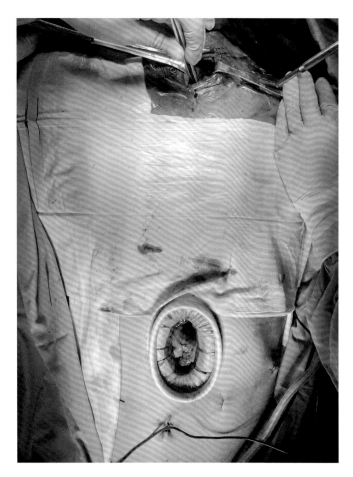

图 4-5-10　左颈部胸锁乳突肌内侧 3~4 cm 斜切口，上腹部正中 5~6 cm 纵行切口

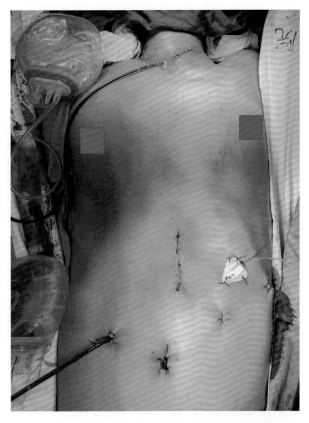

图 4-5-11　腹部及颈部切口缝合后，留置有颈部引流管、腹腔引流管及空肠造瘘营养管

参考文献

[1] van Hagen P, Hulshof M C, van Lanschot J J, et al. Pre-operative chemoradiotherapy for esophageal or junctional cancer. N Engl J Med, 2012 May 31; 366(22): 2074-2084.

[2] Shapiro J, van Lanschot J J B, Hulshof M C C M, et al. Neoadjuvant chemoradiotherapy plus surgery versus surgery alone for oesophageal or junctional cancer (CROSS): long-term results of a randomised controlled trial. Lancet Oncol, 2015 Sep; 16(9): 1090-1098.

[3] Yang H, Liu H, Chen Y, et al. Neoadjuvant chemoradiotherapy followed by surgery versus surgery alone for locally advanced squamous cell carcinoma of the esophagus (NEOCRTEC5010): A phase Ⅲ multicenter, randomized, open-label clinical trial. J Clin Oncol, 2018 Sep 20; 36(27): 2796-2803.

[4] Yang H, Liu H, Chen Y, et al. Long-term efficacy of neo-adjuvant chemoradiotherapy plus surgery for the treatment of locally advanced esophageal squamous cell carcinoma: The NEOCRTEC5010 Randomized Clinical Trial. JAMA Surg, 2021 Aug 1; 156(8): 721-729.

[5] Ando N, Kato H, Igaki H, et al. A randomized trial comparing postoperative adjuvant chemotherapy with cisplatin and 5-fluorouracil versus preoperative chemotherapy for localized advanced squamous cell carcinoma of the thoracic esophagus (JCOG9907). Ann Surg Oncol, 2012 Jan; 19(1): 68-74.

[6] Levy R M, Wizorek J, Shende M, Luketich J D. Laparoscopic and thoracoscopic esophagectomy. Adv Surg, 2010; 44: 101-16.

[7] Decker G, Coosemans W, De Leyn P, et al. Minimally invasive esophagectomy for cancer. Eur J Cardiothorac Surg, 2009 Jan; 35(1): 13-20.

[8] 毛友生, 高树庚, 赫捷, 等. 中国食管癌临床流行特征及外科治疗概况大数据分析. 中华肿瘤杂志, 2020, 42(03): 228-233.

[9] Li B, Zhang Y, Miao L, et al. Esophagectomy with three-field versus two-field lymphadenectomy for middle and lower thoracic esophageal cancer: Long-term outcomes of a randomized clinical trial. J Thorac Oncol, 2021 Feb; 16(2): 310-317.

[10] Mariette C, Markar S R, Dabakuyo-Yonli T S, et al. Hybrid minimally invasive esophagectomy for esophageal cancer. N Engl J Med, 2019 Jan 10; 380(2): 152-162.

[11] 中国抗癌协会食管癌专业委员会. 食管癌根治术胸部淋巴结清扫中国专家共识(2017版). 中华消化外科杂志, 2017, 16(11): 1087-1090.

[12] Amin M B, Edge S, Greene F L, et al. AJCC Cancer Staging Manual. 8th ed. New York: Springer, 2017: 185-202.

[13] Japan Esophageal Society. Japanese Classification of Esophageal Cancer, 11th edition: part I. Esophagus, 2017, 14(1): 1-36.

第五章 食管癌切除手术

第一节 经左颈、右胸、上腹三切口食管癌切除术 （McKeown 手术）

优势

- 适用于胸中上段食管癌，甚至部分颈胸段交界食管癌患者。部分胸中段食管癌瘤体较大，或与周围重要器官关系密切，肿瘤的可切除性不明确时应首先进行胸腔探查。
- 可同时清扫颈部、全胸腔及腹腔淋巴结。

不足

- 切口数目较多，手术时间较长。
- 喉返神经损伤概率大。
- 术后吻合口漏及吻合口狭窄发生概率较高。

手术步骤

一、开胸分离食管

采用第 5 肋间进胸。开胸后首先探查胸腔，有无恶性胸腔积液，有无胸膜转移及肺转移，探查食管肿瘤能否切除。确定肿瘤可切除后，结扎奇静脉弓（图 5-1-1）并切断，更有利于胸段食管的显露（图 5-1-2）。将食管表面的纵隔胸膜切开。切开范围为胸段食管全长，充分分离胸段食管周围结缔组织，其前方为心包（图 5-1-3），其后方为奇静脉、胸导管和胸主动脉（图 5-1-4），向上游离到胸廓入口处，向下游离到膈上。分离食管过程中，可用纱带绕过并牵拉食管以辅助显露（图 5-1-5）。注意观察从胸主动脉直接发出的食管供血血管（图 5-1-6），避免

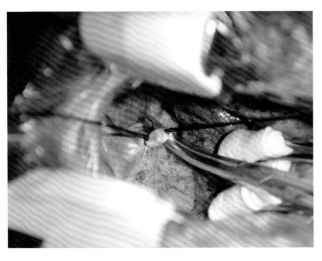

图 5-1-1 结扎奇静脉弓

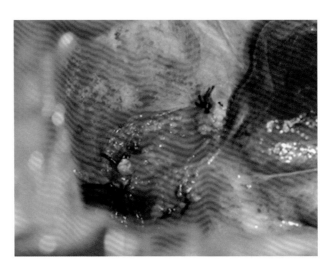

图 5-1-2 切断奇静脉弓后有利于显露食管

31

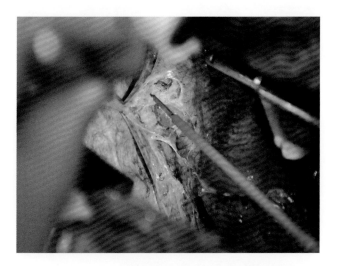

图 5-1-3　分离食管与心包之间的结缔组织

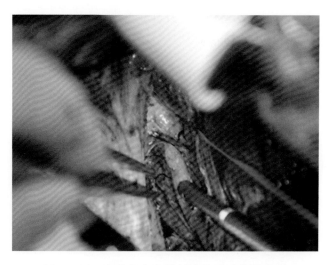

图 5-1-6　食管供血血管从胸主动脉直接发出

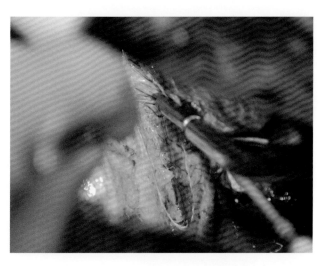

图 5-1-4　分离食管后方结缔组织

损伤引起出血，并注意勿损伤左侧胸膜（图 5-1-7），避免造成术后左侧胸腔积液。如已将左侧胸膜打破，可顺势扩大左侧胸膜创口，以利于术后左侧胸腔积液经左侧胸膜创口引流至右侧胸腔，并从右侧胸管引出体外。部分患者肿瘤较大，外侵明显或与左侧胸膜粘连严重，为保证根治彻底性，需要一并切除包括左侧纵隔胸膜和胸导管在内的肿瘤组织。

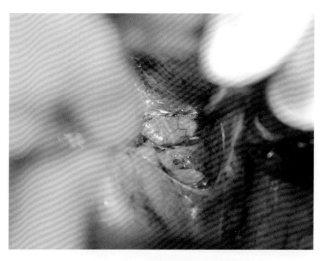

图 5-1-7　避免损伤左侧胸膜

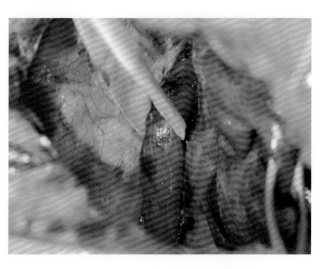

图 5-1-5　用纱带协助牵拉食管

游离胸上段食管时，因胸上段食管与气管膜部关系密切，应尽量贴近食管游离，避免损伤气管膜部，也尽量避免在解剖关系未明确时损伤左喉返神经。如分离食管时发现食管旁淋巴结（图5-1-8），可将其单独切除（图5-1-9），亦可将食管与食管旁淋巴结整块切除。切除隆突下淋巴结（图5-1-10）。为利于将管状胃上提至颈部，如食管肿物未侵及外膜，可将食管在胸部切断（图5-1-11），切断处选择远离肿瘤的正常食管。将离断的食管用纱带相连接（图5-1-12），食管断端用食管套保护（图5-1-13），以防止食管内容物外溢污染胸腔。如食管肿物已浸透食管全层，则需切除病变食管，将两端的正常食管用纱带相连接。

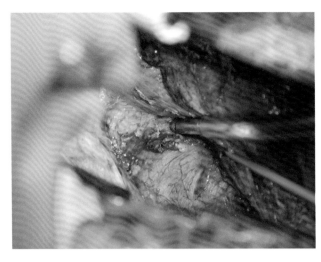

图 5-1-10.1　隆突下淋巴结

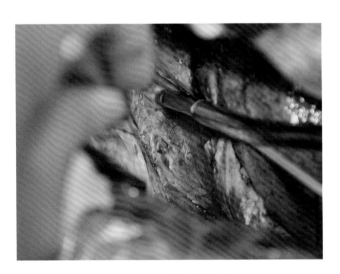

图 5-1-8　食管旁淋巴结

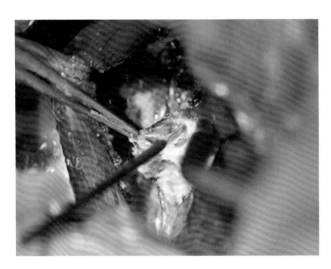

图 5-1-10.2　切除隆突下淋巴结

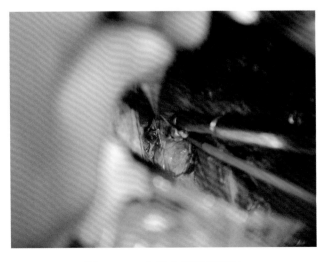

图 5-1-9　切除食管旁淋巴结

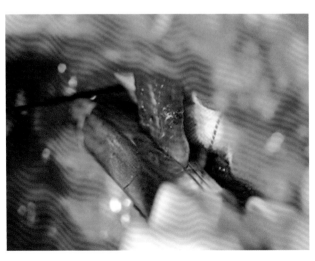

图 5-1-11　切断食管

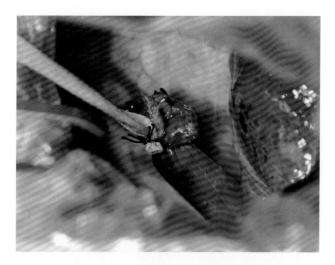

图 5-1-12　离断的食管用纱带相连接

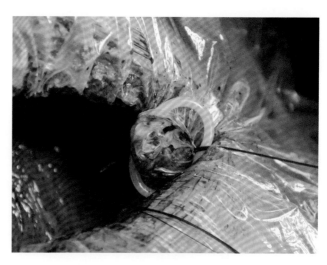

图 5-1-13　食管套保护食管断端

由于胸上段食管位于上纵隔，其空间狭长，毗邻气管膜部，故此处食管发生病变易侵及气管膜部（图 5-1-14）。切除时应注意小心分离（图 5-1-15），尽量切净肿瘤组织（图 5-1-16）。如经切除后，剩余气管膜部组织较薄，存在气管瘘风险，则应缝合加固气管膜部（图 5-1-17），并用邻近胸膜包绕加固（图 5-1-18），甚至必要时可用心包、肋间肌肉血管束进行加固修补。

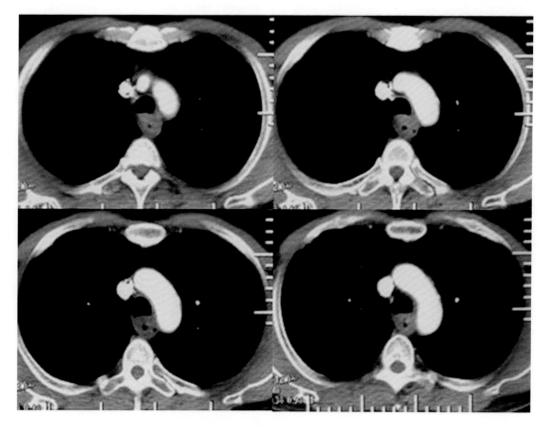

图 5-1-14.1　食管肿物侵犯气管膜部

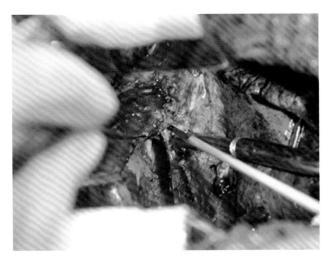

图 5-1-14.2　食管肿物侵犯气管膜部

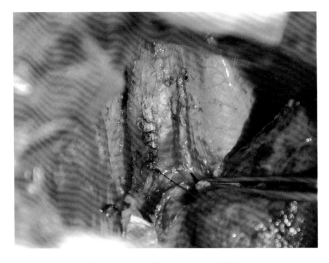

图 5-1-17　缝合加固气管膜部

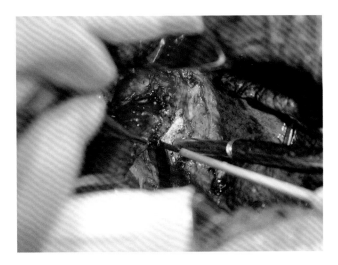

图 5-1-15　小心分离食管肿物与气管膜部

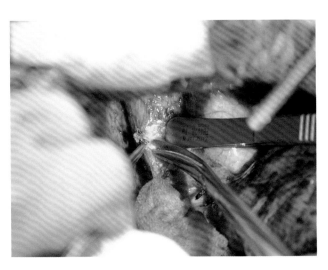

图 5-1-16　尽量切净肿瘤组织

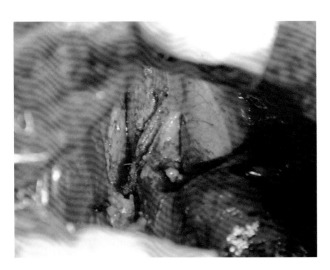

图 5-1-18　邻近胸膜加固气管膜部

二、腹部正中切口游离胃、制作管状胃

首先探查腹腔，了解有无腹腔转移（图 5-1-19.1），有无肝转移（图 5-1-19.2），探查贲门周围、胃左动脉周围（图 5-1-19.3）、腹腔动脉干周围及肝门区有无肿大淋巴结，并判断其可切除性。如为胸下段食管癌，还应探查是否侵犯贲门、膈肌及胸主动脉等重要组织器官，如有侵犯，需判断其可切除性。

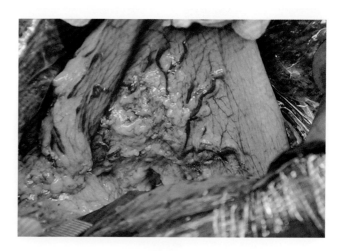

图 5-1-19.3 探查胃左动脉周围淋巴结

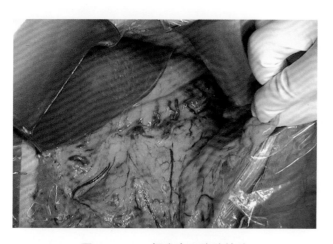

图 5-1-19.1 探查有无腹腔转移

切断左肝三角韧带（图 5-1-20），将肝左叶翻向右侧，有利于贲门区的显露和手术操作。游离胃周围韧带，为制作管状胃做准备。首先游离胃大弯侧韧带，在距胃网膜右动脉弓 2~3 cm 处切断胃结肠韧带（图 5-1-21）。切断胃网膜左动脉、胃短动脉及腹膜返折部（图 5-1-22）。将食管与膈肌脚分离（图 5-1-23）。此时，腹腔与右胸腔相通，可从膈肌裂孔处拉出胸下段食管（图 5-1-24）。翻转胃体，助手上提胃体，显露胃后壁，分离胃后壁与胰腺之间的粘

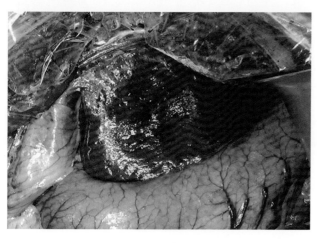

图 5-1-19.2 探查肝脏

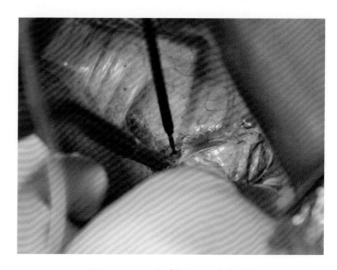

图 5-1-20 切断左肝三角韧带

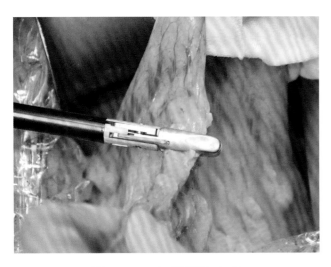

图 5-1-21　切断胃结肠韧带

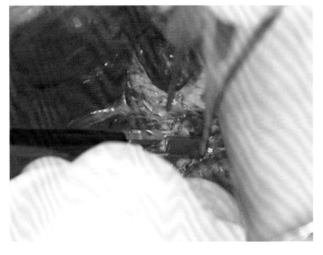

图 5-1-23.2　分离食管与膈肌脚

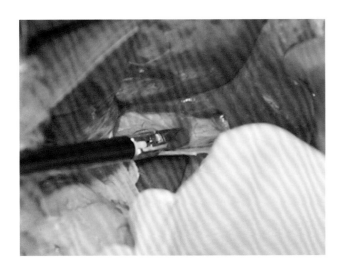

图 5-1-22　切断腹膜返折部

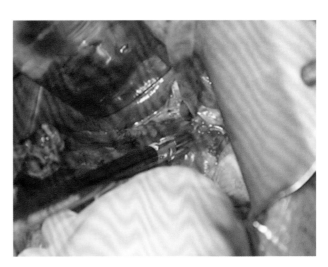

图 5-1-24　从膈肌裂孔处拉出胸下段食管

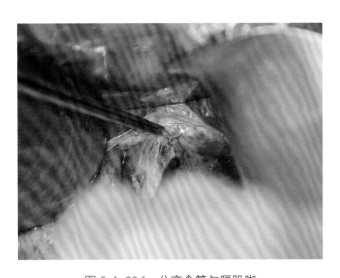

图 5-1-23.1　分离食管与膈肌脚

连（图 5-1-25 ），注意分离胃胰韧带时，确保胃后动静脉止血确切。通常胃左静脉位于胃胰韧带右侧，分离出胃左静脉并切断、结扎（图 5-1-26、图 5-1-27）。分离出胃左动脉并切断、结扎（图 5-1-28、图 5-1-29）。切开右侧膈肌角，将膈肌裂孔扩大至可容 3 个手指。

胃周围韧带的游离基本完成后，在食管胃结合部切断食管与胃的连接，固定好连接胸腔内食管断端的牵引线（图 5-1-30），避免其缩回至胸腔，造成管状胃无法上提至颈部。

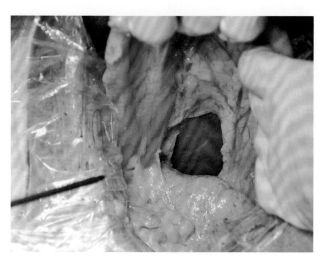

图 5-1-25　分离胃后壁与胰腺之间的粘连

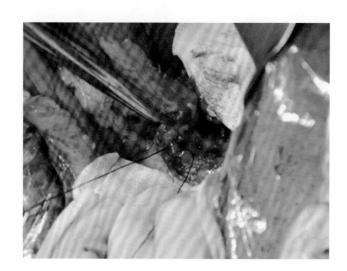

图 5-1-27　结扎胃左静脉

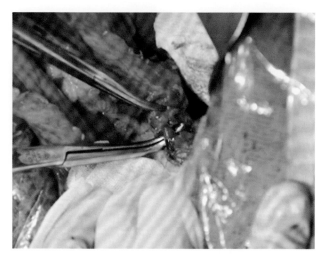

图 5-1-26　分离胃左静脉

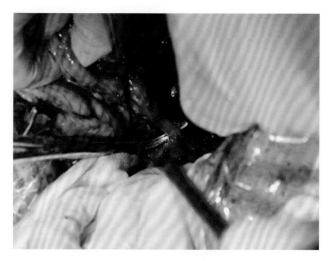

图 5-1-28　分离胃左动脉

管状胃的制作：由于将在颈部行食管胃吻合，故应尽量保证管状胃的长度，通常保留胃底的最顶端，以增加管状胃的长度（图 5-1-31）。从胃底开始，用切割缝合器将胃小弯与胃体离断，逐步操作至胃小弯近幽门处。用无创薇乔线加固缝合胃的浆肌层（图 5-1-32），以减少术后发生管状胃瘘的风险。还可以使用软式可吸收聚乙醇酸（PGA）材料——奈维补片（NEOVEIL）加强管状胃侧切缘断端强度（图 5-1-33）。

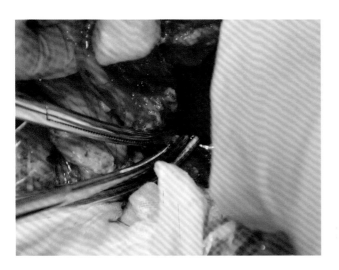

图 5-1-29　切断胃左动脉

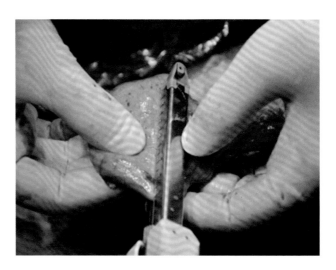

图 5-1-31　保留胃底最顶端以增加管状胃长度

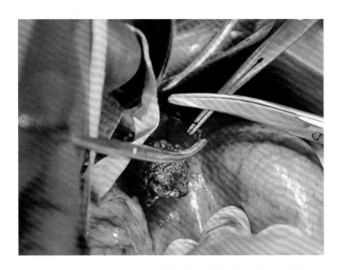

图 5-1-30　固定好连接胸腔内食管断端的牵引线

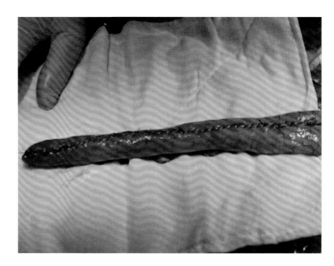

图 5-1-32　无创薇乔线加固缝合胃浆肌层

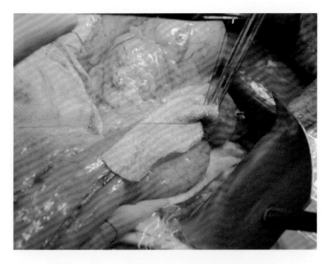

图 5-1-33.1　奈维补片加强管状胃断端强度

肠内营养，也可在发生吻合口瘘时保证营养供给。肠内营养通路的建立，既可采用空肠造瘘，也可在完成食管胃吻合时，放置空肠营养管至 Treitz 韧带以远（放置过程见"颈部吻合"章节）。建立好肠内营养通路后，冲洗腹腔，根据术中情况决定是否留置腹腔引流管。逐层关腹。

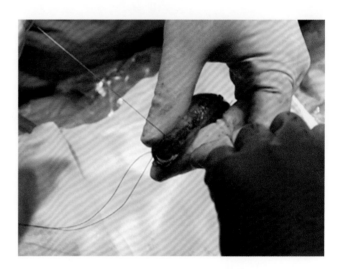

图 5-1-34　丝线标记管状胃方向

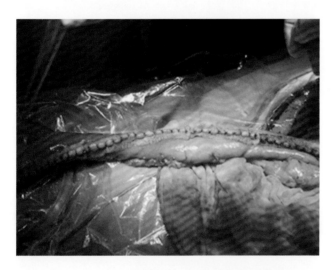

图 5-1-33.2　奈维补片加强管状胃断端强度

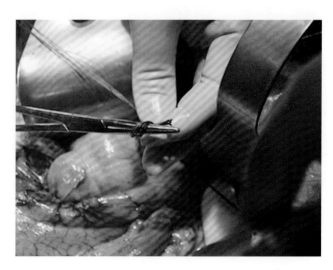

图 5-1-35　将管状胃侧标记线与胸腔侧牵引线相连

用丝线标记管状胃方向（图 5-1-34），防止管状胃上提至胸腔时发生扭转。将管状胃侧标记线与胸腔侧牵引线相连（图 5-1-35），便于将管状胃上提至颈部进行吻合。将管状胃放置于食管裂孔附近，待颈部切口建立后，上提管状胃顶端至颈部切口。建议术中建立肠内营养通道，既可保证术后尽早进行

三、颈部吻合

颈部一般选择左侧胸锁乳突肌内侧缘切口，由于固有的解剖特性，左侧较右侧损伤喉返神经的风险小。于颈动脉鞘内侧缘解剖至椎前筋膜（图 5-1-36），沿椎前筋膜内侧牵出胸上段食管（图 5-1-37）。解剖时应尽量远离甲状腺，避免左侧喉返神经损伤。

目前在临床上常用圆形吻合器进行颈部吻合。过程如下：在食管近端预定吻合位置留置荷包线（图 5-1-38），在荷包线远端横断食管（图 5-1-39）。用 3 把 Allis 钳展开近端食管断端，牵出食管内预置的胃管（图 5-1-40）。将胃管缝合固定于吻合器钉砧头上（图 5-1-41），便于激发吻合器后将胃管从食管内带出。将吻合器钉砧头置入近端食管腔内（图 5-1-42），收紧荷包线打结（图 5-1-43）。食管断端送冰冻病理

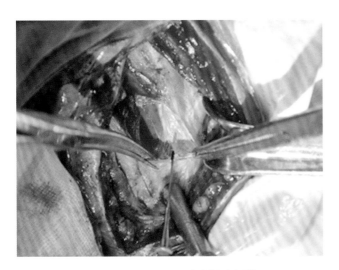

图 5-1-36　切开颈动脉鞘内侧缘

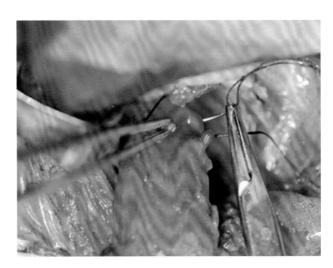

图 5-1-38.1　留置荷包线

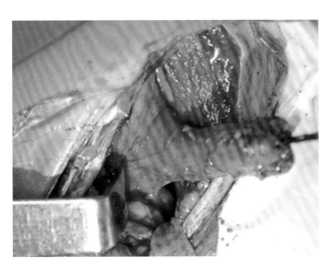

图 5-1-37　牵出胸上段食管

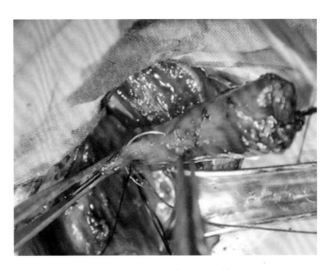

图 5-1-38.2　留置荷包线

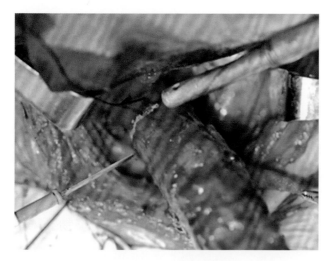

图 5-1-39.1　横断食管

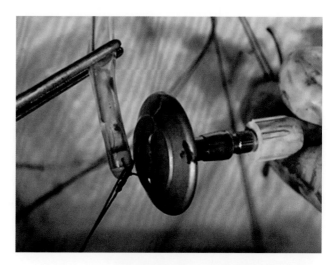

图 5-1-41　将胃管缝合固定于吻合器钉砧头上

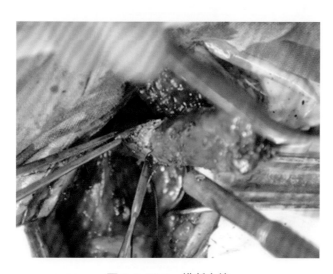

图 5-1-39.2　横断食管

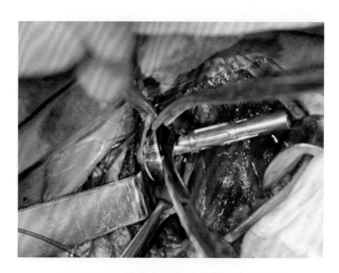

图 5-1-42　将吻合器钉砧头置入食管腔内

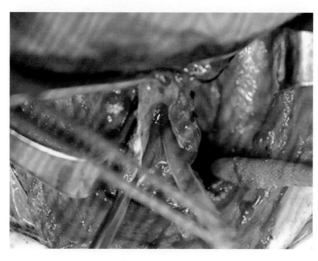

图 5-1-40　牵出食管内的胃管

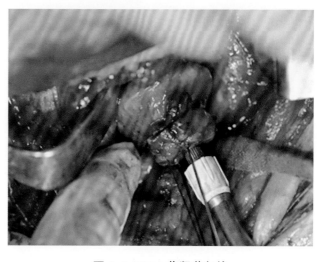

图 5-1-43.1　收紧荷包线

检查以确认无癌残留。利用牵引线将管状胃通过原食管床上提至颈部（图 5-1-44），注意预置标记线的方向，勿将管状胃扭转。在管状胃顶端切开一小切口作为吻合器导入口（图 5-1-45），用 3 把 Allis 钳固定并撑开吻合器导入口，通过导入口将吻合器套管置入管状胃内（图 5-1-46）。从管状胃预定吻合位置旋出中心杆（图 5-1-47），拔除锥形器（图 5-1-48），对合吻合器套管及钉砧头使其相连（图 5-1-49）。注意保护管状胃壁，避免多余胃壁组织被卷入吻合器套管与钉砧头之间，造成吻合组织过厚，导致吻合效果不佳。

转动吻合器主体机尾端的旋钮，调整吻合器套管与钉砧头之间距离，使食管断端及管状胃紧密相连（图 5-1-50）。激发吻合器，松开吻合器主体机尾端的旋钮，再次调整吻合器套管与钉砧头之间距离，从管状胃中撤出吻合器（图 5-1-51）。撤出吻合器时通过预置的固定线带出胃管（图 5-1-52），同时带出巡回护士在台下与胃管捆绑在一起的空肠营养管（图 5-1-53）。通过吻合器导入口调整胃管位置（图 5-1-54），嘱巡回护士送入空肠营养管（图 5-1-55），在腹腔内引导空肠营养管，使其头端位于空肠 Treitz 韧带以远。

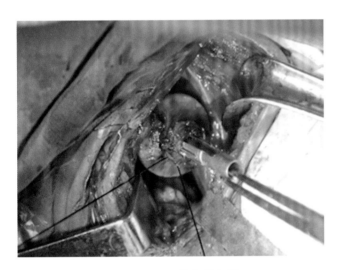

图 5-1-43.2　收紧荷包线

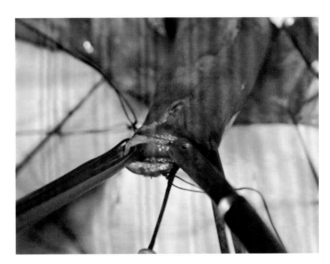

图 5-1-45　管状胃顶端小切口作为吻合器导入口

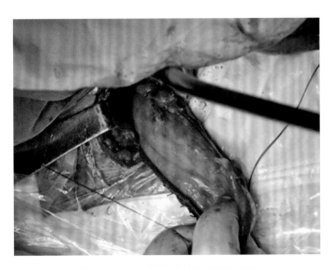

图 5-1-44　将管状胃上提至颈部

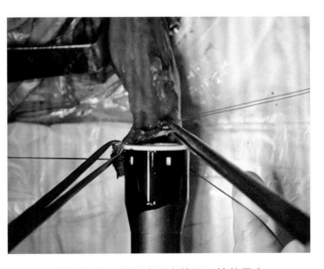

图 5-1-46　将吻合器套管置入管状胃内

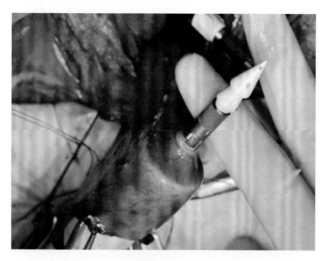

图 5-1-47.1　从管状胃预定吻合位置旋出中心杆

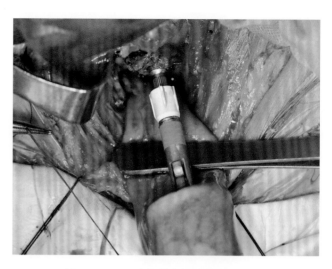

图 5-1-49　对合吻合器套管及钉砧头

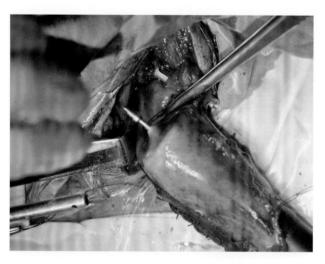

图 5-1-47.2　从管状胃预定吻合位置旋出中心杆

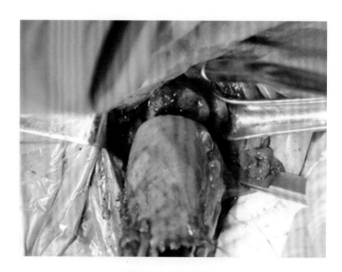

图 5-1-50.1　调整吻合器套管与钉砧头之间距离

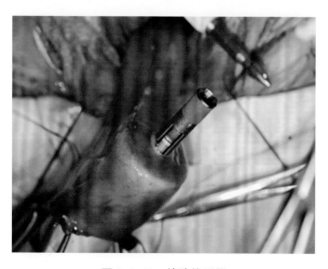

图 5-1-48　拔除锥形器

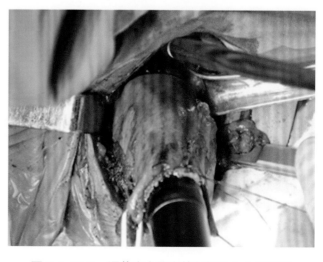

图 5-1-50.2　调整吻合器套管与钉砧头之间距离

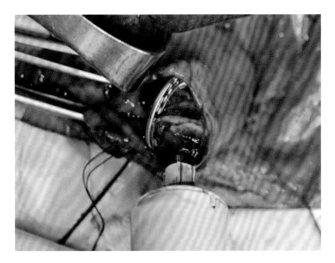

图 5-1-51　从管状胃中撤出吻合器

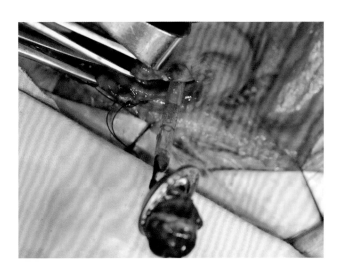

图 5-1-52　撤出吻合器时带出胃管

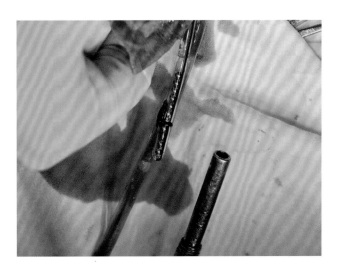

图 5-1-53　同时带出胃管与空肠营养管

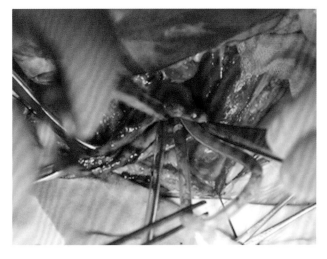

图 5-1-54　调整胃管位置

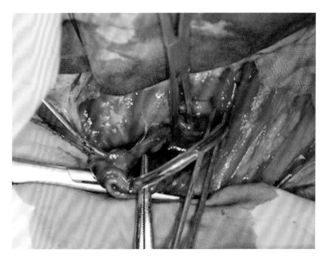

图 5-1-55　调整空肠营养管位置

嘱巡回护士在体表分别固定胃管及肠内营养管。通过吻合器导入口冲洗吻合口（图5-1-56），观察冲洗液颜色，判断有无吻合口出血。观察吻合口无异常后，用切割缝合器闭合吻合器导入口（图5-1-57）。切除多余管状胃（图5-1-58），用无创薇乔线加固导入口断端（图5-1-59）。冲洗颈部切口，放置颈部引流管，关闭颈部切口。

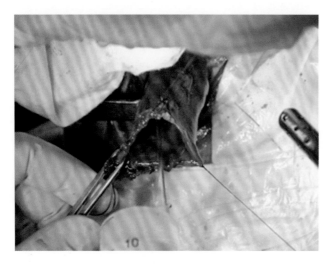

图 5-1-56　冲洗吻合口

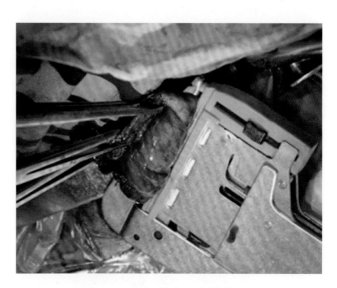

图 5-1-57.2　闭合吻合器导入口

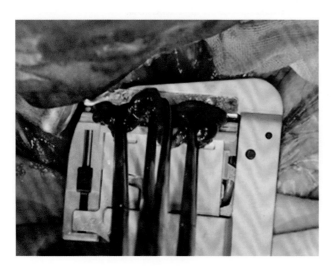

图 5-1-57.1　闭合吻合器导入口

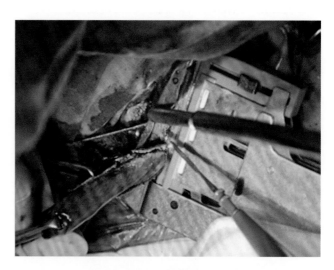

图 5-1-58.1　切除多余管状胃

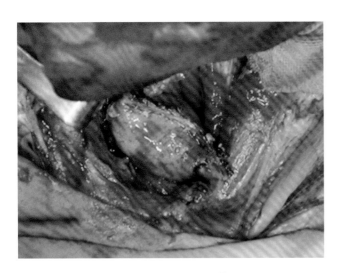

图 5-1-58.2　切除多余管状胃

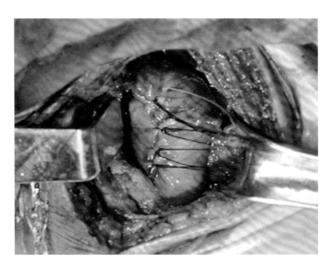

图 5-1-59.2　无创薇乔线加固导入口断端

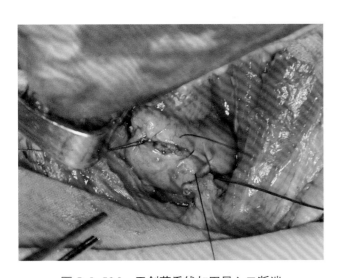

图 5-1-59.1　无创薇乔线加固导入口断端

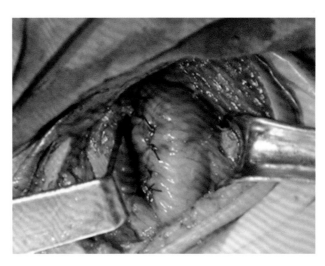

图 5-1-59.3　无创薇乔线加固导入口断端

如管状胃长度不足以用吻合器吻合，则需手工吻合。在吻合口近端约 1.5 cm 处，食管后壁肌层与管状胃前壁浆肌层间断缝合 3 针（图 5-1-60），在吻合处切开食管（图 5-1-61），继而在距缝线 1.5 cm 处的管状胃前壁做与食管口径相仿的横切口（图 5-1-62）。用可吸收无创薇乔线全层间断贯穿缝合吻合口后壁（图 5-1-63），针距 2~3 mm，线结打在消化道腔内，缝合时注意对合食管与胃的黏膜，以促进黏膜愈合。放置胃管，通过吻合口调整胃管位置（图 5-1-64）。吻合口后壁缝合完毕之后，需缝合侧壁（图 5-1-65），仍将线结打在腔内（图 5-1-66）。缝合吻合口前壁时，用可吸收无创薇乔线全层间断贯穿缝合（图 5-1-67），线结打在腔外。间断缝合吻合口前壁的浆肌层（图 5-1-68），最后将管状胃浆肌层与颈部肌肉缝合固定（图 5-1-69），以减小吻合口张力。

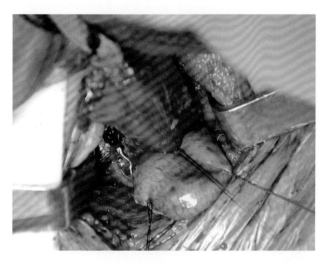

图 5-1-60.1　间断缝合食管后壁肌层与管状胃前壁浆肌层

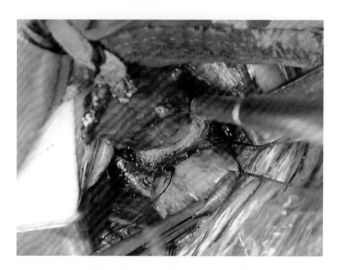

图 5-1-61　在吻合处切开食管

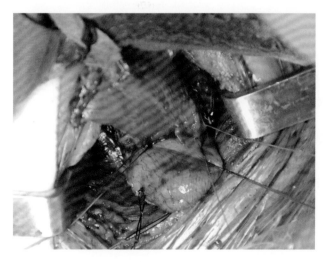

图 5-1-60.2　间断缝合食管后壁肌层与管状胃前壁浆肌层

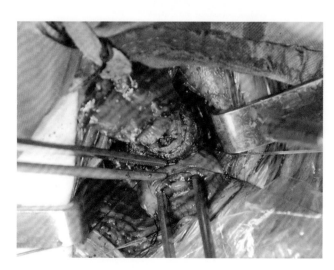

图 5-1-62　切开管状胃前壁

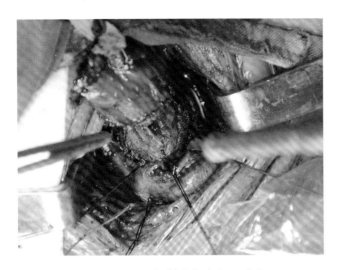

图 5-1-63.1　间断缝合吻合口后壁

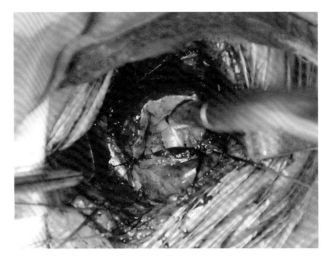

图 5-1-64　调整胃管位置

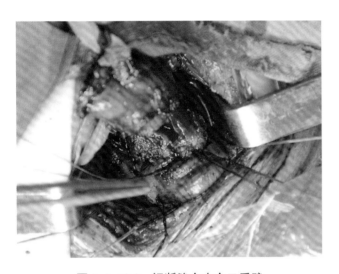

图 5-1-63.2　间断缝合吻合口后壁

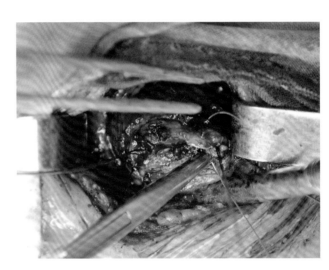

图 5-1-65　缝合吻合口侧壁

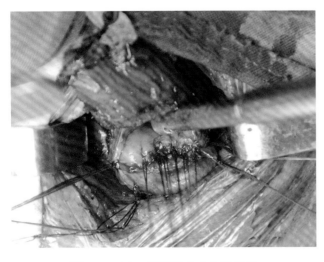

图 5-1-63.3　间断缝合吻合口后壁

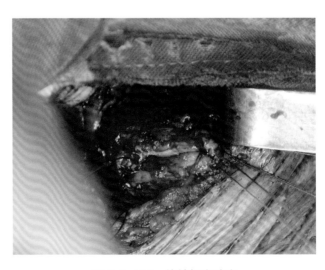

图 5-1-66.1　线结打在腔内

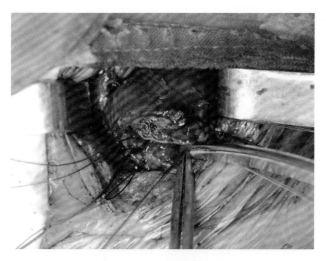

图 5-1-66.2　线结打在腔内

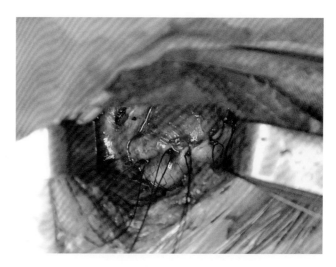

图 5-1-68.1　缝合吻合口前壁的浆肌层

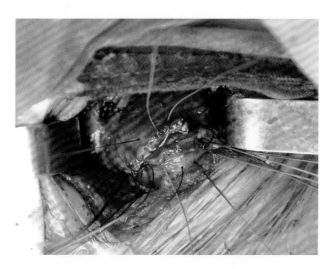

图 5-1-67.1　间断缝合吻合口前壁

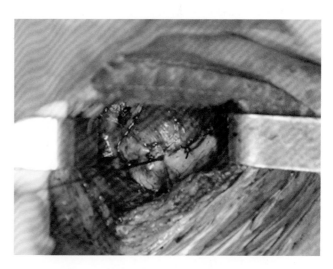

图 5-1-68.2　缝合吻合口前壁的浆肌层

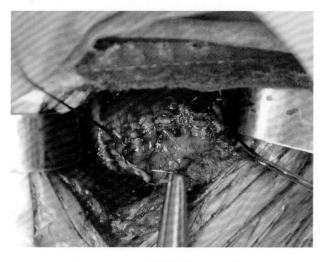

图 5-1-67.2　间断缝合吻合口前壁

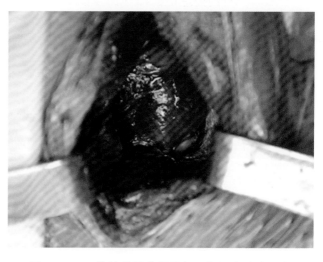

图 5-1-69　将管状胃浆肌层与颈部肌肉缝合固定

第二节　经胸腹腔镜左颈、右胸、上腹食管癌切除术（微创 McKeown 手术）

微创 McKeown
手术胸腔镜部分

一、胸腔镜操作

胸腔操作时首先在腋中线第 7 肋间置入 12 mm Trocar，放置胸腔镜观察，并向胸腔内注入 CO_2（压力设定为 8 cmH_2O），建立人工气胸，此时嘱麻醉医师暂停机械通气，并开放气管插管，促进肺内气体排出。在胸腔镜辅助观察下，依次建立操作孔。术者使用第 4 肋间主操作孔和第 6 肋间辅助操作孔，助手使用第 9 肋间助手操作孔进行牵拉显露。

首先进行可切除性探查，观察整个食管床，尤其当瘤体较大时，需探查肿瘤与周围重要结构比如气管、支气管、主动脉、心包和肺静脉之间的关系，肿瘤是否可推动。当评估可切除后，首先进行右侧喉返神经旁的淋巴结清扫，必要情况下可送检术中快速病理明确其状态，以便决策是否进行颈部淋巴结清扫。

胸腔镜操作分模块进行，具体包括 8 个部分，将分开阐述：

1. 右侧喉返神经旁区域的清扫（图5-2-1.1 至图5-2-1.25）；
2. 奇静脉弓的处理（图5-2-2.26 至图5-2-2.35）；
3. 中下段食管后壁及左侧壁的游离（图5-2-3.36 至图5-2-3.51）；
4. 上段食管后壁及左侧壁的游离（图5-2-4.52 至图5-2-4.60）；
5. 食管前壁的游离（图5-2-5.61 至图5-2-5.95）；
6. 隆突下及左肺门淋巴结的清扫（图5-2-6.96 至图5-2-6.114）；
7. 左侧喉返神经旁区域的清扫（图5-2-7.115 至图5-2-7.135）；
8. 引流管的放置（图5-2-8.136 至图5-2-8.138）。

1. 右侧喉返神经旁区域的清扫（图5-2-1.1至图5-2-1.25）

助手使用小纱布块向前牵拉右肺尖，充分显露后上纵隔区域，此时从后向前可见食管、气管、迷走神经，向下可见奇静脉弓，向上可见锁骨下静脉及动脉。在迷走神经后方切开纵隔胸膜，自下而上，直至锁骨下动脉处。打开锁骨下动脉表面的纵隔胸膜后可辨认右侧喉返神经走行，其发自迷走神经总干，向下绕行锁骨下动脉，然后沿气管食管间沟上行，且更贴近气管侧。此时牵起喉返神经旁淋巴结区域内的脂肪组织，使用分离钳进行"镂空"，可以更好地辨认滋养血管、神经走行及其分支。

胸腔镜手术因为使用 CO_2 正压，一旦视野内出血，使用吸引器使得胸腔内压力迅速降低而引起肺复张，更加干扰手术视野的显露，所以应尽可能避免出血。一旦有出血发生，应尽快使用纱布压迫止血，小的渗血一般都可经压迫凝止。使用吸引器受限，这一点和肺的胸腔镜手术有明显区别，胸腔镜食管手术对术野有更高的要求，这就要求在操作过程中应格外注意对小血管的处理，应更少地使用钝性分离以减少渗血。

对右侧喉返神经及其分支、周围滋养血管实现"镂空"后，此时往往可见到"树枝状"改变。距离神经有一定安全距离后，使用超声刀离断喉返神经的食管分支及滋养血管。清扫神经周围淋巴结时，只要能清晰辨认神经走行即可，无须追求神经完全裸化。裸化神经可能损伤神经鞘膜，以及破坏神经的滋养血管，导致神经脱髓鞘改变，同样会引起神经功能受损，出现术后声音嘶哑。右侧喉返神经通常会发出多个食管分支，向后向下牵拉喉返神经旁的脂肪组织，可将食管分支及喉返神经向后下方提起，确认好距离神经的安全距离后，可放心离断。如距离喉返神经主干过近，必要情况下可使用剪刀进行锐性分离。在游离清扫神经周围淋巴结时，应尽可能避免使用单极电凝钩，单极电凝受组织导电的影响，电热损伤通常传导较远且不稳定，极易损伤神经。游离清扫右侧喉返神经旁淋巴结时，先处理喉返神经一侧，最后处理食管侧，该区域内纵隔胸膜甚至上段食管旁淋巴结可一并整块切除。有时该区域淋巴结与颈部淋巴结相连，需分离至较高位置。清扫时除了应避免损伤喉返神经，还应避免损伤颈段食管的血供及食管壁，以免造成之后待吻合的食管受损，从而减少术后吻合口瘘的发生。

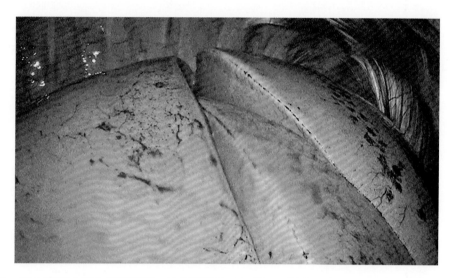

图 5-2-1.1　建立观察孔置入胸腔镜后，给予胸腔内 CO_2 正压（设定压力 8 cmH_2O），嘱麻醉医师暂停机械通气，并开放气管插管，此时在正压作用下，肺逐渐萎陷

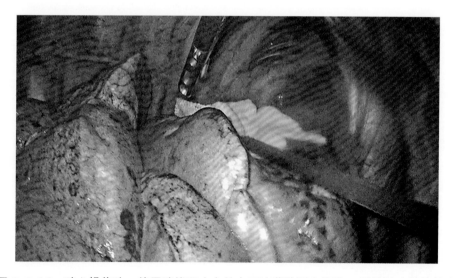

图 5-2-1.2　建立操作孔，使用腔镜下止血纱布压迫萎陷不全的肺，促使肺内气体排出

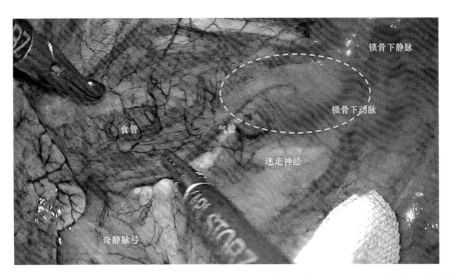

图 5-2-1.3　助手使用纱布向前下牵开右上肺尖，充分显露后上纵隔，此时可显露奇静脉弓、食管、气管、迷走神经、锁骨下动脉及静脉，右上黄圈范围为右侧喉返神经淋巴脂肪区域

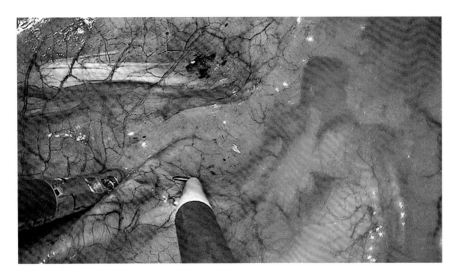

图 5-2-1.4　在迷走神经后方切开纵隔胸膜

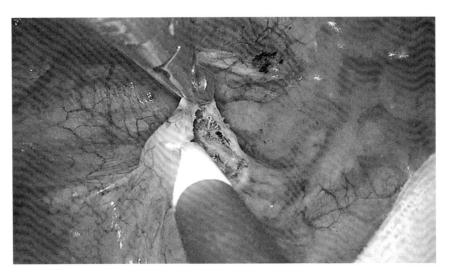

图 5-2-1.5　提起纵隔胸膜，注意保护迷走神经

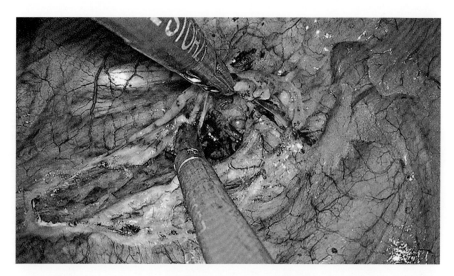

图 5-2-1.6　采用"镂空"法分离右侧喉返神经旁淋巴结及脂肪，可见到迷走神经的食管分支

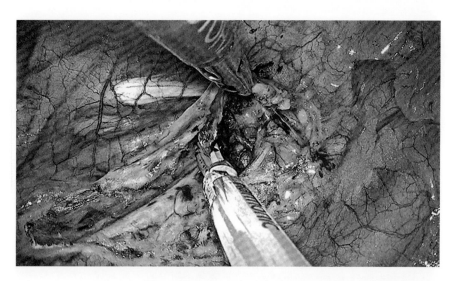

图 5-2-1.7　使用超声刀离断右喉返神经旁淋巴脂肪组织的血供及神经的食管分支

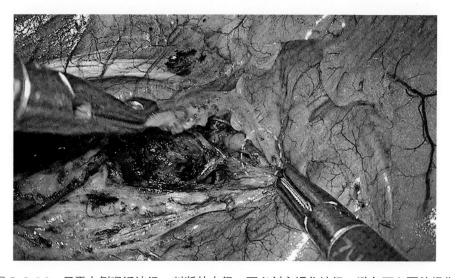

图 5-2-1.8　显露右侧喉返神经，判断其走行，不必刻意裸化神经，避免不必要的损伤

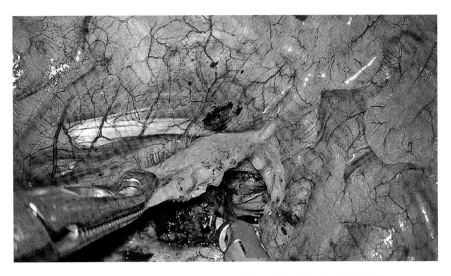

图 5-2-1.9 远离喉返神经使用超声刀处理淋巴组织的血供

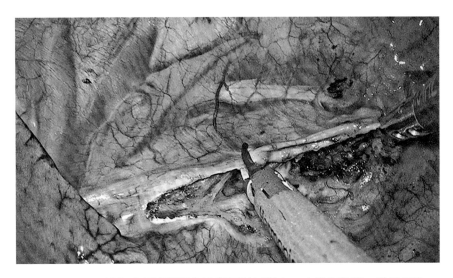

图 5-2-1.10 清扫右侧喉返神经旁淋巴结过程中，上纵隔胸膜一并被切除

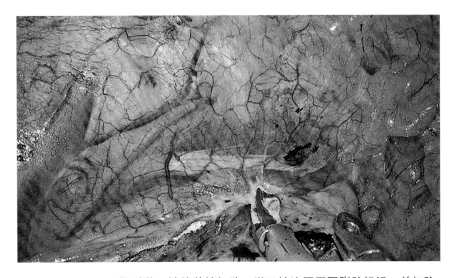

图 5-2-1.11 尽量做到淋巴结的整块切除：淋巴结连同周围脂肪组织一并切除

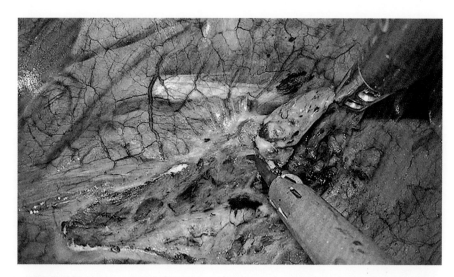

图 5-2-1.12　使用超声刀清扫右侧喉返神经旁淋巴结区域时，要避免损伤食管的外膜及肌层，尤其在 Ivor-Lewis 手术过程中，相邻食管需完整保留

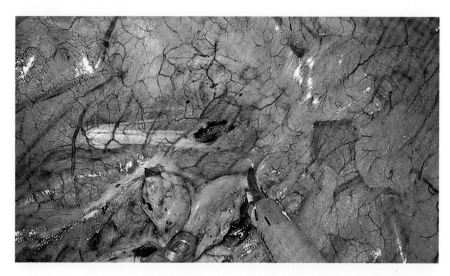

图 5-2-1.13　超声刀的工作面温度较高，始终朝向空间开阔的一侧，避免热损伤

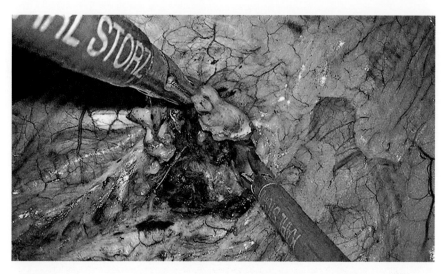

图 5-2-1.14　在胸廓入口处，常有甲状腺下动脉发向食管的血管分支，尤其在纵隔脂肪组织较多时不易辨认，可间断使用分离钳"镂空"血管及神经分支，精准离断，避免意外出血污染手术视野

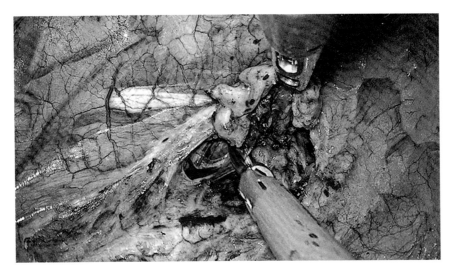

图 5-2-1.15　胸廓入口处空间相对局促，清扫右侧喉返神经旁区域时，应该从不同角度分离切断淋巴组织与周围结构的连接，此图为从前侧分离淋巴结与食管之间的连接

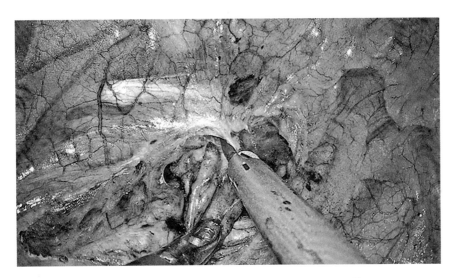

图 5-2-1.16　从后侧分离淋巴结与食管之间的连接

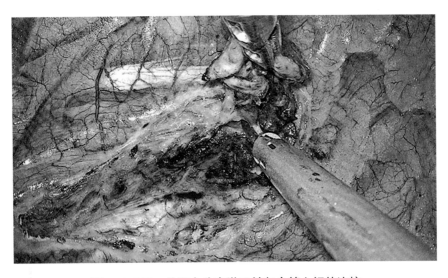

图 5-2-1.17　从下方分离淋巴结与食管之间的连接

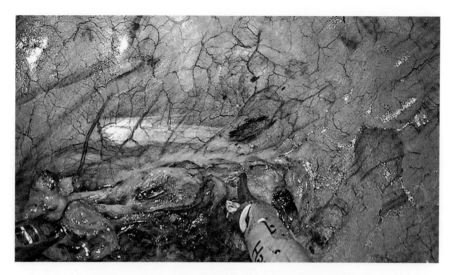

图 5-2-1.18　从上方分离淋巴结与食管之间的连接

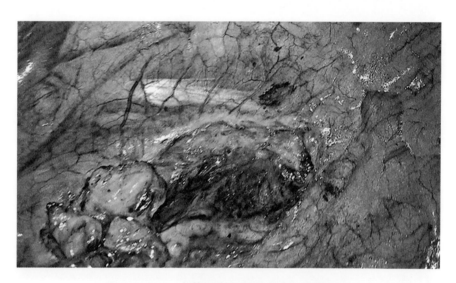

图 5-2-1.19　完整切除右侧喉返神经旁淋巴结

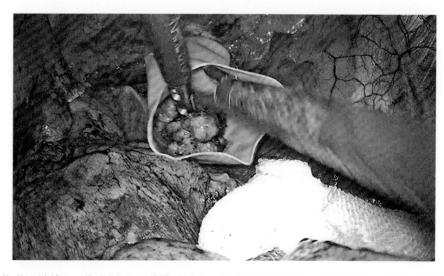

图 5-2-1.20　将淋巴结放入"指套"（为无菌橡胶手套，将指套斜行剪下，斜口可增加口径，淋巴结更容易放入）

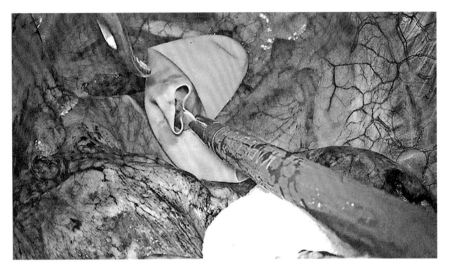

图 5-2-1.21   装入指套的淋巴组织经主操作孔 Trocar 取出，遵从无瘤原则，避免污染引起种植转移

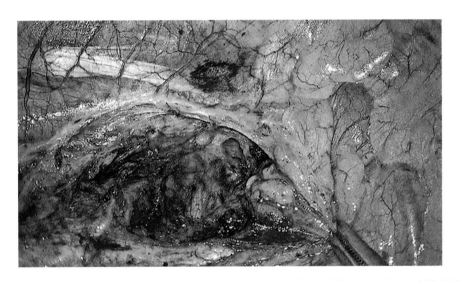

图 5-2-1.22   右侧喉返神经旁淋巴结清扫后，此站淋巴结比较容易辨认，所以不必刻意裸化神经

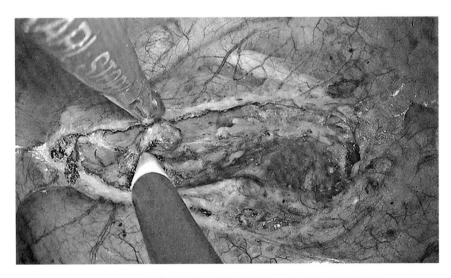

图 5-2-1.23   切除上段食管旁淋巴结，方便游离奇静脉弓

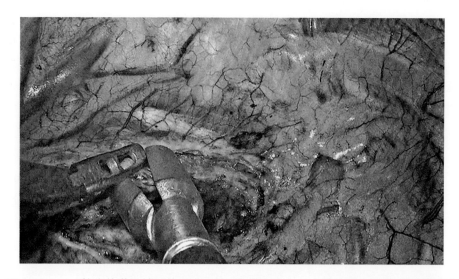

图 5-2-1.24　较小的淋巴结可使用淋巴结"勺钳"取出，方便快捷，避免污染操作孔

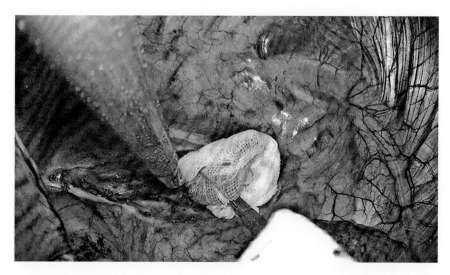

图 5-2-1.25　右侧喉返神经旁及上纵隔手术区域压迫纱布条，压迫止血并吸收渗出液，保持术野干燥，避免对后续操作带来干扰

2. 奇静脉弓的处理
（图5-2-2.26至图5-2-2.35）

奇静脉弓对游离食管以及经后纵隔食管床进行原位消化道重建有遮挡干扰，因此 Ivor-Lewis 手术的胸顶吻合和 Mckeown 手术均需游离并离断奇静脉弓。奇静脉弓的游离从下方开始，切开奇静脉弓下方的纵隔胸膜，让 CO_2 进入纵隔内脂肪，达到一定的"气化"作用，使得脂肪间隙变得疏松。使用单极电凝钩或超声刀推开疏松的脂肪组织，通常可看到 1~2 支较粗的支气管动脉在奇静脉弓下穿行，需用超声刀凝闭切断。在分离奇静脉弓上缘及左侧时，如遇到食管旁淋巴结遮挡，可先切除食管旁淋巴结，

或将淋巴结与奇静脉弓之间的间隙分开，使得淋巴结附于食管上，原则上只要不干扰对奇静脉弓的游离即可。奇静脉弓的游离应做到裸化，其与食管中段毗邻，周围脂肪应在食管游离过程中被一并切除。夹闭奇静脉弓可使用 Hem-o-lok，也可使用切割缝合器，断端应尽可能靠近脊柱侧，这样在后续的食管游离过程中可以避免阻挡视野。必要情况下可使用 Hem-o-lok 将奇静脉弓断端夹闭贴附在后胸壁上，以充分显露食管床手术视野。如果使用切割缝合器处理奇静脉弓，腔静脉侧的断端较长，可在奇静脉弓汇入腔静脉根部处夹闭一枚 Hem-o-lok，一方面可避免断端血栓，另一方面也可充分地显露手术视野。如果采用 Hem-o-lok 夹闭处理奇静脉弓，两侧断端分别夹闭 2 枚 Hem-o-lok，中间切除一段奇静脉弓。

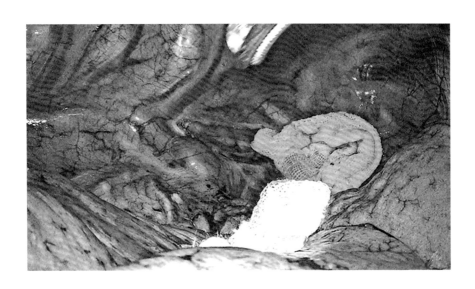

图 5-2-2.26　助手使用小纱布块压迫肺门处下叶背段与上叶后段之间，充分显露奇静脉弓区域

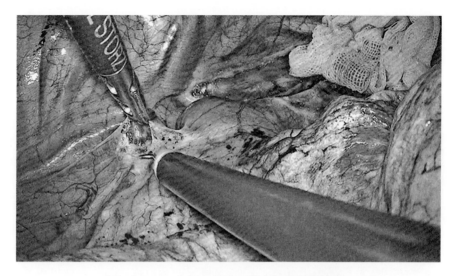

图 5-2-2.27　在奇静脉弓下方切开纵隔胸膜

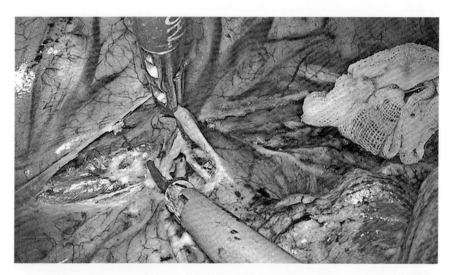

图 5-2-2.28　奇静脉弓与食管之间通常有 1~2 支较粗的支气管动脉穿行，可用超声刀离断，注意在此处应辨认迷走神经总支，避免在迷走神经肺支发出之前误断迷走神经总支

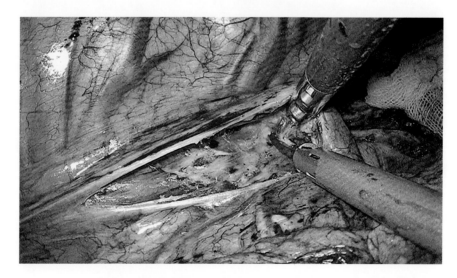

图 5-2-2.29　超声刀离断奇静脉弓与食管之间的血供连接，充分游离奇静脉弓

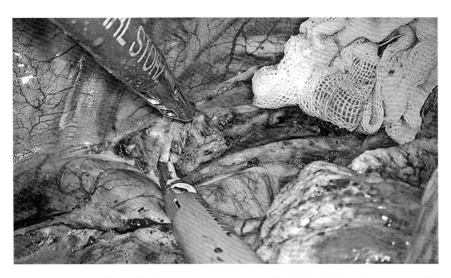

图 5-2-2.30　游离奇静脉弓的过程中，如果上方的食管旁淋巴结有干扰，应先切除淋巴结

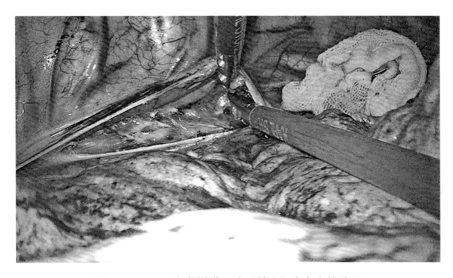

图 5-2-2.31　分离钳进一步"镂空"分离奇静脉弓

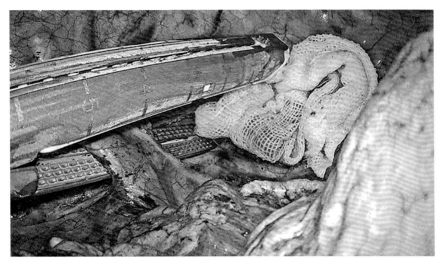

图 5-2-2.32　切割缝合器白色钉仓切割闭合奇静脉弓

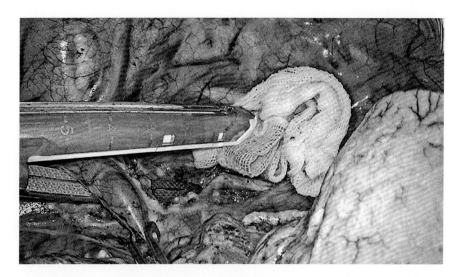

图 5-2-2.33　使用切割缝合器离断奇静脉弓时，紧贴后侧脊柱，夹闭前将血管向前侧牵拉，脊柱侧的断端越短越好

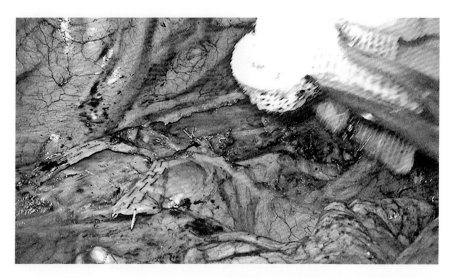

图 5-2-2.34　切割缝合器限于固定钉高的原因，有时断端会有少量渗血，此时用纱布条压迫止血即可

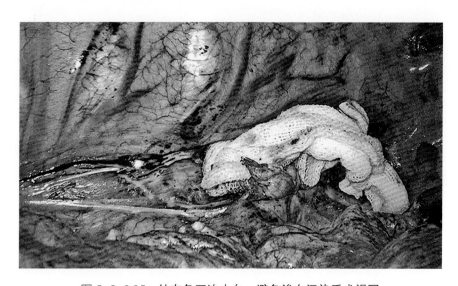

图 5-2-2.35　纱布条压迫止血，避免渗血污染手术视野

3. 中下段食管后壁及左侧壁的游离
（图5-2-3.36至图5-2-3.51）

当切断奇静脉弓后，从其下方开始游离中下段食管后壁，即分离食管与降主动脉之间。此时先在食管和主动脉之间用电钩切开纵隔胸膜，自上而下直至胸膜腔底部，使得胸腔内 CO_2 气体进入脂肪间隙内。助手在食管前壁处向前牵开肺及食管，使得后壁间隙进一步扩大，此时电钩和超声刀均可游离食管后壁间隙。如遇到较粗的食管滋养支血管，可用超声刀的"min"档进行闭合离断，避免电钩使用过程中张力过大，使得血管凝闭不完全而引起出血。某些情况下超声刀使用受限，使用电凝钩离断较粗大的食管滋养血管时，采用"脉冲式"激发电凝钩，增强凝闭效果。处理食管滋养血管时，应避免过分依赖 Hem-o-lok，以免在后续消化道重建过程中上提管状胃时，导致 Hem-o-lok 撕脱引起出血。中下段

食管后壁游离后，继续牵拉食管向前，进行"擀面杖式"游离，此时可看到左侧胸膜和心包。继续游离食管左侧壁和部分前壁，如食管肿瘤外侵较重，可直接切除对侧胸膜。如肿瘤侵犯心包，无法分离，亦可切除部分心包。实际临床工作中碰到肿瘤侵犯心包的情况并不多见，侵及左侧胸膜相对来说更常见。游离中下段食管后壁及左侧壁时，应仔细辨认左侧下肺静脉，避免损伤。左侧下肺静脉上缘以上为左肺门淋巴结的位置，通常该处淋巴结与隆突下淋巴结相连，不必追求该处淋巴结连同食管一并游离，应首先分开该处淋巴结与食管之间的间隙，避免清扫淋巴结过程中显露不充分引起出血污染视野。左侧下肺静脉下缘常有对侧下肺韧带淋巴结，有时此处淋巴结位置较深，如显露困难，也可先进行食管游离，将食管牵拉向前，充分显露视野后，再进行该区域淋巴结清扫。当游离下段食管至膈肌裂孔时，以显露裂孔的肌环为重要标志。当游离后壁至裂孔时，可看到左侧膈肌脚肌环。

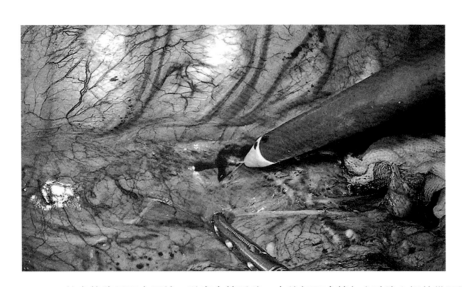

图 5-2-3.36　从奇静脉弓下方开始，游离食管后壁，电钩切开食管与主动脉之间的纵隔胸膜

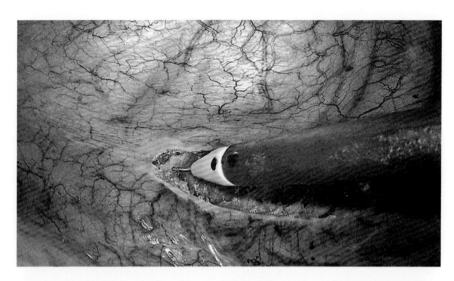

图 5-2-3.37　一直向下切开纵隔胸膜至膈肌脚处，完全切开胸膜之前，不急于去分离食管与主动脉之间的间隙

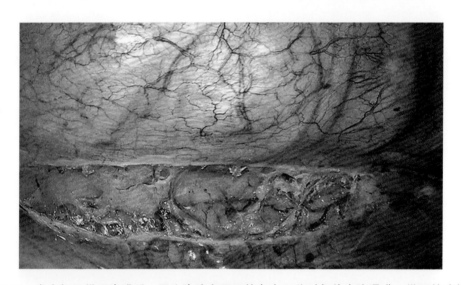

图 5-2-3.38　完全切开纵隔胸膜后，因为胸腔内正压的存在，此时气体会弥漫进入纵隔的疏松脂肪间隙当中，起到一定的"气化"作用，使得组织间隙更疏松，便于后面的分离

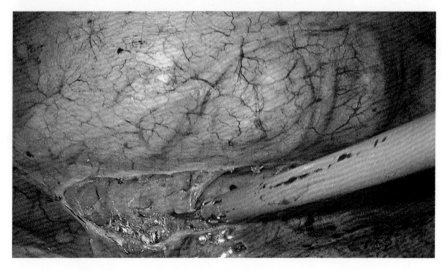

图 5-2-3.39　超声刀分离食管后壁与主动脉之间的连接

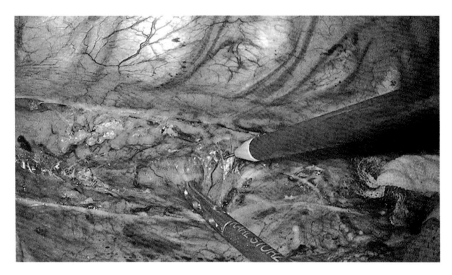

图 5-2-3.40　电钩分离食管后壁与主动脉之间，注意辨认胸导管，避免误伤

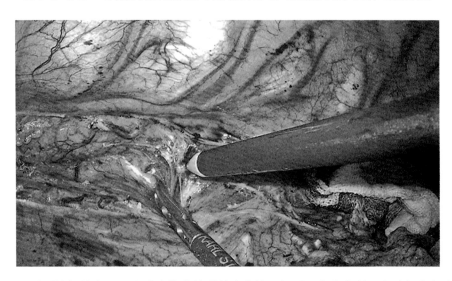

图 5-2-3.41　碰到较粗的来源于主动脉的食管滋养支血管，如采用电钩离断，应避免张力过大引起凝闭不完全而出血，采用"脉冲式"激发电钩，且血管张力不宜过大，增加凝闭时间及效果

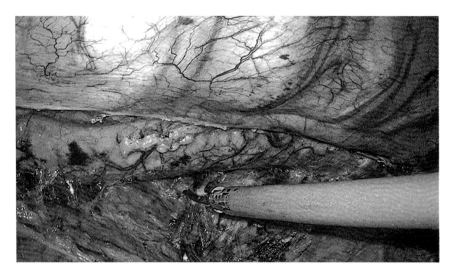

图 5-2-3.42　对于较粗的血管滋养支，超声刀的凝闭效果会更踏实可靠，但频繁地在电钩和超声刀之间切换会增加手术时间，术者可根据使用习惯酌情考虑使用，各有优劣

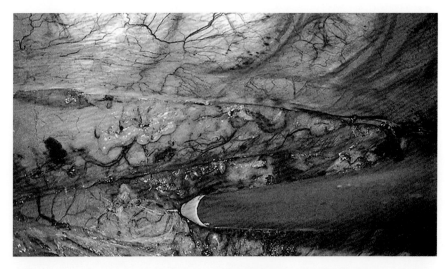

图 5-2-3.43　分离食管后壁与主动脉之间的间隙后，可显露对侧胸膜，有时透过胸膜可以看到随呼吸运动的左肺，此时可将食管向前牵拉，"擀面杖"式游离食管的前壁，充分显露心包，图为分离食管系膜与心包之间的连接

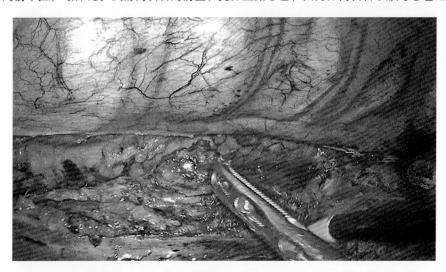

图 5-2-3.44　游离下段食管过程中，食管周围的淋巴结应尽可能被涵盖在被切除侧的食管系膜内，可不单独切除。对于肉眼可见转移概率较大的淋巴结，应先单独切除，尽早离体取出，避免后续手术过程中牵拉食管造成不必要的脱落和种植。图为食管周围可疑转移的淋巴结

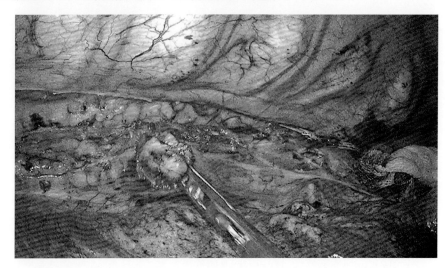

图 5-2-3.45　单独切除可疑转移的淋巴结，避免直接钳夹淋巴结引起破碎，可钳夹淋巴结周围的系膜，做到包膜完整的整块切除

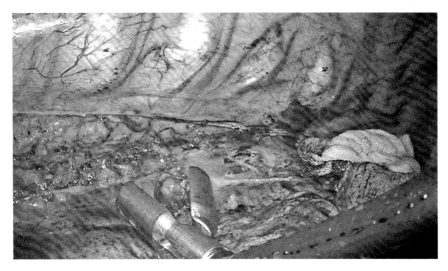

图 5-2-3.46　用"勺钳"取出淋巴结

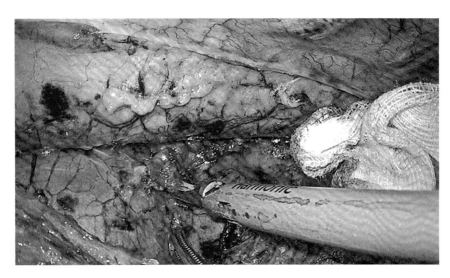

图 5-2-3.47　左肺静脉下方通常有对侧下肺韧带的淋巴结，有时与下肺静脉粘连较紧密，可不必在食管游离过程中将淋巴结连带在食管系膜内一并切除，以降低损伤下肺静脉的风险，待局部食管游离牵开后，充分显露该区域淋巴结，单独进行清扫。图为清扫左侧下肺静脉下方的下肺韧带淋巴结

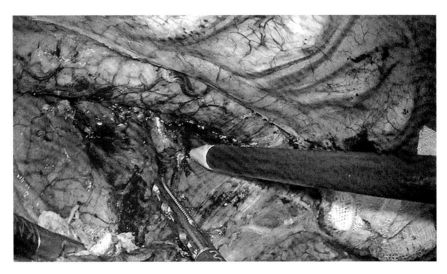

图 5-2-3.48　左侧下肺静脉上方通常有肺门淋巴结与隆突下淋巴结连接在一起，连同食管游离被一并清扫时容易引起创面渗血，建议遵循"先游离、后清扫"的原则。图为分离左肺门与食管之间的间隙

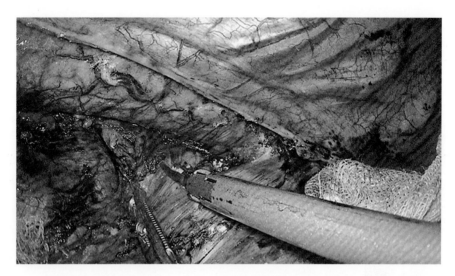

图 5-2-3.49　在左肺门与隆突之间的区域，往往有较粗的食管或淋巴结滋养血管，予超声刀夹闭切断，此时可紧贴食管进行游离

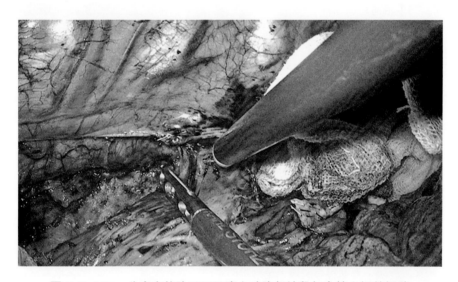

图 5-2-3.50　分离奇静脉弓下及降主动脉起始段与食管之间的间隙

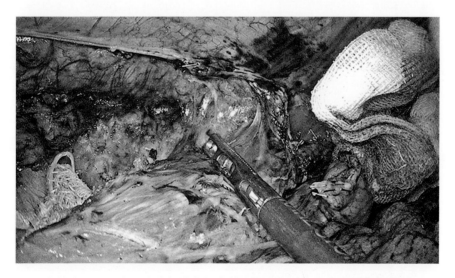

图 5-2-3.51　奇静脉弓下、降主动脉起始段与食管之间分离过程中容易损伤胸导管，应仔细辨认

4. 上段食管后壁及左侧壁的游离
（图5-2-4.52至图5-2-4.62）

上段食管的游离从奇静脉弓处开始，自下而上，此处胸导管向左轻微迂曲上行，与食管紧贴，遂从此处开始游离后壁。应紧贴食管进行，避免损伤胸导管。当游离至食管左侧壁时，深方为气管食管间沟，左侧喉返神经绕行主动脉弓从此间沟上行，因此整个上段食管的游离应紧贴食管进行。从后向前

进行"擀面杖式"游离，到达气管环状软骨为游离至前壁的标志。上段食管的游离向上达颈部，当后壁为明显疏松组织时，说明已进入颈段食管。上段食管后壁的游离应仔细辨认胸导管，可见半透明的管状结构在后纵隔胸膜内上行。术前如喝橄榄油或牛奶等，术中胸导管呈乳白色，更容易辨认。如遇到肿瘤外侵严重，可侵犯胸导管，此时需切除部分胸导管，在下肺静脉水平或以下进行预防性胸导管结扎，以免胸导管在中段及上段有分支存在，此法可降低术后乳糜胸的发生率。

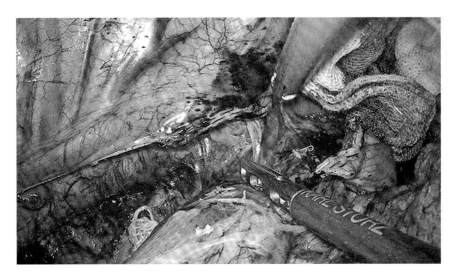

图 5-2-4.52 以奇静脉弓上缘为界，向上进入胸上段食管后壁游离部分

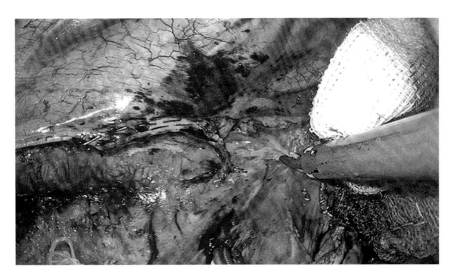

图 5-2-4.53 胸上段食管的游离应紧贴食管进行，后壁游离过程中应辨认胸导管，避免损伤

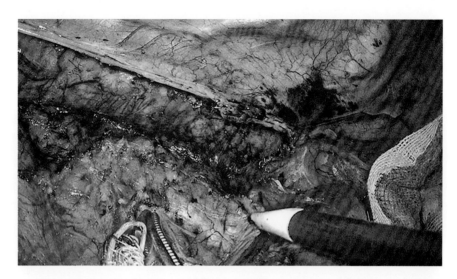

图 5-2-4.54　助手继续将食管向前牵拉，显露食管左侧壁与左侧主支气管区域，食管横跨左主支气管膜部，该处游离建议使用电钩更为安全，初学者使用超声刀容易损伤左侧支气管膜部

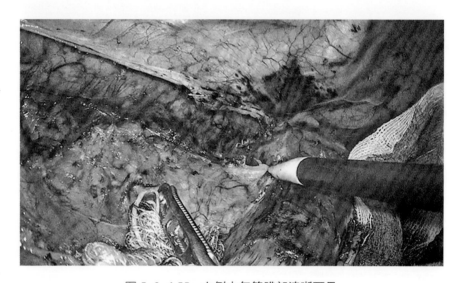

图 5-2-4.55　左侧支气管膜部清晰可见

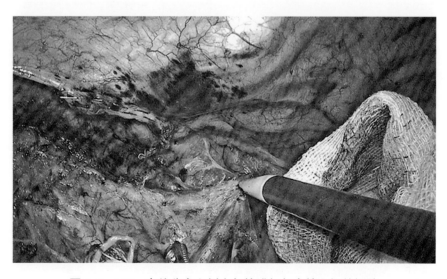

图 5-2-4.56　电钩分离左侧支气管膜部与食管之间的间隙

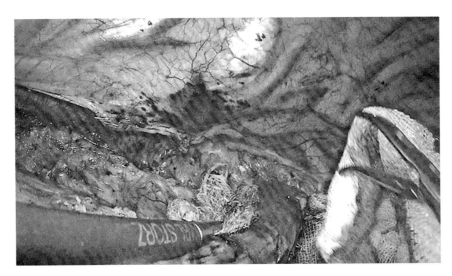

图 5-2-4.57　助手使用小纱布块向前牵拉食管，避免器械直接接触组织，引起误伤

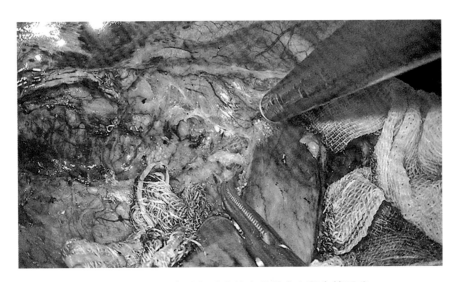

图 5-2-4.58　电钩紧贴食管充分游离上段食管后壁

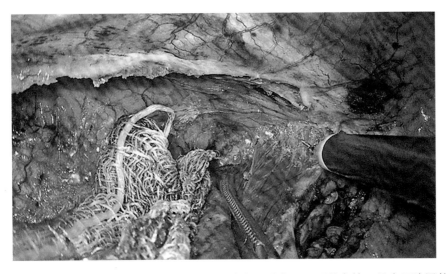

图 5-2-4.59　沿胸上段食管向上，直至胸廓入口，往往可游离至下颈段食管，最高可达甲状腺下级水平，此处的脂肪间隙较为疏松，可作为辨认标志

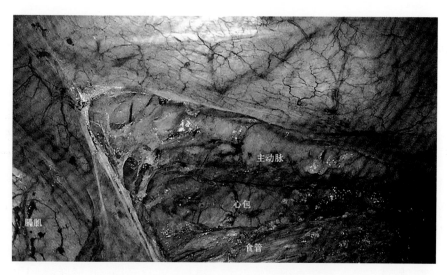

图 5-2-4.60　食管游离向下至膈肌裂孔处

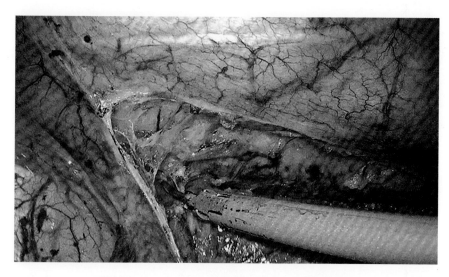

图 5-2-4.61　超声刀切开裂孔附近的滋养血管

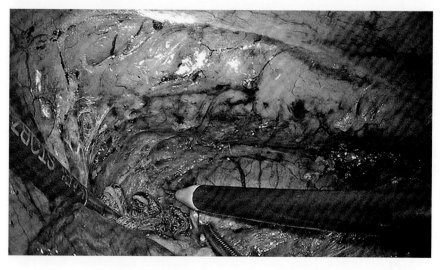

图 5-2-4.62　裂孔上方通常有膈上淋巴结，连同食管游离被一并切除

5. 食管前壁的游离
（图5-2-5.63至图5-2-5.95）

食管前壁的游离从胸下段开始。一般在下肺静脉下方，提起纵隔胸膜，助手向前牵拉下肺，术者在下肺韧带表面切开胸膜。先向下游离至膈肌裂孔处，在食管裂孔紧贴食管前方及左侧为膈上淋巴结的区域，紧贴心包游离清扫膈上淋巴结，将淋巴结附于食管壁上，如干扰视野，可单独切除膈上淋巴结，显露裂孔肌环的右侧膈肌脚。然后继续向上游离食管前壁，与食管左侧壁相通，右侧下肺韧带淋巴结可在游离过程中给予切除，附在食管壁上。越过右侧下肺静脉后进入隆突下淋巴结区域，清扫隆突下淋巴结容易有创面渗血，故不建议清扫淋巴结与游离食管同时进行。可先分离隆突下淋巴结与食管之间的间隙，当分离此处间隙继续上行后，可看到中段食管与左侧支气管膜部毗邻，尤其当中段食管肿瘤有明显外侵时，虽可经术前治疗使肿瘤明显

退缩，但食管外壁与左侧主支气管膜部的粘连未必会减轻，这与肿瘤对治疗的反应有明显关联。对于中上段食管癌存在明显外侵时，因为与左侧支气管或气管毗邻，当经过治疗肿瘤退缩达到临床降期后，原肿瘤所在位置的食管壁可能仍会与周围结构呈致密粘连，与治疗反应不无关系。分离时应该注意对气管或支气管的保护，高度关注能量器械所带来的潜在延迟损伤。游离上段食管前壁时，助手和术者分别给予气管和食管相反方向的牵拉力，紧贴食管进行游离。当游离至锁骨下动脉上方则进入颈部，最高可游离至甲状腺下极水平。食管周围淋巴结的清扫，也就是国际抗癌联盟（UICC）食管区域淋巴结分站的第8组，包括8l、8M和8U，连同食管游离时被附于食管壁上，一并完整清扫。如肉眼可见食管周围淋巴结明显肿大高度可疑转移时，建议将淋巴结从食管壁上分离下来，单独取出，以免之后将食管上提或下拉过程中淋巴结脱落，有潜在种植转移的风险。

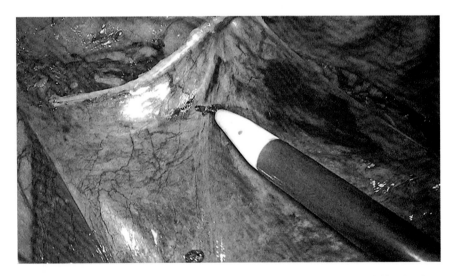

图 5-2-5.63　食管前壁的游离从食管胸下段开始，电钩切开下肺韧带与食管之间的纵隔胸膜

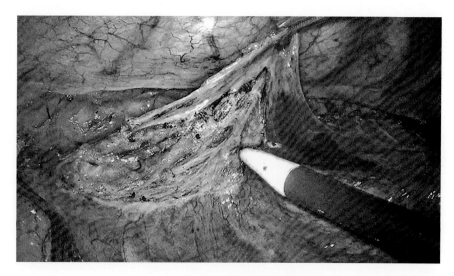

图 5-2-5.64 电钩切开下肺韧带

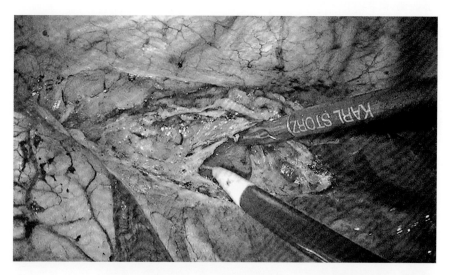

图 5-2-5.65 下段食管前壁周围的脂肪在食管游离过程中被连同食管一并切除

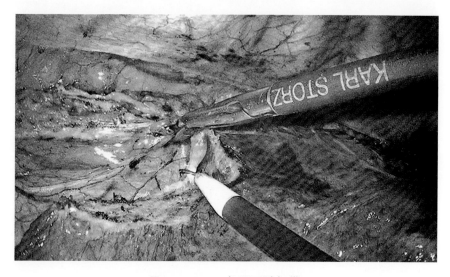

图 5-2-5.66 切开下肺韧带

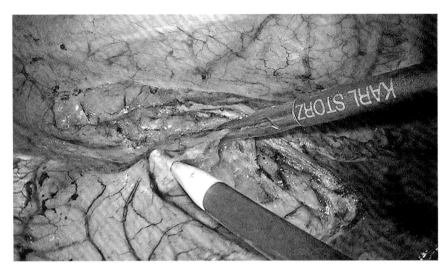

图 5-2-5.67　电钩处理胸段食管末段与心包之间，此处心包内为下腔静脉移行进入右心房的区域

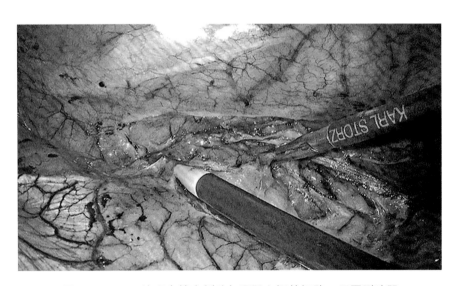

图 5-2-5.68　处理食管右侧壁与膈肌之间的间隙，显露裂孔肌

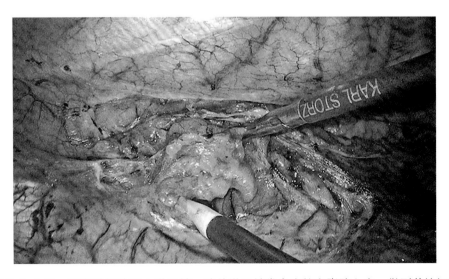

图 5-2-5.69　游离并切除膈上淋巴结，该处淋巴结常含在较多脂肪之内，做到整块切除

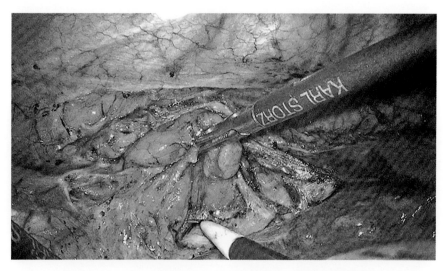

图 5-2-5.70　整块游离切除膈上脂肪，内含膈上淋巴结

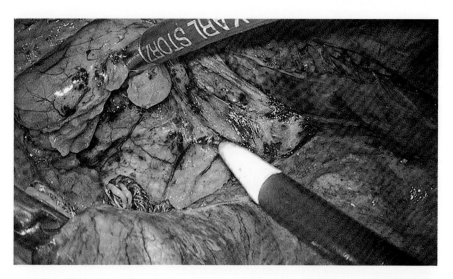

图 5-2-5.71　下段食管前壁的游离要求充分显露心包，其后方的脂肪组织即是食管系膜组织，被连同食管一并游离切除

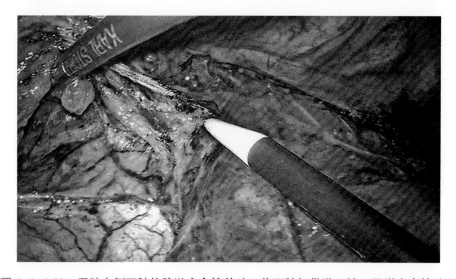

图 5-2-5.72　紧贴右侧下肺静脉游离食管前壁，将下肺韧带淋巴结一同附在食管壁上

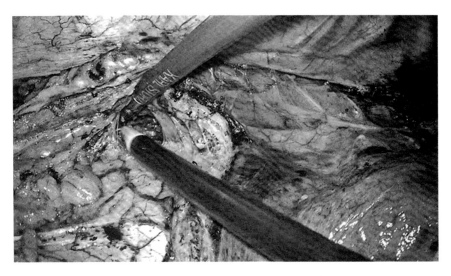

图 5-2-5.73　经食管前壁游离，与经后方游离区域贯通

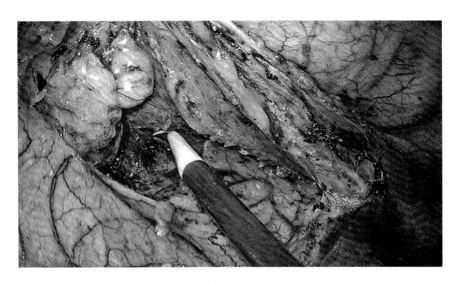

图 5-2-5.74　游离食管前壁的膈肌裂孔处

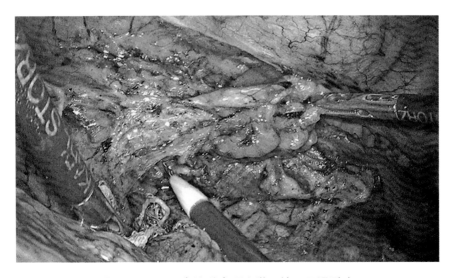

图 5-2-5.75　电钩游离膈上淋巴结，显露裂孔

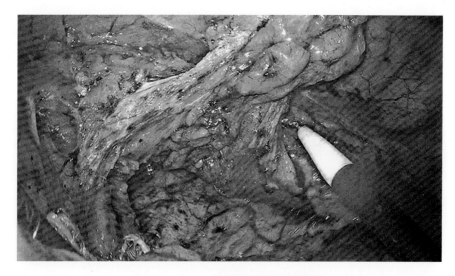

图 5-2-5.76 单独切除膈上淋巴结

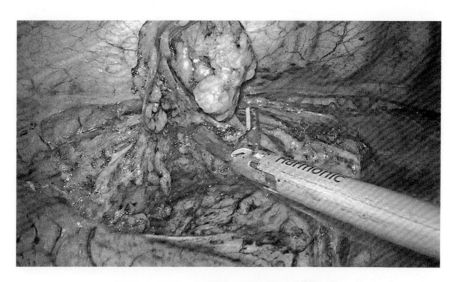

图 5-2-5.77 分离膈上淋巴结与食管之间

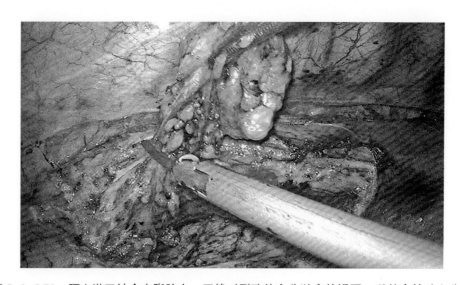

图 5-2-5.78 膈上淋巴结含在脂肪内，干扰对裂孔处充分游离的视野，遂从食管壁上分离

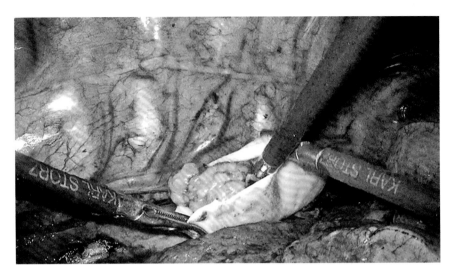

图 5-2-5.79 将膈上淋巴结整块装入指套

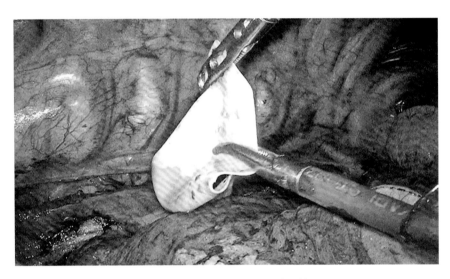

图 5-2-5.80 取出膈上淋巴结

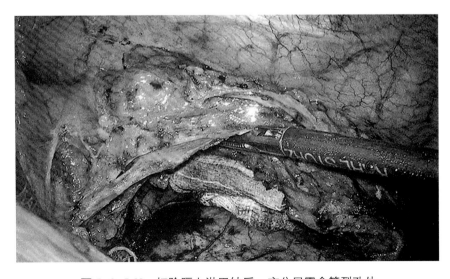

图 5-2-5.81 切除膈上淋巴结后，充分显露食管裂孔处

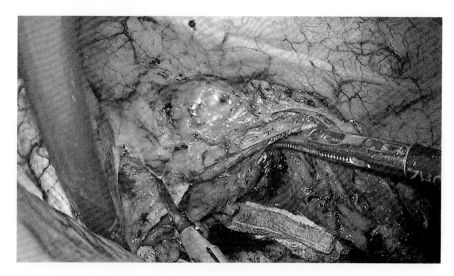

图 5-2-5.82　游离膈肌裂孔，显露裂孔肌环

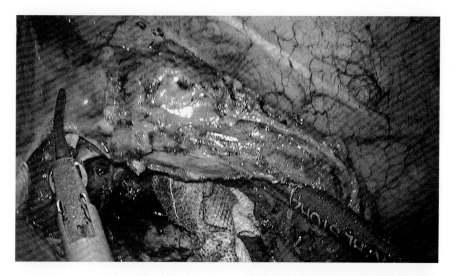

图 5-2-5.83　超声刀继续分离切开食管与膈裂孔之间的脂肪，显露裂孔肌环

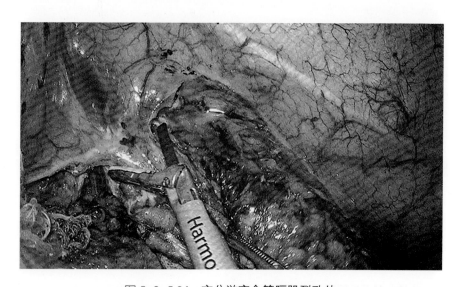

图 5-2-5.84　充分游离食管膈肌裂孔处

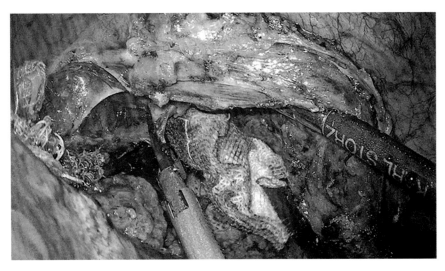

图 5-2-5.85　食管向下游离至膈肌裂孔处，以看到裂孔肌环为重要标志

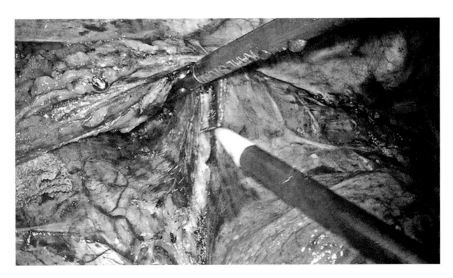

图 5-2-5.86　向上游离食管前壁

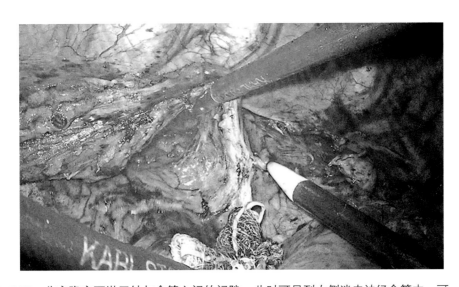

图 5-2-5.87　分离隆突下淋巴结与食管之间的间隙，此时可见到右侧迷走神经食管支，可一并切断

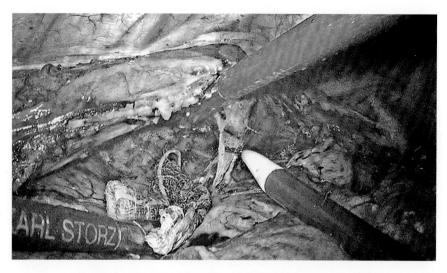

图 5-2-5.88　助手使用小纱布块压迫右侧支气管及隆突下淋巴结，继续向上分离食管

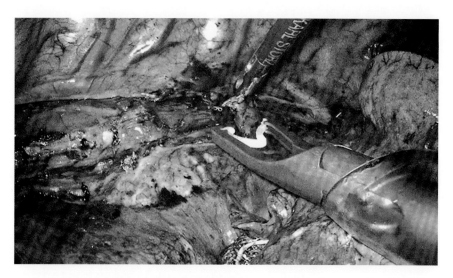

图 5-2-5.89　奇静脉弓近心断端干扰游离食管前壁视野，在血管弓的近上腔静脉侧夹闭 Hem-o-lok，避免干扰视野

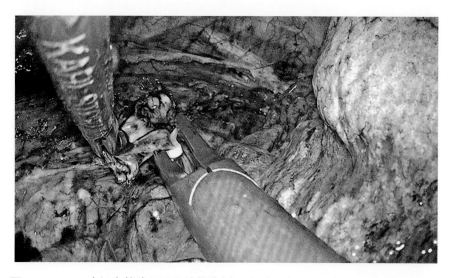

图 5-2-5.90　夹闭奇静脉弓近上腔静脉侧，达到止血和充分显露视野的双重目的

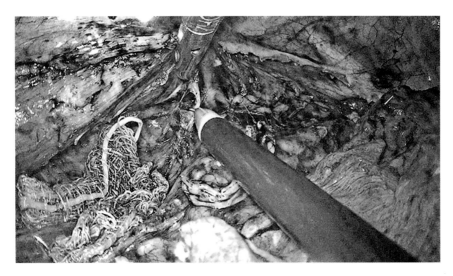

图 5-2-5.91 继续向上游离上段食管前壁

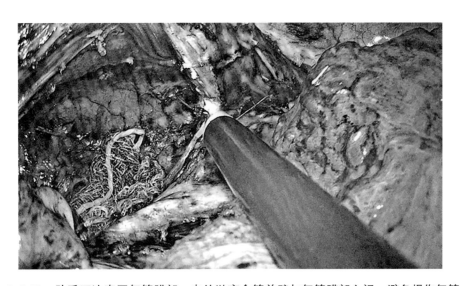

图 5-2-5.92 助手压迫牵开气管膜部，电钩游离食管前壁与气管膜部之间，避免损伤气管膜部

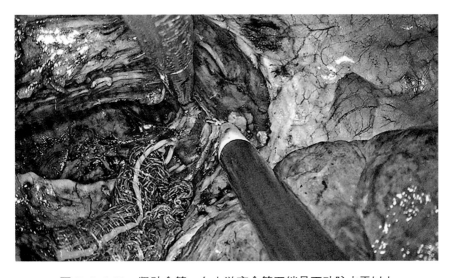

图 5-2-5.93 紧贴食管，向上游离食管至锁骨下动脉水平以上

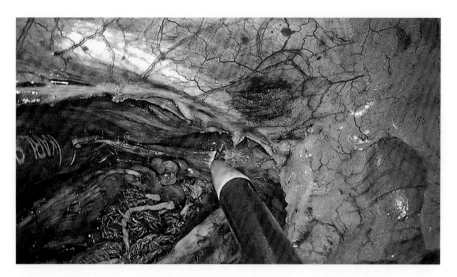

图 5-2-5.94　切断下颈段食管的滋养血管，充分游离右侧壁

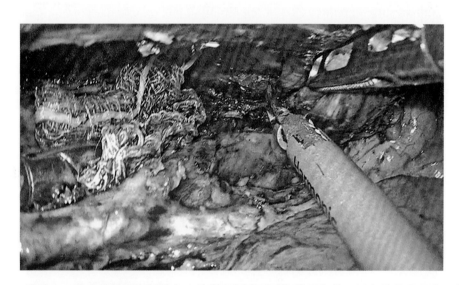

图 5-2-5.95　胸廓入口处食管游离空间狭小，处理左侧壁时避免使用电钩，以免热传导损伤左侧喉返神经

6. 隆突下及左肺门淋巴结的清扫
（图5-2-6.96至图5-2-6.114）

当食管游离完成后，留置食管带牵引，可剪取一截长约8cm的食管带，用Hem-o-lok夹住带子两端，形成"项圈"，方便牵引。经第4肋间主操作孔用丝线穿过食管带，牵拉食管向前，充分显露后纵隔区域，助手使用小纱布块向前牵拉右肺门，显露

隆突下和左肺门淋巴结区域，因左肺门淋巴结常和隆突下淋巴结相连融合在一起，故一并整块清扫。从右中间干支气管末段后方可见到淋巴结的边界，经淋巴结包膜外开始游离，避免将淋巴结钳夹破碎，引起创面渗血，污染手术视野。交替游离淋巴结与右侧支气管、心包之间的间隙。此时经第4肋间主操作孔使用电凝钩及超声刀的角度可能不佳，可使用左手借用助手的第9肋间辅助操作孔进行游离，在气管分叉处前方常有较粗的支气管动脉滋养隆突

下淋巴结，甚至淋巴结可伸向隆突前方，导致完整切除困难，凝闭不完全容易引起创面渗血，故游离隆突下顶点处应格外小心，必要时可对伸向隆突前方的淋巴结进行横向切割，充分止血。伸向隆突前方的淋巴结往往为肺的淋巴结回流，距离食管较远，可不必盲目追求裸化隆突前方。另外，常有一支较粗的支气管动脉横跨左主支气管末段膜部滋养左肺

门淋巴结，且左肺门淋巴结常与隆突下淋巴结相连，此时可牵拉隆突下淋巴结包膜，给予左肺门淋巴结一定的牵拉力，从而便于分离左肺门淋巴结。左肺门淋巴结区域位于左主支气管末端与左侧下肺静脉上方之间。左肺门淋巴结区域常与食管系膜连接紧密，要求做到完整清扫。

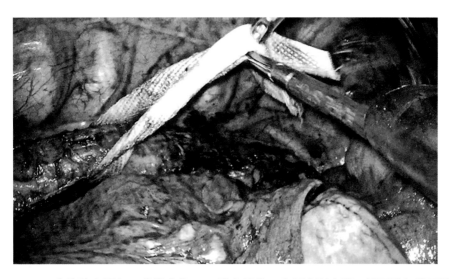

图 5-2-6.96　在胸腔内置入一截长度约 8 cm 的食管带，方便牵引食管，显露清扫淋巴结视野

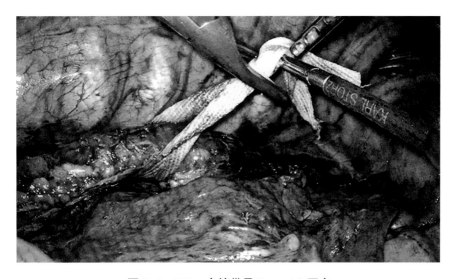

图 5-2-6.97　食管带予 Hem-o-lok 固定

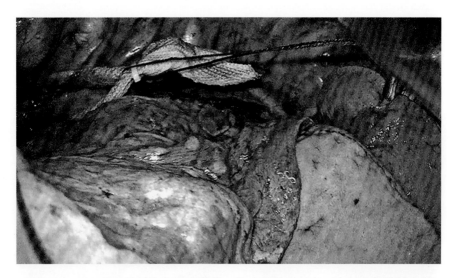

图 5-2-6.98　用 0 号丝线穿过食管带，经主操作孔引出，方便向前牵拉食管

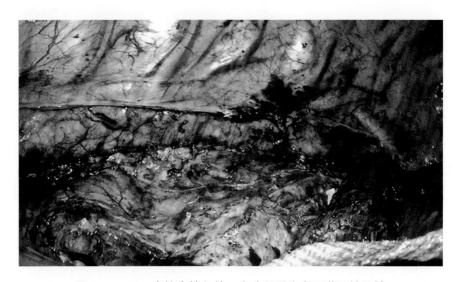

图 5-2-6.99　牵拉食管向前，充分显露隆突下淋巴结区域

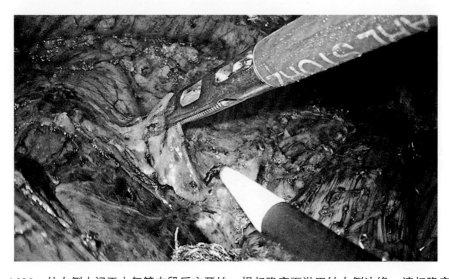

图 5-2-6.100　从右侧中间干支气管末段后方开始，提起隆突下淋巴结右侧边缘，清扫隆突下区域

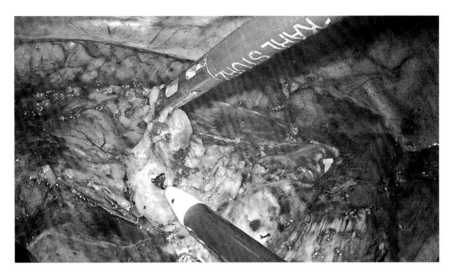

图 5-2-6.101　避免直接钳夹淋巴结，以免出血污染术野。钳夹淋巴结包膜外脂肪，提起淋巴结，游离隆突下淋巴结与心包之间的间隙

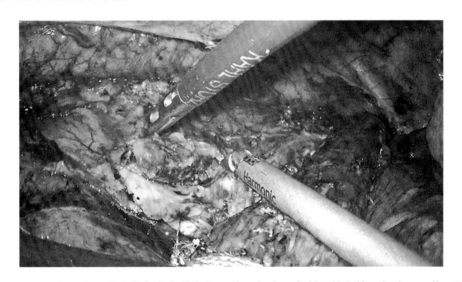

图 5-2-6.102　隆突下淋巴结往往有丰富的血供，使用超声刀离断滋养血管，超声刀工作面始终暴露在开阔空间处，避免损伤支气管

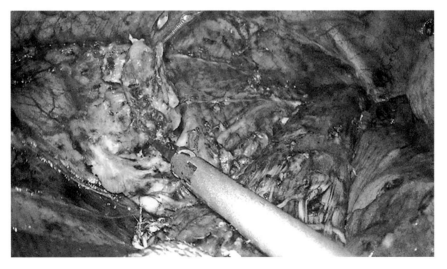

图 5-2-6.103　超声刀处理隆突下淋巴结的滋养血管

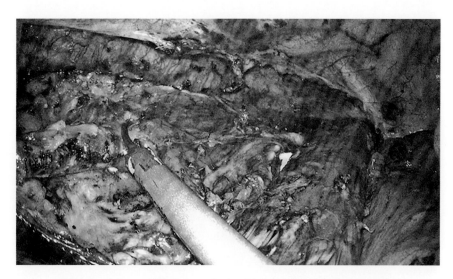

图 5-2-6.104　从右向左，处理左侧主支气管与隆突下的间隙

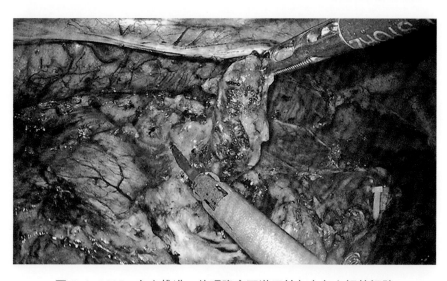

图 5-2-6.105　向左推进，处理隆突下淋巴结与心包之间的间隙

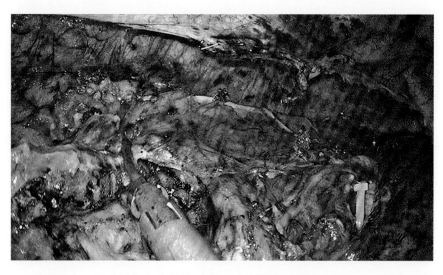

图 5-2-6.106　处理隆突下淋巴结与左支气管近端，此处视野及角度均较开阔，使用超声刀较电凝钩有明显优势

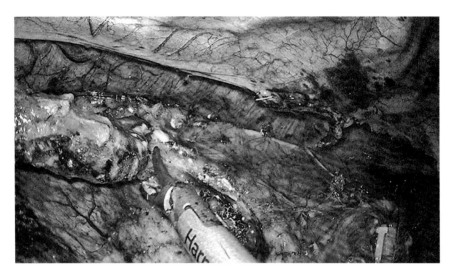

图 5-2-6.107 清扫隆突下淋巴结与左侧支气管之间的间隙，此时与淋巴结相连的为支气管软骨部分，并非膜部

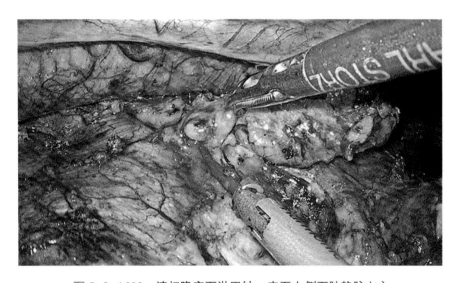

图 5-2-6.108 清扫隆突下淋巴结，直至左侧下肺静脉上方

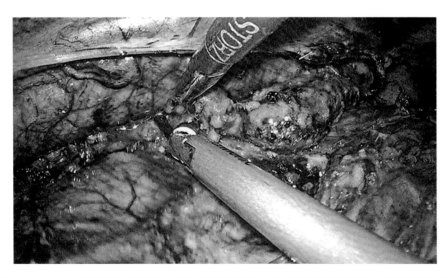

图 5-2-6.109 左侧下肺静脉上方为左肺门淋巴结，连同隆突下淋巴结一并被整块切除

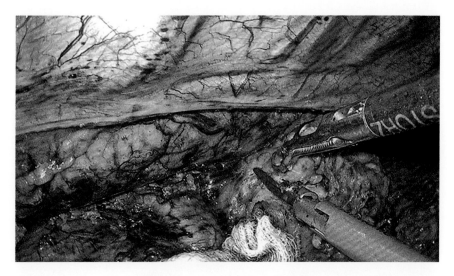

图 5-2-6.110　清扫至左肺门处

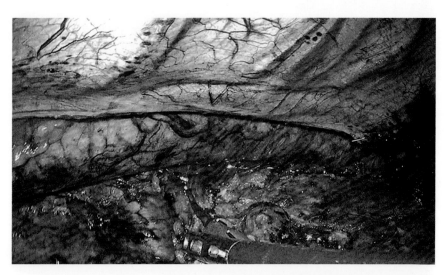

图 5-2-6.111　通常有较粗大的滋养支经左肺门横跨左侧主支气管远端滋养淋巴结，应辨认清楚，予超声刀夹闭切断

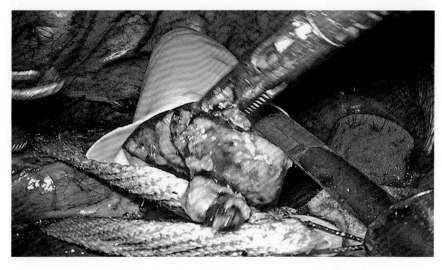

图 5-2-6.112　整块通过指套取出隆突下及左肺门淋巴结

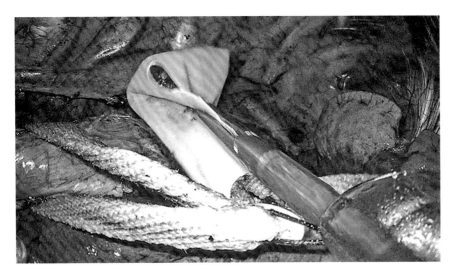

图 5-2-6.113 经主操作孔取出淋巴结

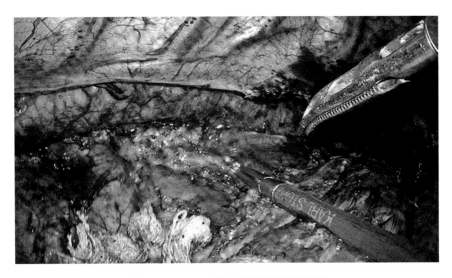

图 5-2-6.114 隆突下淋巴结清扫后

7. 左侧喉返神经旁区域的清扫
（图5-2-7.115至图5-2-7.135）

左侧喉返神经由左侧迷走神经分出，绕主动脉弓下方，向上走行于左侧气管食管间沟内。左侧喉返神经在胸腔内较长，其旁的淋巴结位于神经周围的脂肪组织内，是胸腔段食管手术淋巴结清扫最困难的一个区域。助手向前下牵拉隆突及下段气管，显露左侧喉返神经走行区域。通常从下向上清扫，在左主支气管与气管下段移行处，常有左侧气管支气管旁淋巴结（106tbL），应先给予切除。紧贴气管环状软骨部分电钩切开系膜组织，使得喉返神经周围的淋巴脂肪组织与气管分开。从起始部向右上牵拉系膜组织，分离钳自主动脉弓下的喉返神经起始部开始"镂空"神经及周围滋养支。待神经周围的淋巴脂肪组织距离神经有一定的安全距离后，使

用超声刀或剪刀锐性切断呈树枝状的滋养血管及神经细小分支，保持神经干的完整性。此时应避免使用电凝钩，以免热传导引起神经脱髓鞘损伤。在主动脉弓下，左侧喉返神经的尾侧为主肺动脉窗淋巴结，常需清扫。该处淋巴结深方为左肺动脉，应注意保护，避免大出血。左侧喉返神经在胸腔内较长，自下而上清扫其周围的淋巴脂肪组织达颈胸交界处。此处左侧喉返神经更贴近气管，空间狭小，极容易损伤，如需继续向上清扫，可留作颈部完成。如遇到左侧喉返神经旁淋巴结转移侵犯神经，出现融合现象，如能确保右侧喉返神经的完整性且未受损伤，可主动切断左侧喉返神经以达到转移淋巴结的R0切除。术后患者尽管会出现声音嘶哑，但经过对侧声带的代偿，声音嘶哑等情况可出现代偿性恢复。因清扫淋巴结引起的双侧喉返神经损伤如影响到呼吸，术后应积极地进行气管切开，做好气道管理，部分患者的神经功能可逐渐部分或完全恢复。

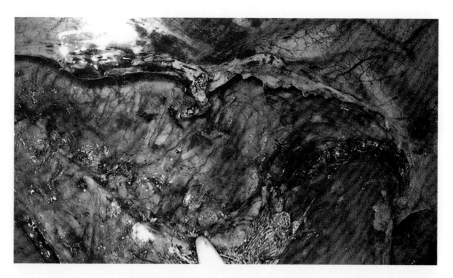

图 5-2-7.115　显露左侧气管旁区域，清扫左侧喉返神经旁淋巴结

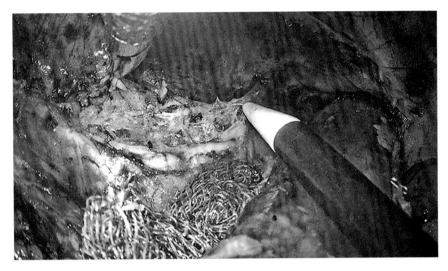

图 5-2-7.116 电钩沿气管左侧缘软骨部切开系膜

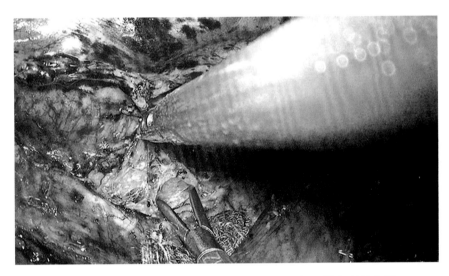

图 5-2-7.117 分离钳钝性分离，辨认神经走行，镂空滋养血管

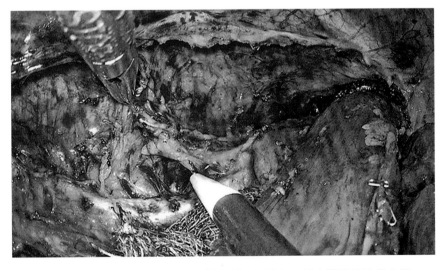

图 5-2-7.118 紧贴气管左侧离断左侧喉返神经区域内脂肪的滋养血管

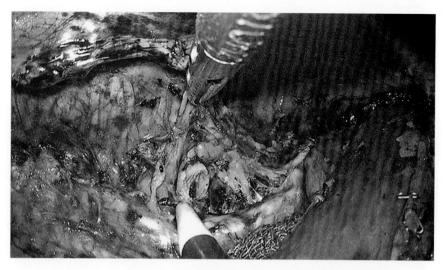

图 5-2-7.119　在远离喉返神经的区域使用电钩处理滋养血管

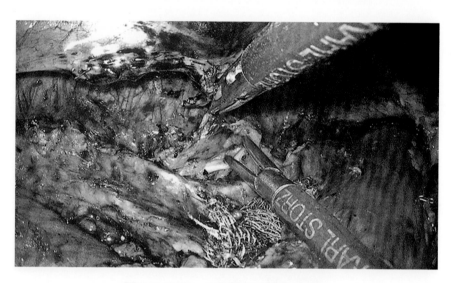

图 5-2-7.120　分离裸化左侧喉返神经

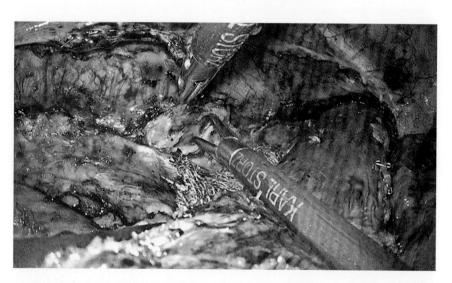

图 5-2-7.121　助手使用小纱布块压迫下段气管，小纱布块增加摩擦力，将气管向前牵拉，方便显露左侧喉返神经

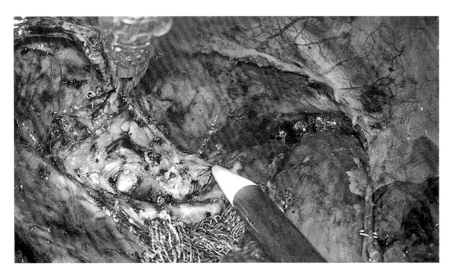

图 5-2-7.122 判断好喉返神经走行后，向上继续分离切断该区域与气管之间的系膜

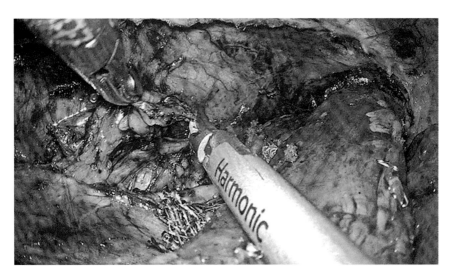

图 5-2-7.123 在处理左侧喉返神经时，应尽可能避免使用电钩。电钩的热传导要远于超声刀，且受组织导电性的不同，热传导效应并不稳定。此时可使用超声刀处理左侧喉返神经周围的脂肪组织，避免超声刀工作面与神经接触，以免热损伤

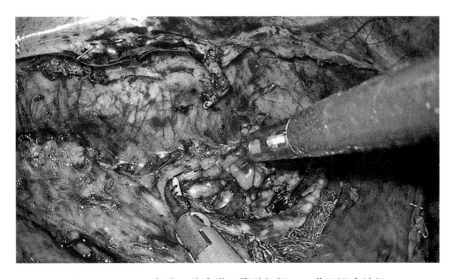

图 5-2-7.124 超声刀分离淋巴脂肪组织，工作面远离神经

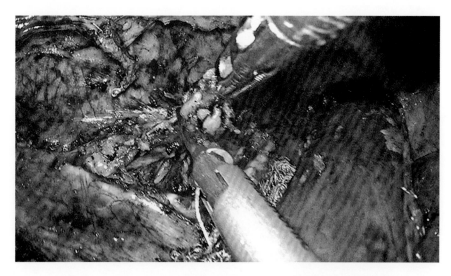

图 5-2-7.125　超声刀游离并切除左侧喉返神经旁的脂肪组织

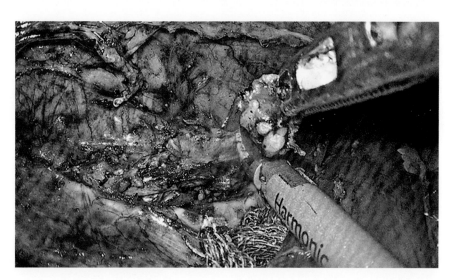

图 5-2-7.126　在远离喉返神经的区域，使用超声刀可以快速干净地切除脂肪淋巴组织，避免创面渗血污染手术视野

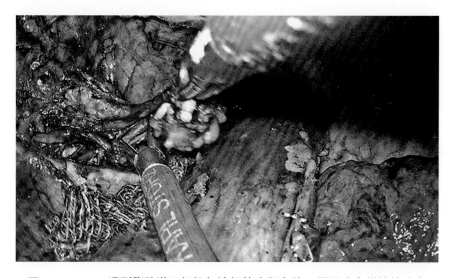

图 5-2-7.127　遇到脂肪淋巴组织与神经粘连紧密的，需用分离钳钝性分离

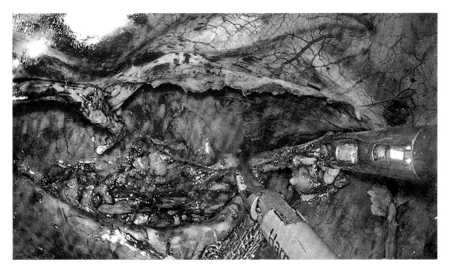

图 5-2-7.128　左侧喉返神经旁的淋巴结通常较为隐蔽，含在神经周围的脂肪组织内，通常需裸化左侧喉返神经以达到完整清扫该区域淋巴结的目的。图为切除左侧喉返神经区域内的脂肪及淋巴结

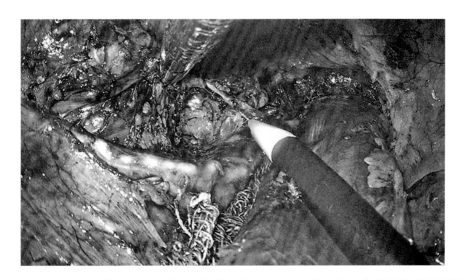

图 5-2-7.129　继续向上游离左侧喉返神经区域淋巴脂肪组织与气管之间，电凝钩靠近气管侧切开系膜

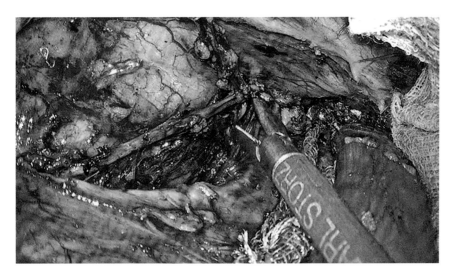

图 5-2-7.130　裸化左侧喉返神经

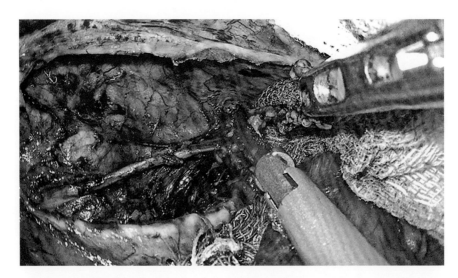

图 5-2-7.131　向上裸化左侧喉返神经至胸廓入口处，颈部游离时通常可看到裸化的左侧喉返神经，颈胸"会师"

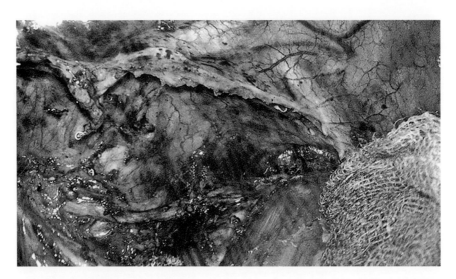

图 5-2-7.132　相比较电钩和超声刀对神经的热损伤，牵拉神经的损伤反而是最小的。鉴于左侧喉返神经区域淋巴结的特点，裸化神经通常是必要的

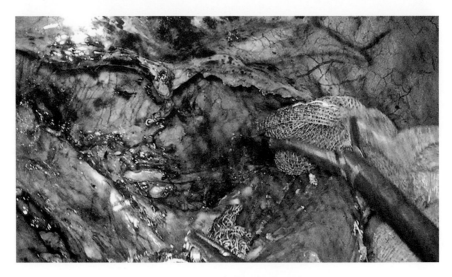

图 5-2-7.133　胸段左侧喉返神经

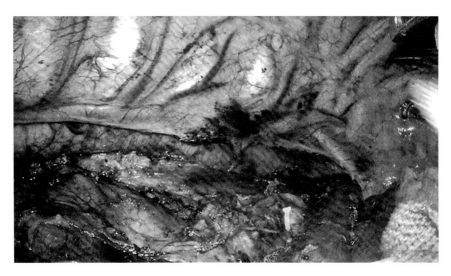

图 5-2-7.134 中上纵隔游离清扫创面

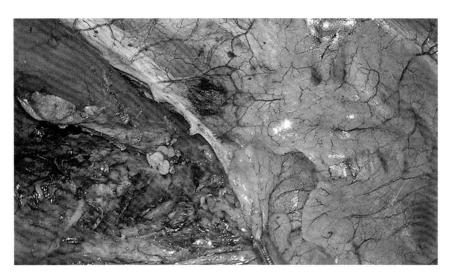

图 5-2-7.135 右侧喉返神经区域

8. 引流管的放置
（图5-2-8.136至图5-2-8.138）

胸腔镜下食管游离及淋巴结清扫完毕后，食管带留置在胸顶部，夹闭 Hem-o-lok 侧留置在食管左侧，方便经左颈切口从深方辨认食管，并经颈部提出食管带牵拉食管。胸部游离和清扫工作完成后，可适当冲洗手术创面，并检查有无渗血、淋巴漏以及漏气等，经第 9 肋间助手操作孔放置一根软性纵隔引流管，待术后吻合口愈合良好开始饮食后拔除。经腋中线第 7 肋间腔镜观察孔留置一根胸腔闭式引流管，一般在肺复张良好的情况下术后早期拔除。关闭胸部 Trocar 孔，胸腔镜操作完成。

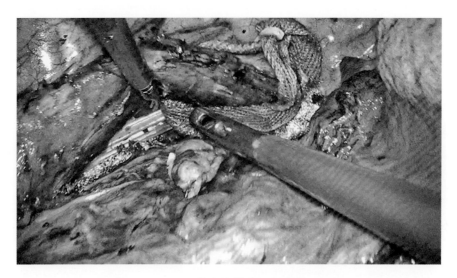

图 5-2-8.136　将食管带留置在胸廓入口处

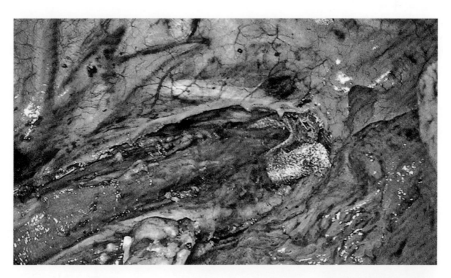

图 5-2-8.137　食管带上的 Hem-o-lok 放置在食管左侧缘，方便颈部游离时牵出食管

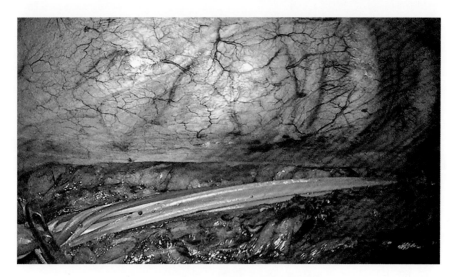

图 5-2-8.138　留置后纵隔床引流管

微创 McKeown
手术腹腔镜部分

二、腹腔镜操作

腹腔镜游离胃因不同术者的习惯，操作顺序及流程上差异较大，但归根到底都是要保留胃网膜右血管弓，充分游离胃及裂孔处与胸腔相通，按模块划分不同术者又大同小异。主要分为 3 个模块（9~11），以下将分别阐述。

模块化操作上接胸腔镜操作部分 1~8。

9. 胃大弯侧及胃底的游离（图 5-2-9.139 至图 5-2-9.168）；

10. 胃左血管的离断和淋巴结清扫（图 5-2-10.169 至图 5-2-10.184）；

11. 胃小网膜囊及食管裂孔的处理（图 5-2-11.185 至图 5-2-11.195）。

9. 胃大弯侧及胃底的游离（图5-2-9.139至图5-2-9.168）

食管癌因为血供和淋巴回流的原因，区域淋巴结转移几乎不会出现在胃大弯侧，无须切除大网膜。首先切开胃结肠韧带，看到胃后壁区域。助手向上挑起胃后壁，给予一定的张力，开始向幽门侧游离，以找到胃网膜右血管根部或达到幽门下附近为重要标志。胃后常与胰腺有轻微粘连，给予松解。紧接着向贲门侧游离胃大弯，距离胃网膜右血管弓 1~2 cm 离断胃结肠韧带，直到看见胃网膜左血管。在胃网膜右血管和胃网膜左血管之间，胃大弯侧有一截长 1~2 cm 的血管裸区，在此区附近可离断胃网膜左血管。血管近端可用 Hem-o-lok 夹闭，胃侧予超声刀凝闭离断。

越过血管裸区后进行脾胃韧带的处理。脾胃韧带内可有多支胃短血管发自于脾动脉，需逐支处理。细小分支可用超声刀或 Ligasure 直接离断，较粗大的分支采用近端 Hem-o-lok 进行夹闭，胃侧使用超声刀离断。胃后血管同法处理。有时胃短血管及胃后血管迂曲呈扇状分布，且血管藏于脂肪内，胃大弯侧及胃底显露不良时，不必追求完全按既定手术步骤进行胃游离。可先进行胃左血管的处理和离断。待胃左血管处理后，可经胃后路径依次向上向左，先行处理胃后血管，再处理胃短血管，与经大弯侧处理会师。

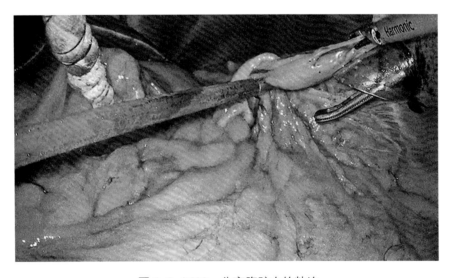

图 5-2-9.139　分离腹腔内的粘连

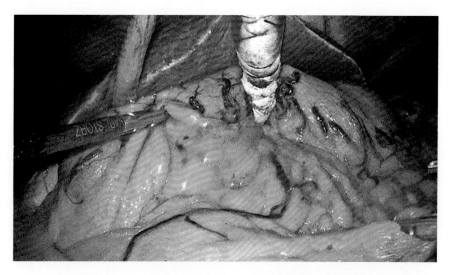

图 5-2-9.140　显露胃结肠韧带，辨认胃网膜右血管弓走行

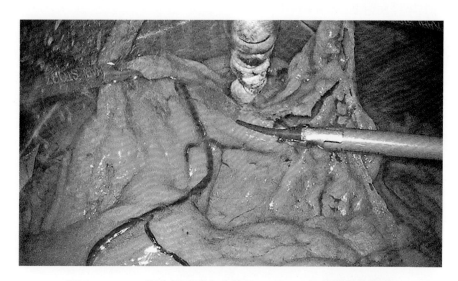

图 5-2-9.141　距离胃网膜右血管弓 1~2 cm，切开胃结肠韧带

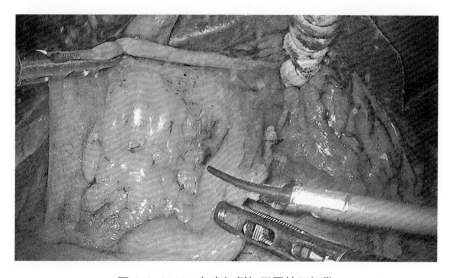

图 5-2-9.142　向幽门侧切开胃结肠韧带

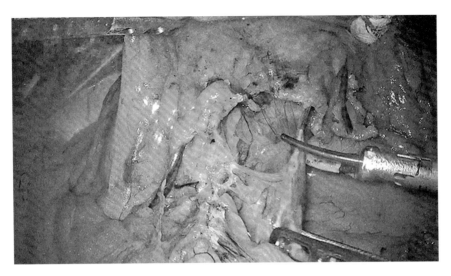

图 5-2-9.143　分离胃与网膜之间的粘连

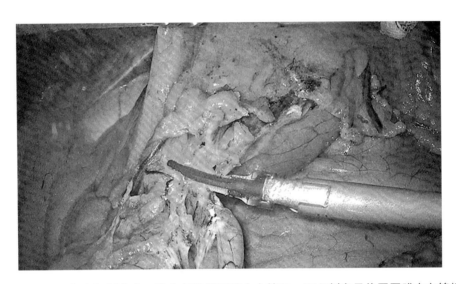

图 5-2-9.144　向幽门侧分离，注意保护胃网膜右血管弓，不必刻意寻找胃网膜右血管根部

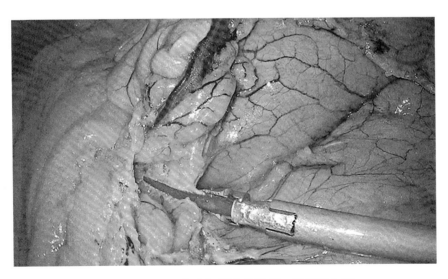

图 5-2-9.145　向幽门侧充分游离，松解胃大弯

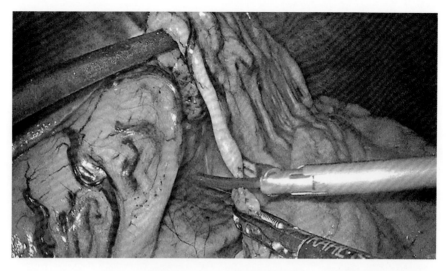

图 5-2-9.146　向贲门侧游离胃大弯，切断胃结肠韧带，保留胃网膜右血管弓

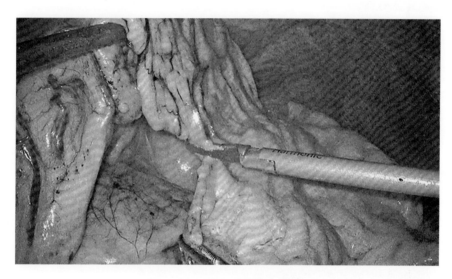

图 5-2-9.147　处理胃大弯侧

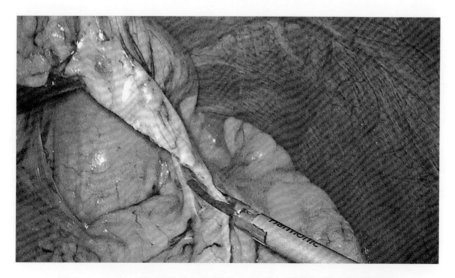

图 5-2-9.148　处理胃大弯侧胃结肠韧带与脾胃韧带之间的间隙

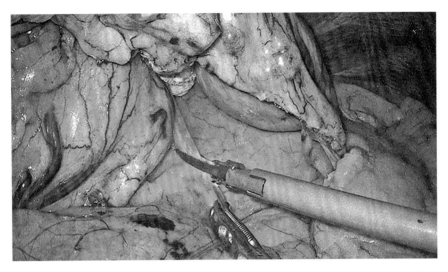

图 5-2-9.149 处理胃大弯侧时，如遇胃后有粘连，影响助手暴露牵拉胃时，应顺势切断粘连

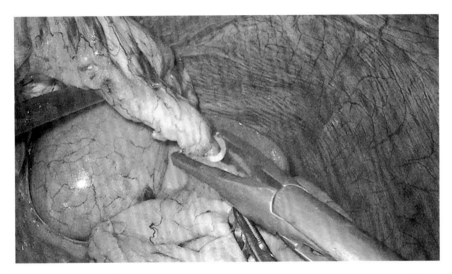

图 5-2-9.150 处理胃大弯侧时，保留胃网膜右血管，直至和胃网膜左血管交界处，胃大弯有一截 1cm 左右的血管"裸区"，即为胃结肠韧带与脾胃韧带的分界，在此处需切断胃网膜左血管，可在近侧予 Hem-o-lok 夹闭，胃侧端使用超声刀离断

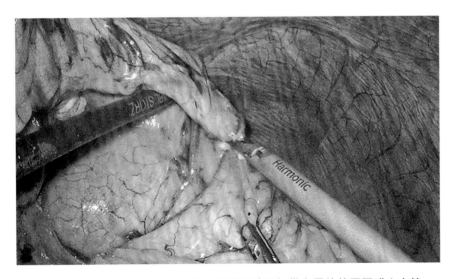

图 5-2-9.151 超声刀离断胃结肠韧带与脾胃韧带交界处的胃网膜左血管

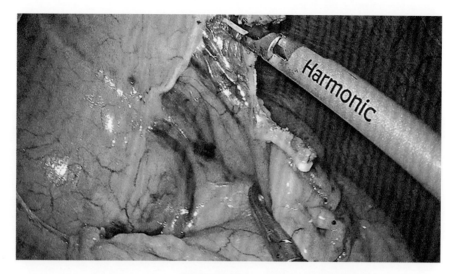

图 5-2-9.152　显露脾胃韧带，可见多支胃短血管

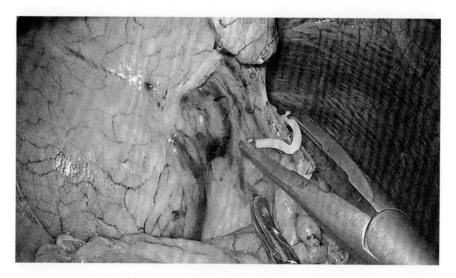

图 5-2-9.153　该患者有肝硬化，胃短血管较丰富粗大，遂采取近端 Hem-o-lok 夹闭

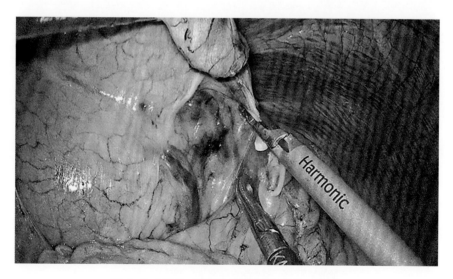

图 5-2-9.154　胃短血管胃侧予超声刀离断

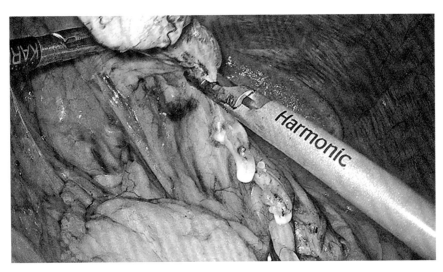

图 5-2-9.155　超声刀离断胃短分支时，应离开胃壁 1~2 mm 以上，保护胃大弯侧胃壁，避免超声刀热损伤，同时也应该远离脾门，避免夹闭不完全引起出血。胃短血管的出血通常在腹腔镜下很难控制，大多数情况下需中转开腹

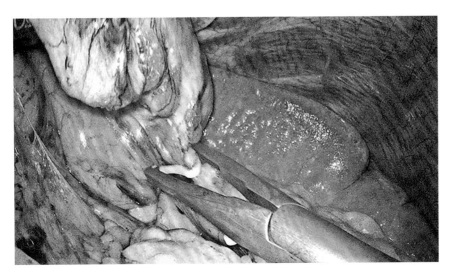

图 5-2-9.156　逐支同法处理胃短血管，脾侧 Hem-o-lok 夹闭

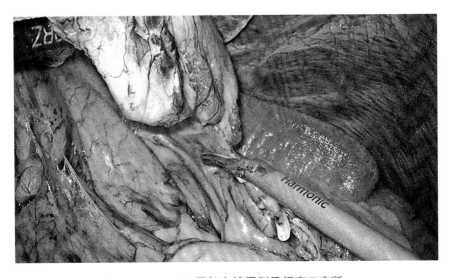

图 5-2-9.157　胃短血管胃侧予超声刀离断

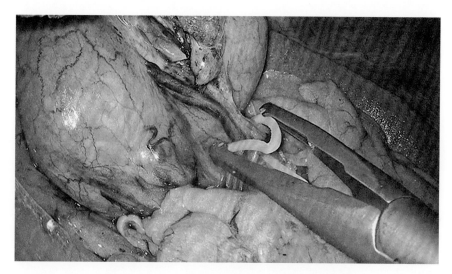

图 5-2-9.158　胃短血管脾侧予 Hem-o-lok 夹闭

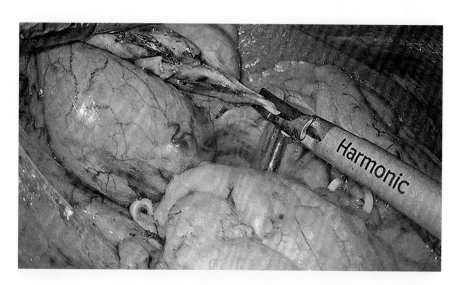

图 5-2-9.159　胃短血管胃侧予超声刀离断

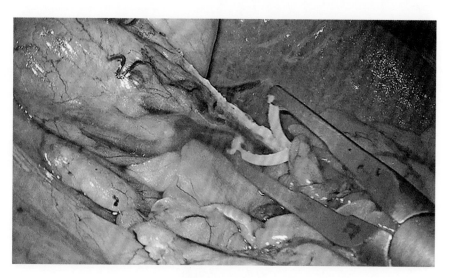

图 5-2-9.160　胃短血管脾侧予 Hem-o-lok 夹闭

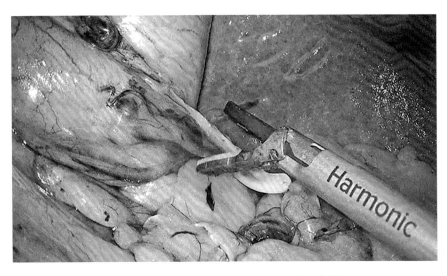

图 5-2-9.161 胃短血管胃侧予超声刀离断

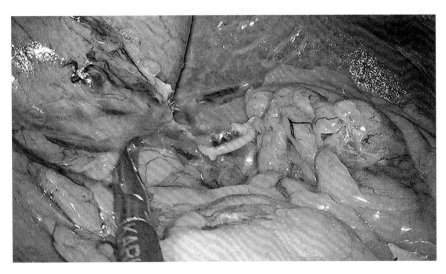

图 5-2-9.162 当处理脾胃韧带接近脾上极时，往往空间狭小，胃底与脾上极之间脂肪较多，且有较粗大的胃后血管隐藏在内，显露困难时可不必经大弯侧处理，此时放置纱布条，先行处理胃左血管或小弯侧

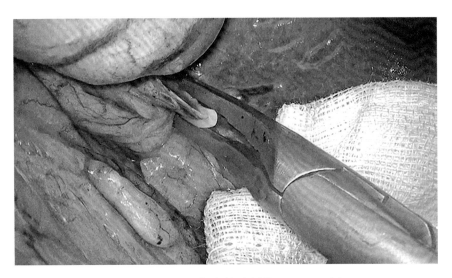

图 5-2-9.163 胃短血管脾侧予 Hem-o-lok 夹闭

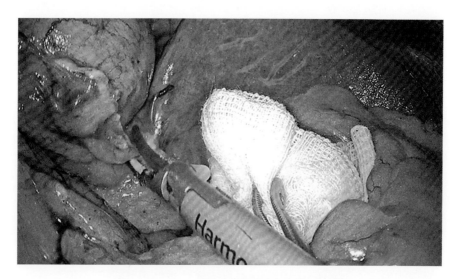

图 5-2-9.164　胃短血管胃侧予超声刀离断

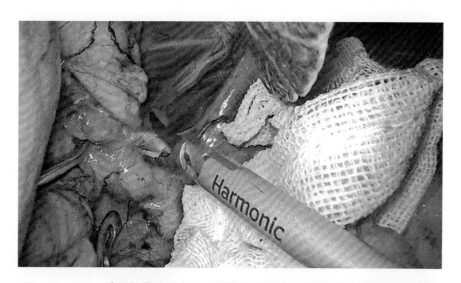

图 5-2-9.165　脾胃韧带处理完毕，顺势处理胃底及胃膈韧带，显露贲门左侧

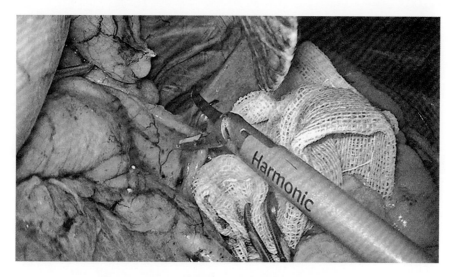

图 5-2-9.166　处理脾上极被膜外与胃底相连处

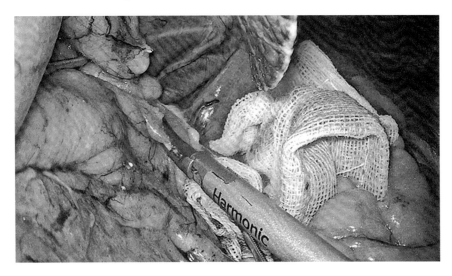

图 5-2-9.167　处理胃膈韧带

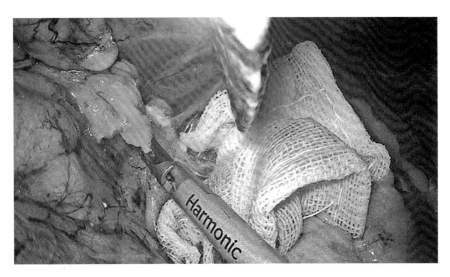

图 5-2-9.168　切除贲门左侧的脂肪，此处为贲门左侧淋巴结区域

10. 胃左血管的离断及淋巴结清扫（图5-2-10.169至图5-2-10.184）

　　助手分别在胃左血管左上方及右下方向上垂直牵拉胃，使得胃左血管与胰腺平面垂直。此时术者向下向后牵拉胰腺表面，充分显露胃左血管区域的根部，超声刀分离，逐步切开胰腺上缘胃左血管根部的脂肪间隙。胃左血管的左侧为脾动脉根部，如有淋巴结应给予切除。胃左血管根部右侧为肝总动脉根部，如有可疑淋巴结，给予切除。胃左血管周围如有可疑淋巴结，切开淋巴结下方的系膜，将其一并推向胃侧。显露冠状静脉及胃左动脉根部，适当裸化后予切割缝合器一并切断，或分别用 Hem-o-lok 夹闭后再切断。

　　腹腔镜胃游离部分对于胸外科医生来说需要一定的训练和学习曲线成长过程。当助手牵拉胃显露视野不甚满意时，尤其是患者的胃较肥大，向上牵拉自胃后显露胃左静脉困难时，可先处理切开小网膜囊，经小弯侧挑起胃左血管，自胃前方小弯侧处理胃左血管。这种方式对助手显露的要求相对较低，但对脾动脉根部及肝总动脉根部的淋巴结显露欠佳。两种处理胃左血管的方式可灵活选择。

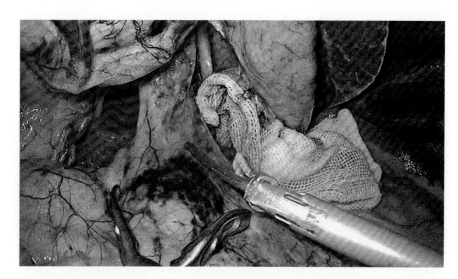

图 5-2-10.169　助手将胃后壁上提，分别位于胃左血管两侧，充分显露胃左血管区域。术者左手向下牵拉胰腺，给予胃左区域适当的张力

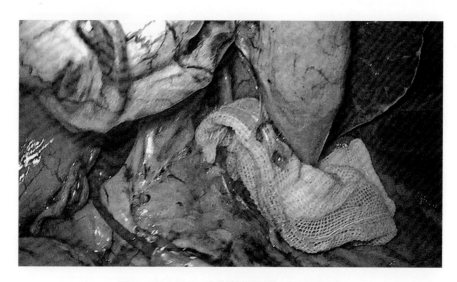

图 5-2-10.170　在根部游离胃左血管区域

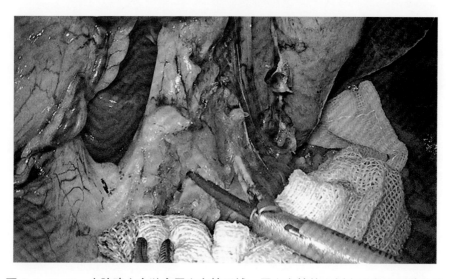

图 5-2-10.171　在胰腺上方游离胃左血管区域，胃左血管的左侧应注意识别脾动脉

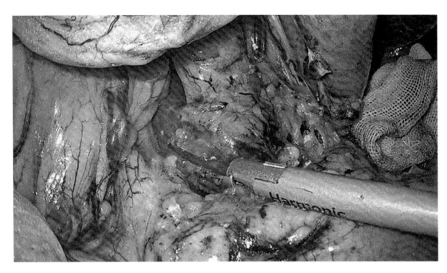

图 5-2-10.172　在根部游离胃左血管区域，在胃左血管右侧注意识别肝动脉根部

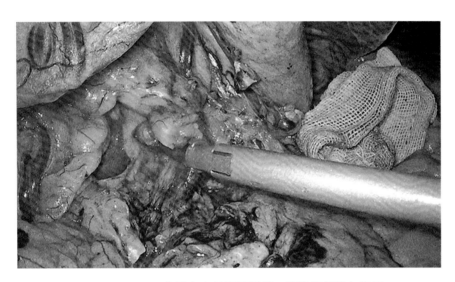

图 5-2-10.173　将胃左血管周围的淋巴脂肪组织推向胃侧

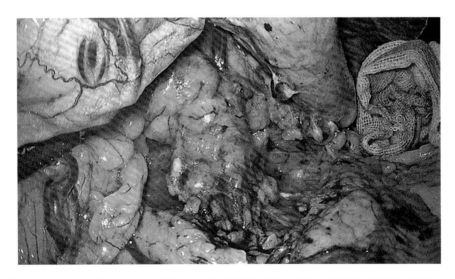

图 5-2-10.174　显露胃左血管区域，此时可不必追求裸化血管逐支处理静脉和动脉

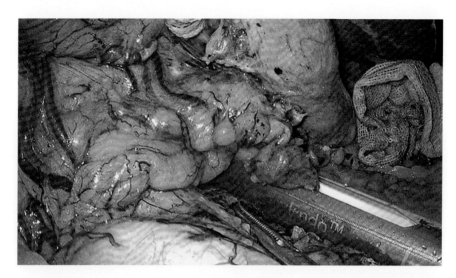

图 5-2-10.175 切割缝合器白色钉仓夹闭切断冠状静脉及胃左动脉，此时胃左血管周围的淋巴结已被推向远端

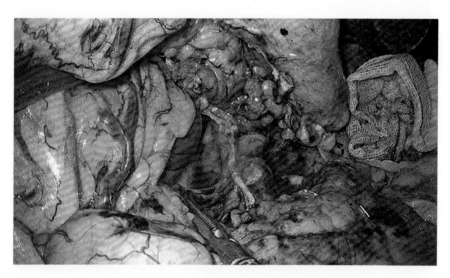

图 5-2-10.176 冠状静脉和胃左动脉被夹闭切断

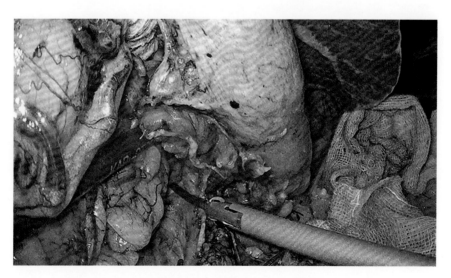

图 5-2-10.177 顺势向上处理胃小弯侧与后腹膜之间的间隙

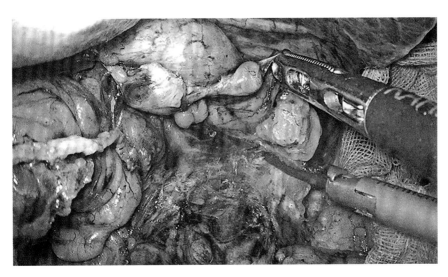

图 5-2-10.178 顺势继续处理胃后间隙，直至裂孔处

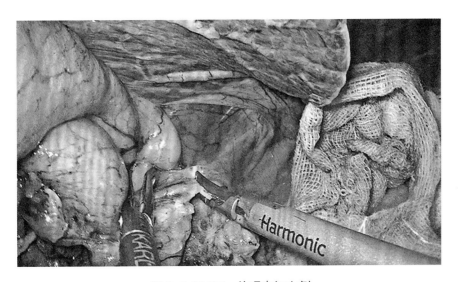

图 5-2-10.179 处理贲门左侧

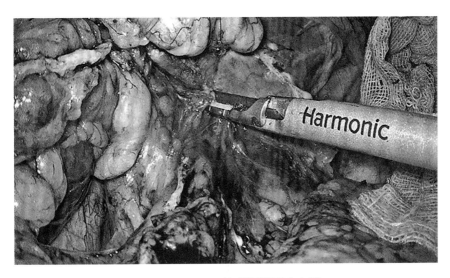

图 5-2-10.180 处理膈肌裂孔左侧

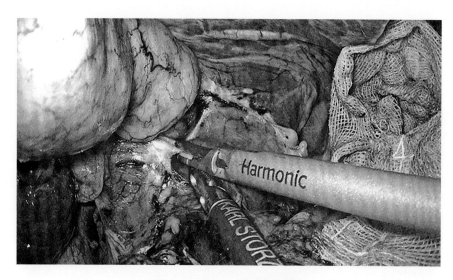

图 5-2-10.181 胸腹腔相通

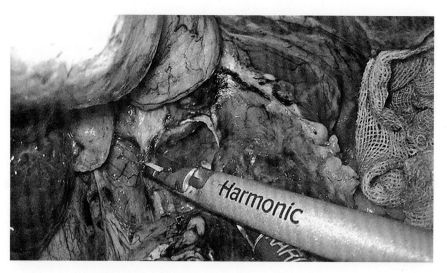

图 5-2-10.182 处理腹段食管后壁，进一步扩大经裂孔胸腹腔相通的手术视野

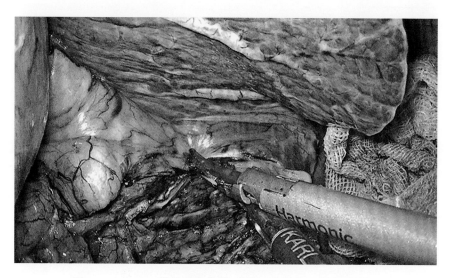

图 5-2-10.183 处理腹段食管后壁与左侧壁，与胸腔相通

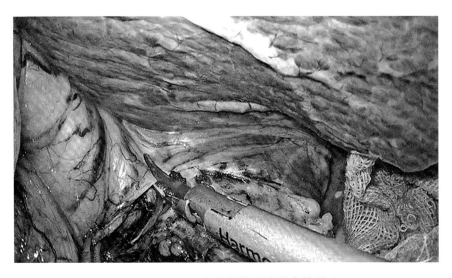

图 5-2-10.184　经左侧处理腹段食管前壁

11. 胃小网膜囊及食管裂孔的处理
（图5-2-11.185至图5-2-11.195）

助手挑起肝脏，显露胃小弯侧，此时可看到小网膜囊。从最薄弱处切开小网膜囊，即切开肝胃韧带，向上可逐步达腹段食管右侧壁及右侧膈肌脚。离断腹段食管与裂孔之间的系膜，可轻松与胸腔相通。向前游离部分腹段食管前壁，向后游离腹段食管后壁。在腹段食管前方应小心下腔静脉，避免误伤。在食管壁后方为主动脉前壁，提起一定的空间后，可紧贴食管壁进行游离。此时转向经左侧游离裂孔。助手将胃向右侧肝下牵拉，充分显露贲门左侧及腹段食管左侧壁，游离后经左侧膈肌脚与胸腔相通，且前壁与后壁与经对侧游离汇合。此时常可看到贲门周围淋巴结位于前方及左侧，给予清扫切除或使淋巴结附于腹段食管或贲门处，连同食管胃一并切除。至此，腹腔镜游离胃部分完成。

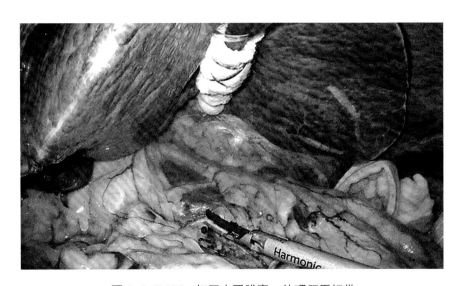

图 5-2-11.185　打开小网膜囊，处理肝胃韧带

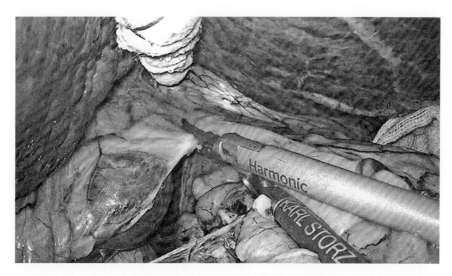

图 5-2-11.186　肝胃韧带接近膈下，通常有副肝右动脉穿行，应小心离断

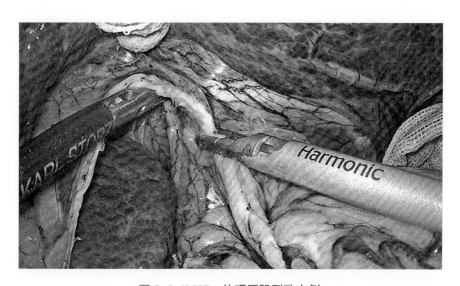

图 5-2-11.187　处理膈肌裂孔右侧

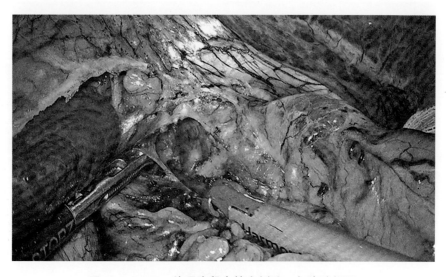

图 5-2-11.188　处理腹段食管右侧壁，与胸腔相通

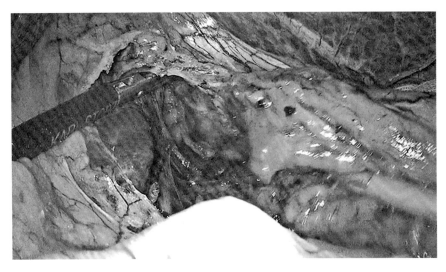

图 5-2-11.189　腹段食管右侧壁处理完成，与胸腔相通

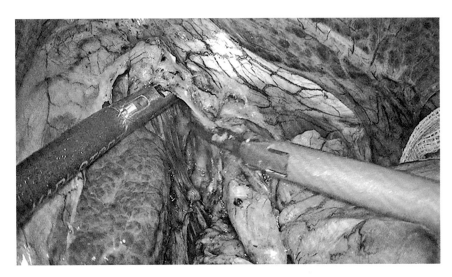

图 5-2-11.190　处理腹段食管前壁，此时应紧贴食管，避免损伤上方的下腔静脉

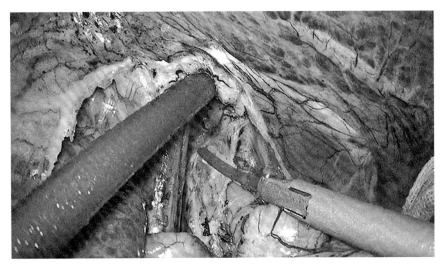

图 5-2-11.191　经右侧处理裂孔处的腹段食管前壁

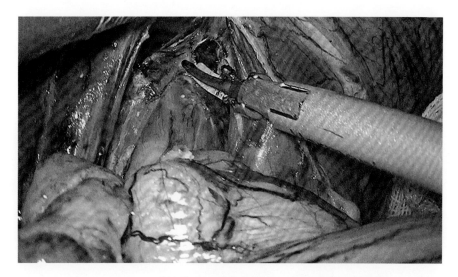

图 5-2-11.192　继续处理腹段食管前壁，延续至胸下段食管

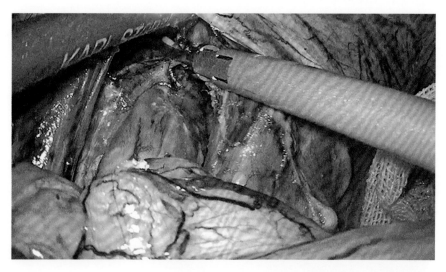

图 5-2-11.193　处理裂孔处的食管前壁，至此腹段食管各壁均与胸腔相通

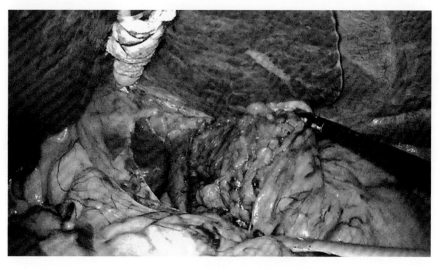

图 5-2-11.194　检查创面，确保无渗血等

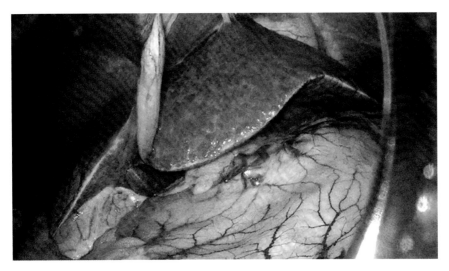

图 5-2-11.195　将胃回归原本的位置，腹腔镜下游离胃完成

三、消化道重建

当胸腔镜操作和腹腔镜操作完成后，意味着食管及胃的游离，以及胸腹两野的淋巴结清扫已大致完成，此后进入切除标本、消化道重建的部分。具体分 4 个模块进行（12~15），以下将分别阐述。

模块化操作上接胸腔镜操作和腹腔镜操作部分 1~11。

12. 颈 部 离 断 食 管（图 5-2-12.196 至 图 5-2-12.209）；

13. 经腹部小切口制作细管状胃（图 5-2-13.210 至 图 5-2-13.231）；

14. 食管胃端侧吻合（图 5-2-14.232 至 图 5-2-14.272）；

15. 经空肠造瘘留置营养管（图 5-2-15.273 至图 5-2-15.302）。

12. 颈部离断食管（图5-2-12.196至图5-2-12.209）

微创 McKeown
手术消化道重
建部分

食管在颈部位置偏左，故一般行胃食管左颈部吻合，如遇到要清扫右侧颈Ⅵ区淋巴结时，亦可吻合在右颈部。在左侧胸锁乳突肌前缘，胸骨上窝两横指处行长 3~4 cm 斜切口，依次切开皮肤和颈阔肌，在左侧胸锁乳突肌内侧切开筋膜，在颈血管鞘和甲状腺之间分离至脊柱前筋膜。向下可见胸膜顶，切开后可见胸腔内预留食管带，Hem-o-lok 夹清晰可见。提出食管带，用示指钝性牵出食管，在近端上荷包钳，远端间隔一定距离（2 cm 以上）夹闭。在远端电刀切开食管，远端缝合，缝线远端续接丝线，以便将食管经腹部牵出时留置线有足够长度。游离颈段食管时，如要清扫颈Ⅵ区淋巴结，需紧贴气管进行。从甲状腺背面解剖左侧喉返神经颈段，清扫其周围淋巴结。

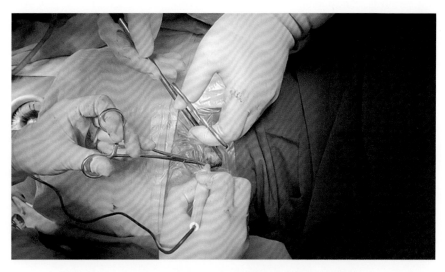

图 5-2-12.196　左侧胸锁乳突肌前缘行长 3~4 cm 斜切口

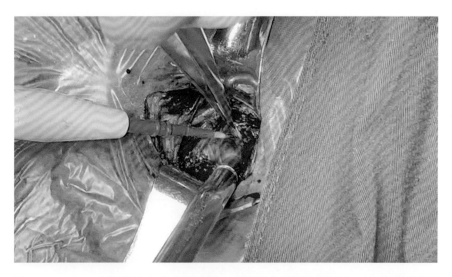

图 5-2-12.197　在甲状腺左叶下极外侧，左侧颈血管鞘内侧进入，与胸膜腔相通

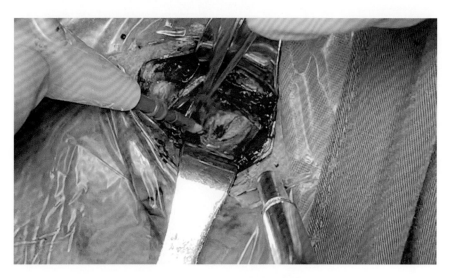

图 5-2-12.198　与胸膜腔相通

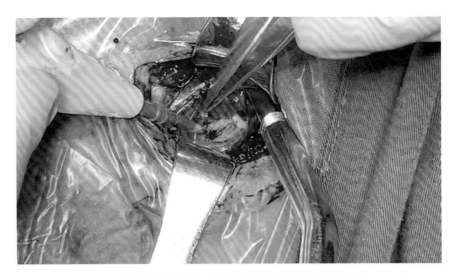

图 5-2-12.199 与胸腔相通后，看到预留在胸顶的食管带及 Hem-o-lok 夹

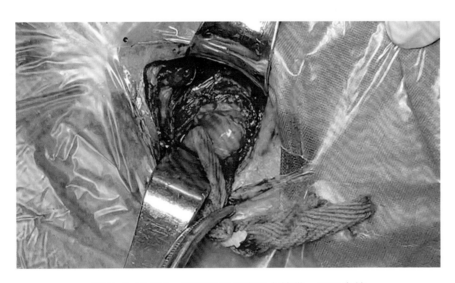

图 5-2-12.200 经颈部切口牵出食管带，显露食管

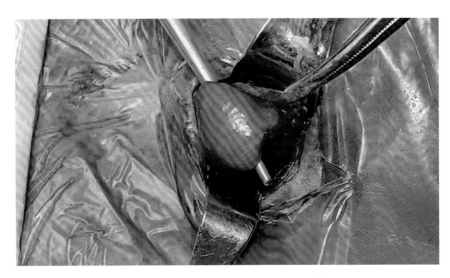

图 5-2-12.201 拉出部分胸上段食管

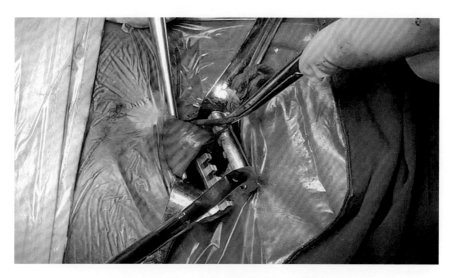

图 5-2-12.202　在下颈部食管处夹闭荷包钳

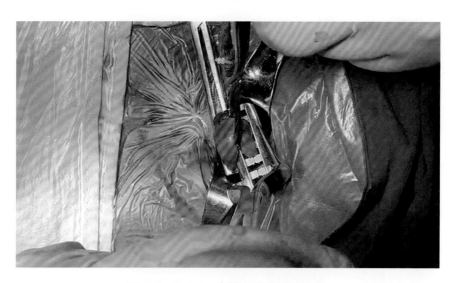

图 5-2-12.203　食管远端予钳子夹闭

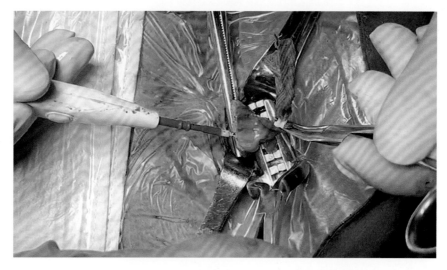

图 5-2-12.204　距离荷包钳 2~3 cm 处切断食管远端

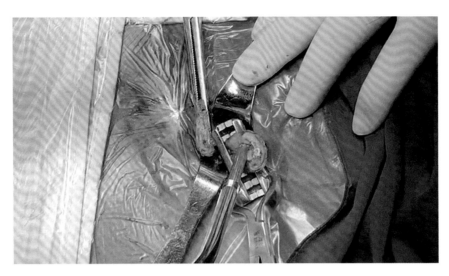

图 5-2-12.205　食管断端碘伏消毒，减少污染

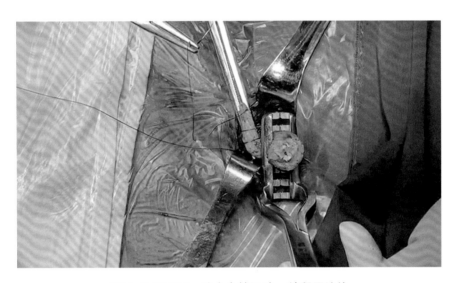

图 5-2-12.206　缝合食管远端，并留置缝线

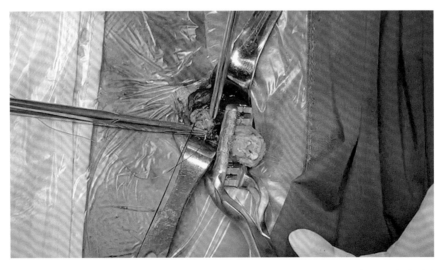

图 5-2-12.207　食管远端一般缝合 2 针，做到闭合完全，以免途经后纵隔及腹腔拖出体外时消化液污染体腔

127

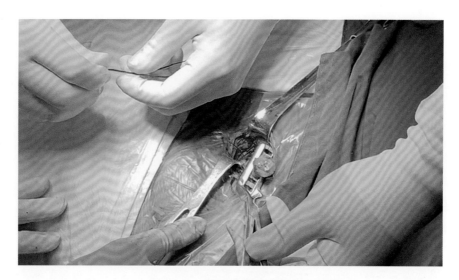

图 5-2-12.208　续接颈部食管远端留置线

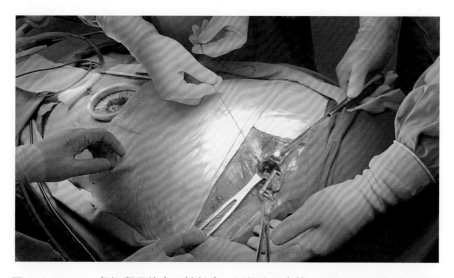

图 5-2-12.209　保证留置线有足够长度，以便连同食管一同经后纵隔和腹腔拖出

13. 经腹部小切口制作细管状胃
（图5-2-13.210至图5-2-13.231）

上腹部纵行正中5~6 cm切口，与腹腔镜手术正中助手操作孔相连，置入切口保护套。将游离好的胃及在颈部切断的食管经上腹部切口牵出。处理小弯侧胃右血管，在幽门上方保留胃右血管1~2分支。血管钳夹闭胃右血管，远端超声刀离断，近端予丝线结扎。如此松解胃后及胃大弯至幽门附近，保证胃足够的活动度。经胃底开始裁切管状胃，亦可经小弯侧胃右血管离断处拟行裁切管状胃。裁切的管状胃宽度3~4 cm，如遇胃较小的患者，可充分利用胃底的长度制作管状胃，首先需保证足够的吻合长度。一般用切割缝合器蓝色钉仓裁切管状胃，如

遇胃壁较厚或较薄，也可酌情选用绿色或白色钉仓。切割缝合器的交界处往往为管状胃的薄弱点，需缝线加固。裁切管状胃时应尽量保持大弯侧与被裁切侧长度及张力一致，避免胃大弯侧过于松弛而裁切侧张力较大，上提时引起胃壁撕裂。目前的切割缝合器钉仓为三排缝钉，切缘一般较为牢靠，管状胃侧壁切缘可不予包埋浆膜化。遇到管状胃血供丰富的患者，切缘有时存在渗血情况，可给予间断加固缝合。予止血材料覆盖于创面，亦可起到压迫止血的作用。管状胃的宽度不宜过宽，不宜超过5 cm，上下可不等宽，一般胃底较宽，幽门侧较窄，即所谓"球棒状"管状胃，以便保证胃底更好的血供，且方便使用圆形吻合器进行吻合。在管状胃顶端即胃底处预留缝线，与颈胸部预留线相连，方便上提管状胃。

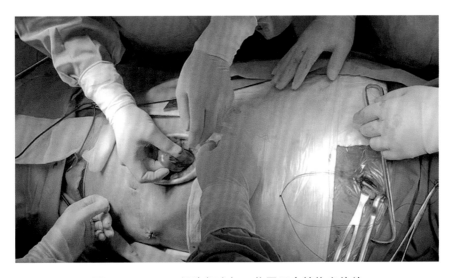

图 5-2-13.210　经腹部小切口将胃及食管拖出体外

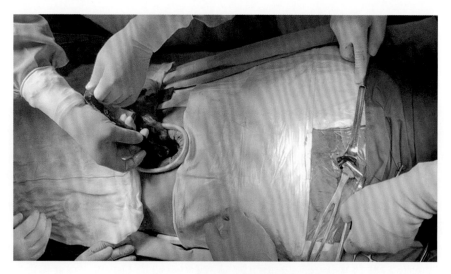

图 5-2-13.211 被拖出体外的胸段食管及胃

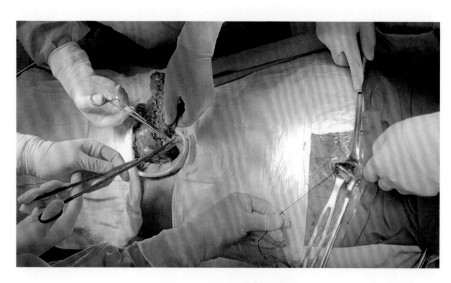

图 5-2-13.212 剪断留置线

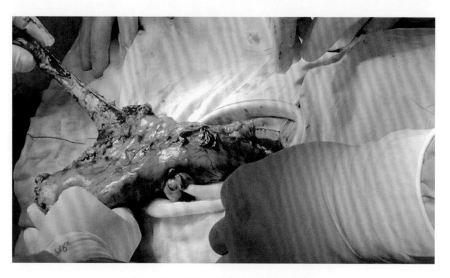

图 5-2-13.213 被拖出的胃及食管

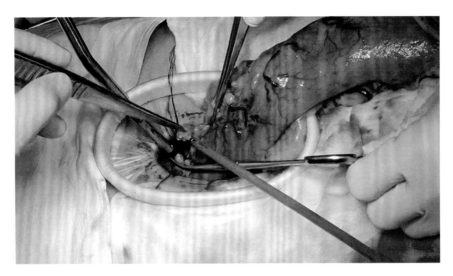

图 5-2-13.214　在幽门上方，保留胃右动脉 1~2 分支后，紧贴胃小弯侧夹闭胃右动脉，超声刀处理远端

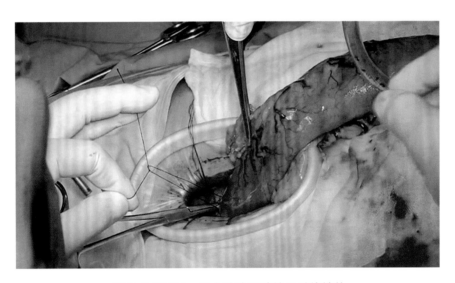

图 5-2-13.215　胃右动脉近端给予丝线结扎

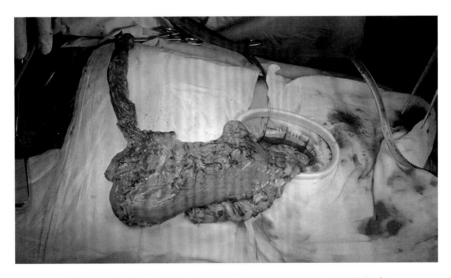

图 5-2-13.216　观察胃的血供，预判裁切管状胃所需的长度

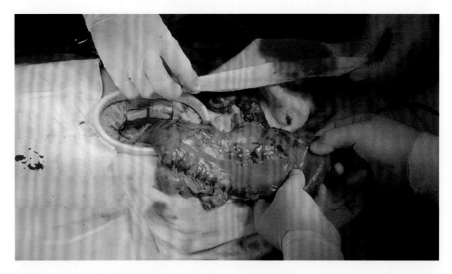

图 5-2-13.217 从胃底开始裁切管状胃，充分利用胃底，保证足够的管状胃长度

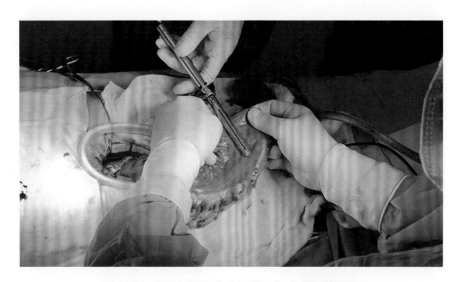

图 5-2-13.218 切割缝合器蓝色钉仓裁切管状胃

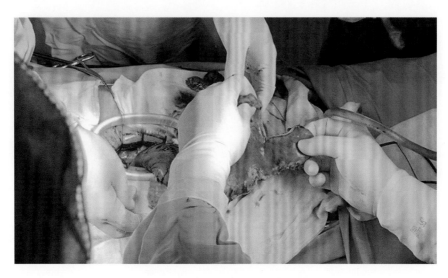

图 5-2-13.219 切缘予碘伏消毒

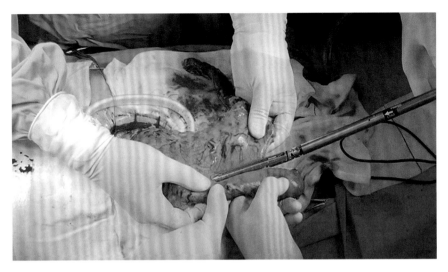

图 5-2-13.220　继续沿胃大弯侧裁切管状胃，管状胃宽度 3~4 cm

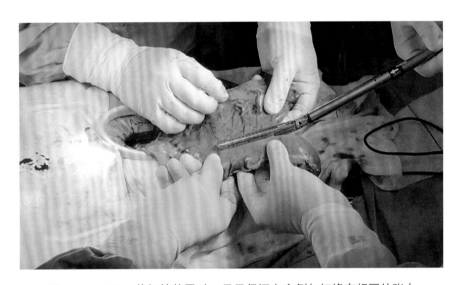

图 5-2-13.221　裁切管状胃时，尽量保证大弯侧与切缘有相同的张力

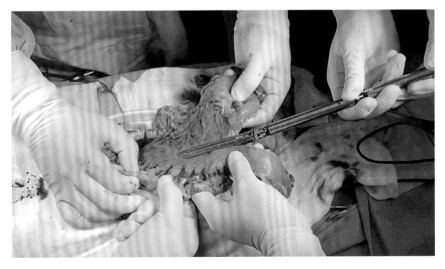

图 5-2-13.222　使用切割缝合器裁切管状胃时，使切割缝合器钉仓方向一致

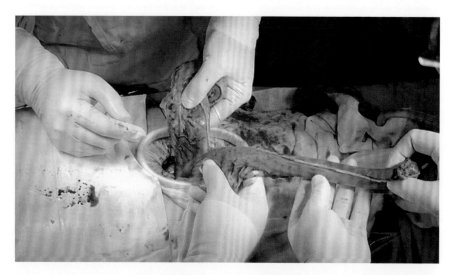

图 5-2-13.223　一般选用蓝色钉仓裁切管状胃，也可根据胃壁的厚度适当选用绿色或白色钉仓进行裁切，以保证切缘不出血以及闭合完全为原则

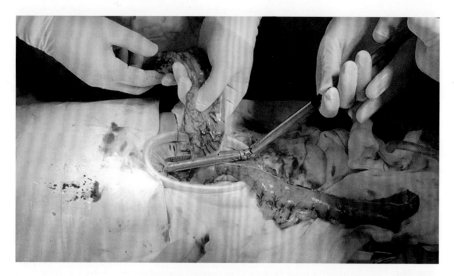

图 5-2-13.224　必要时使用可调节角度的切割缝合器，保证管状胃切缘与大弯侧方向一致

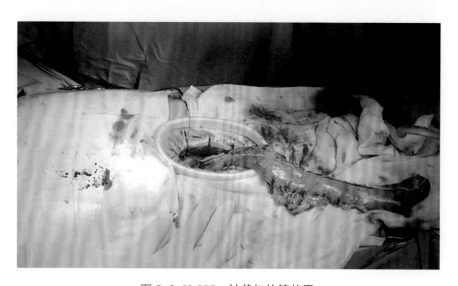

图 5-2-13.225　被裁切的管状胃

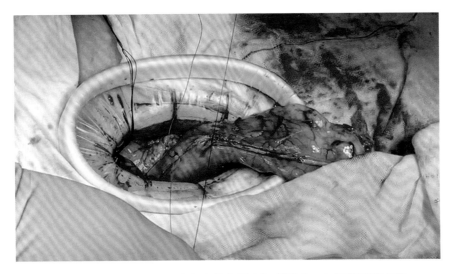

图 5-2-13.226　在切割缝合器的交界点间断缝合，加固管状胃切缘

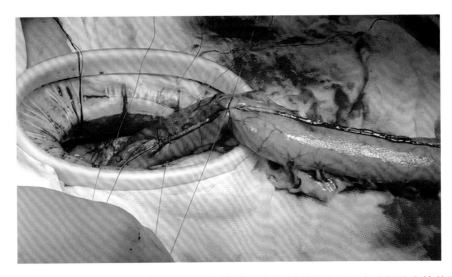

图 5-2-13.227　缝合加固管状胃切缘，如遇切割缝合器缝钉断裂突出，可在局部缝合管状胃浆肌层，使局部切缘浆膜化，避免在上提过程中被周围组织牵扯阻挡

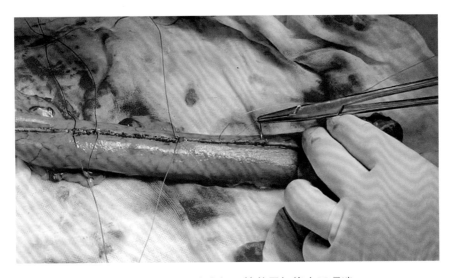

图 5-2-13.228　缝合加固管状胃切缘直至顶端

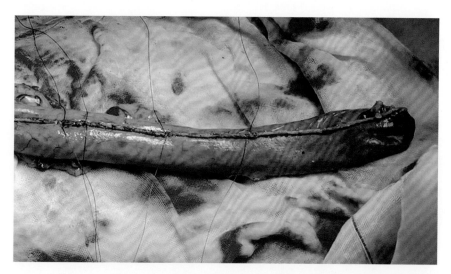

图 5-2-13.229 观察管状胃切缘是否出血，如遇渗血，可局部电凝或缝合止血

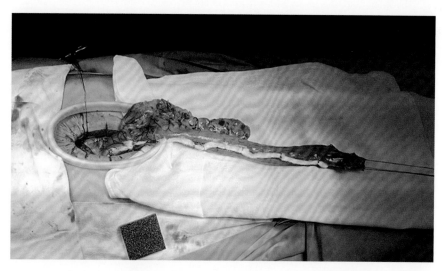

图 5-2-13.230 管状胃切缘不必做到完全浆膜化，节省手术时间，切缘可覆盖止血材料减少渗血，也可以在牵拉上提管状胃过程中起到保护作用

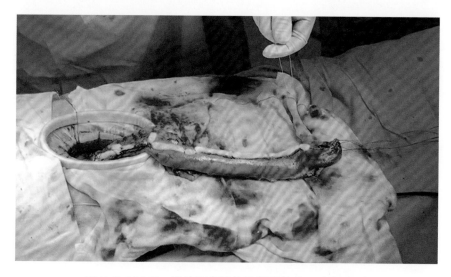

图 5-2-13.231 管状胃顶端给予留置缝线，方便牵引

14. 食管胃端侧吻合
（图5-2-14.232至图5-2-14.272）

管状胃制作完毕后，先在颈部留置圆形吻合器钉砧头，松开荷包钳，置入圆形吻合器钉砧头，打结预留好的荷包线，可再用丝线绕行打结加固。此时电刀切除多余的食管断端。先预留较多食管断端，放置好吻合器钉砧头后，再切除多余断端。可尽最大限度保留待吻合食管端的层次完整性，避免过早切割断端时黏膜回缩。

沿后纵隔食管床上提制作好的管状胃。上提前摆正管状胃的位置，大弯侧朝左，管状胃切缘侧朝右。在管状胃表面涂抹灭菌石蜡油或浓碘伏，起到润滑作用。助手提起肝下缘，充分显露膈裂孔，从

颈部牵拉上提预留线，一鼓作气上提管状胃，如遇到阻力，切忌暴力上提，此时可将管状胃再次退回腹腔，重新上提。管状胃顶端经颈部切口牵出，确认好方向，拟行食管与胃后壁端侧吻合。减掉预留线，切开管状胃顶部，置入吻合器，自胃后壁穿出，与钉砧头闭合锁定，行吻合。退出吻合器后检查吻合器上的食管切缘和胃切缘是否完整，经胃断端在直视下观察吻合口有无渗血，并可用麻黄碱盐水冲洗吻合口，方便观察。用切割缝合器闭合胃断端，断端包埋加固2~3针。检查吻合口外壁是否满意，将吻合后的食管胃连接处送回食管床，嘱巡回护士留置好胃管并固定。留置胃管一般在吻合及胃断端闭合后进行，这样可以避免食管与管状胃成角，更利于留置胃肠减压管。

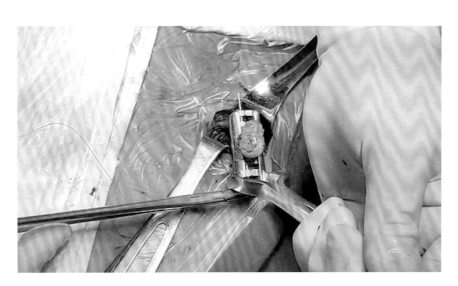

图 5-2-14.232　转至颈部操作，经荷包钳留置缝线

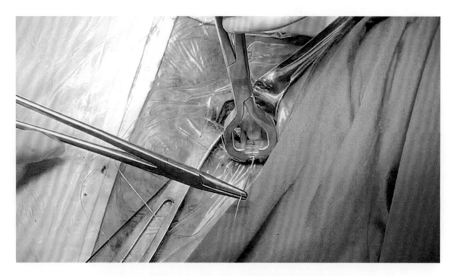

图 5-2-14.233　留置荷包线

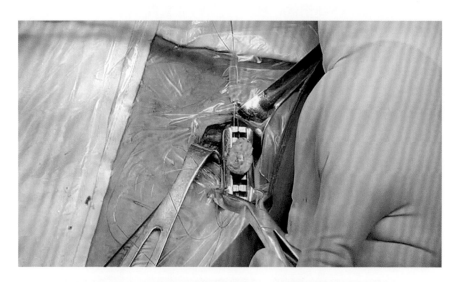

图 5-2-14.234　荷包线要粗细合适，以保证足够的固定强度

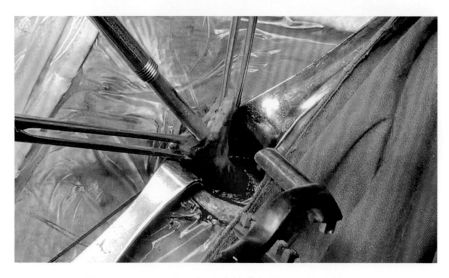

图 5-2-14.235　留置好缝合的荷包线后，松开荷包钳

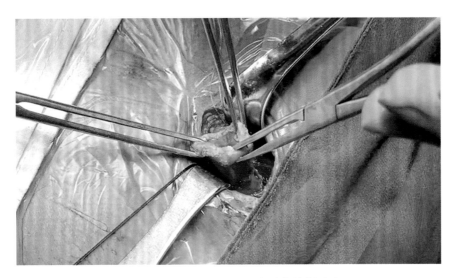

图 5-2-14.236　两把 Alis 钳牵引食管断端全层

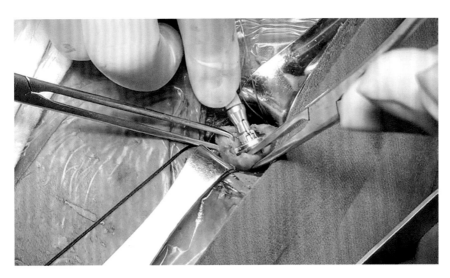

图 5-2-14.237　放入圆形吻合器钉砧头

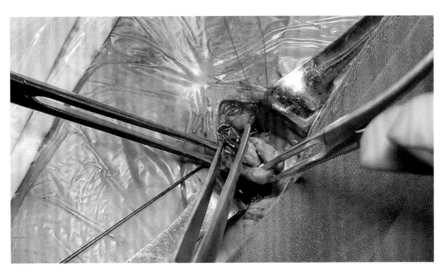

图 5-2-14.238　根据颈段食管的粗细，选用合适型号的吻合器。一般选用 21 号或 22 号圆形吻合器，颈部食管多较细，较少选用 25 号吻合器

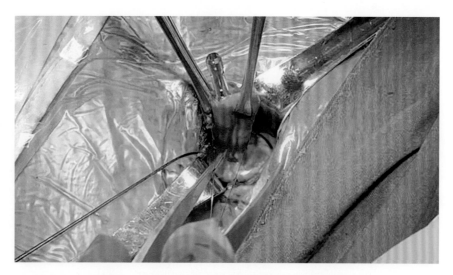

图 5-2-14.239　收紧荷包线固定吻合器钉砧头

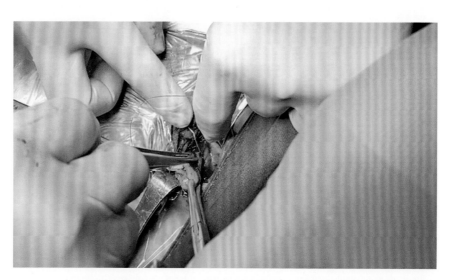

图 5-2-14.240　在使用荷包线过程中，避免钳夹缝线，以免在打结固定过程中缝线断裂

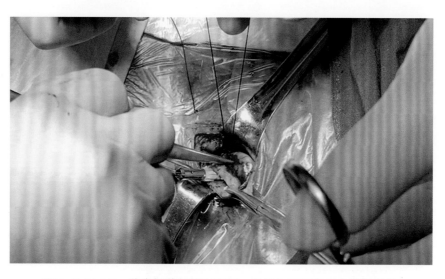

图 5-2-14.241　除常规荷包线固定后，丝线加固固定吻合器钉砧头

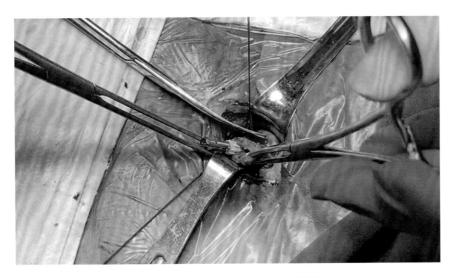

图 5-2-14.242 切掉多余的食管断端

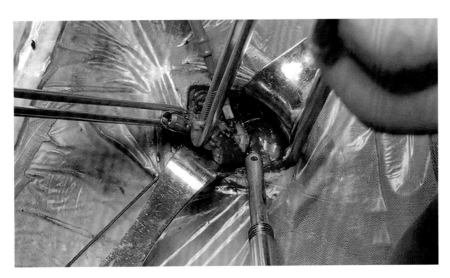

图 5-2-14.243 切掉多余的食管断端

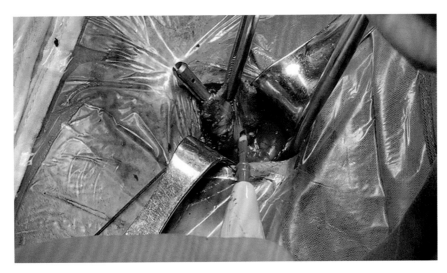

图 5-2-14.244 放置吻合器钉砧头前保留较多的食管断端，目的在于需尽量保证待吻合食管断端的全层完整性

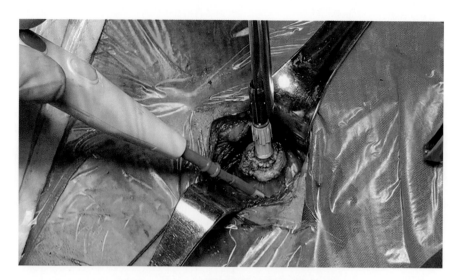

图 5-2-14.245　放置好钉砧头的食管断端

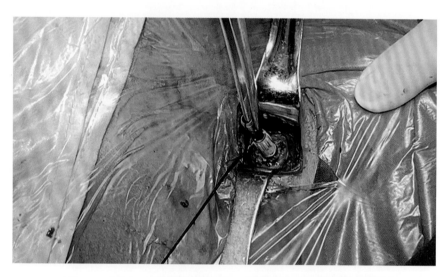

图 5-2-14.246　将食管断端适当送回原位，准备上提管状胃

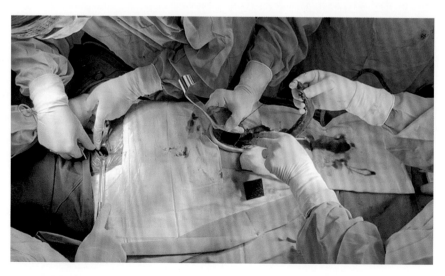

图 5-2-14.247　将管状胃顶端的缝线与颈胸的预留线相连，并使用碘伏润滑管状胃，准备经后纵隔上提

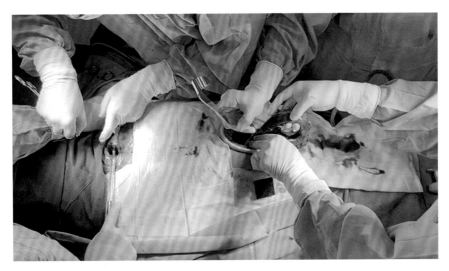

图 5-2-14.248　上提管状胃

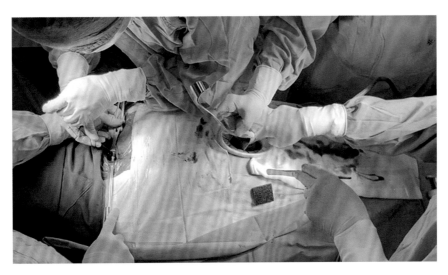

图 5-2-14.249　上提管状胃时充分显露膈裂孔及颈胸交界入口，追求"一气呵成"式上提

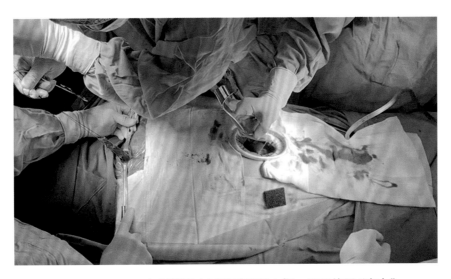

图 5-2-14.250　如遇到阻力可退回重新上提，不可使用"蛮力"

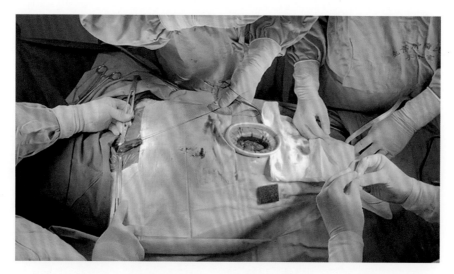

图 5-2-14.251　管状胃顶端被上提至颈部，观察方向，拟行后壁吻合

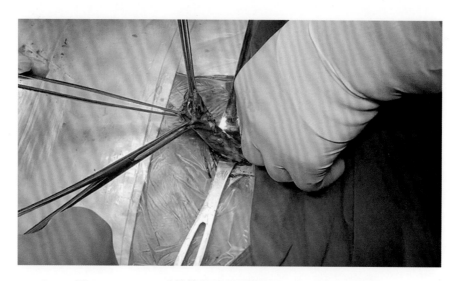

图 5-2-14.252　减掉管状胃顶端牵引线，打开管状胃顶端

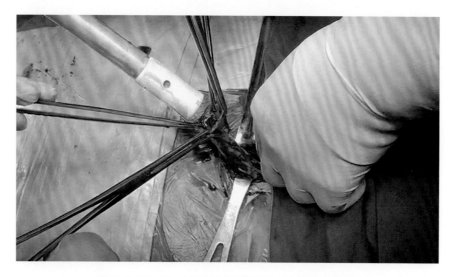

图 5-2-14.253　在管状胃顶端切口处放置吻合器

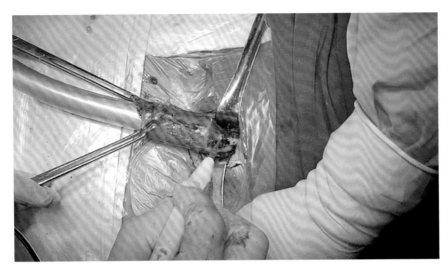

图 5-2-14.254　电刀切开管状胃后壁，方便吻合器引导针穿出

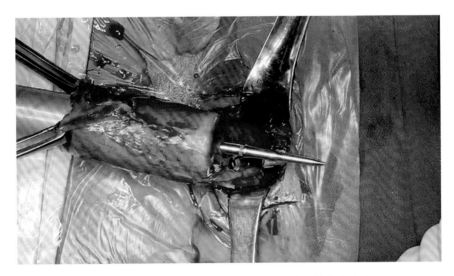

图 5-2-14.255　充分打开吻合器，使引导针完全穿出

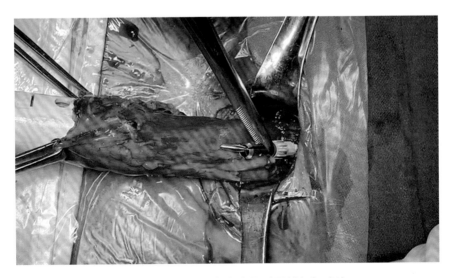

图 5-2-14.256　对合吻合器引导针与钉砧头

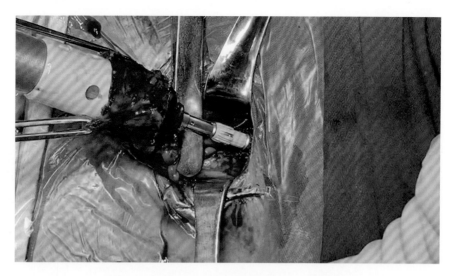

图 5-2-14.257　对合吻合器引导针与钉砧头

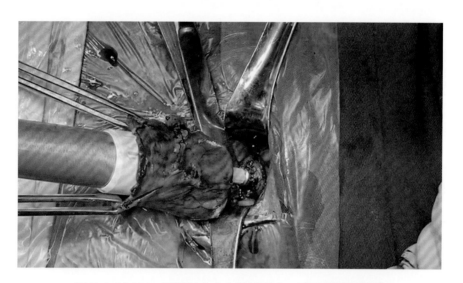

图 5-2-14.258　逐渐闭合吻合器过程中，避免管状胃折叠

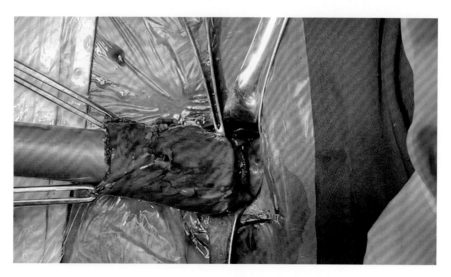

图 5-2-14.259　逐渐闭合吻合器

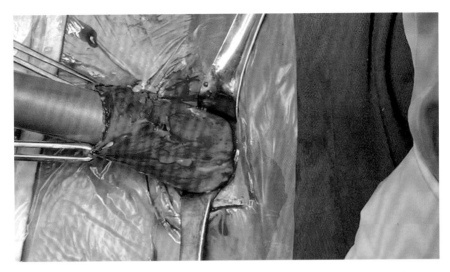

图 5-2-14.260 吻合器闭合完成后，在激发前观察食管与管状胃对合情况

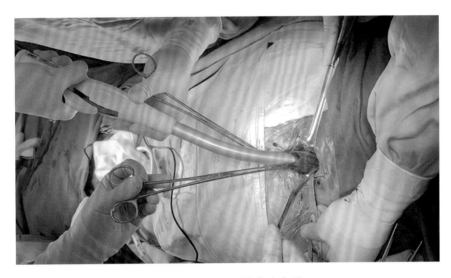

图 5-2-14.261 激发吻合器

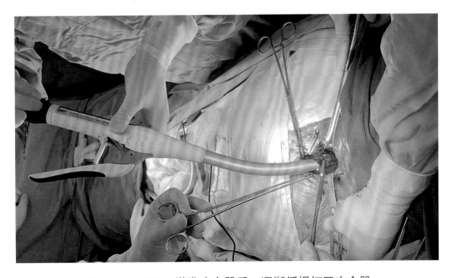

图 5-2-14.262 激发吻合器后，逐渐缓慢打开吻合器

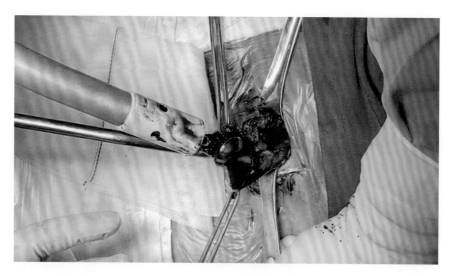

图 5-2-14.263　取出吻合器

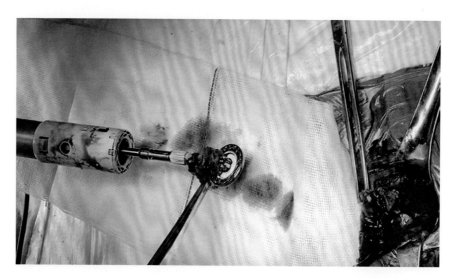

图 5-2-14.264　检查吻合器上食管吻合环与胃壁吻合环是否完整

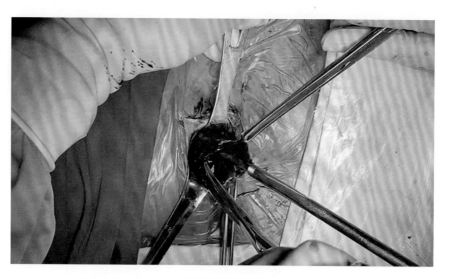

图 5-2-14.265　经管状胃断端观察吻合口是否出血

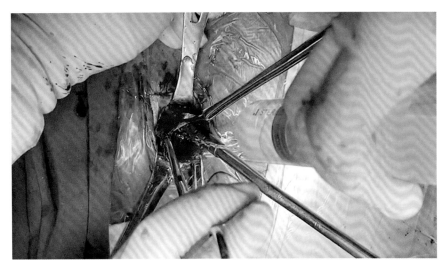

图 5-2-14.266　使用麻黄碱盐水冲洗吻合口，充分观察，麻黄碱盐水有一定的止血作用

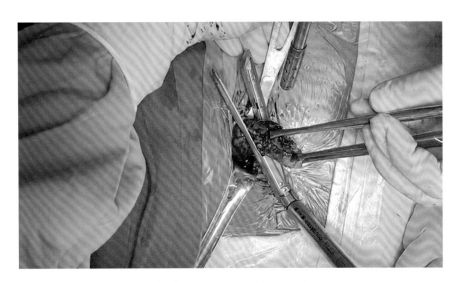

图 5-2-14.267　闭合胃断端

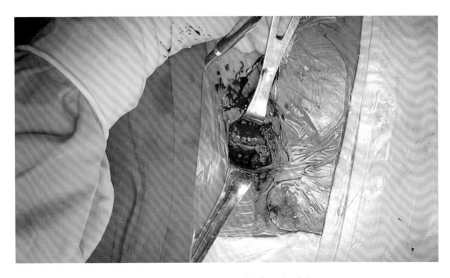

图 5-2-14.268　胃断端闭合满意

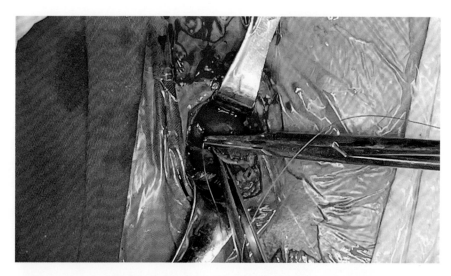

图 5-2-14.269　胃断端缝合包埋，牵开胃断端观察吻合口外部是否对位良好

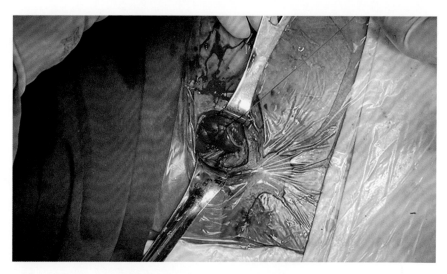

图 5-2-14.270　胃断端缝合包埋，牵开胃断端观察吻合口外部是否对位良好

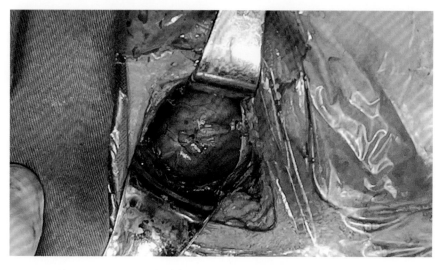

图 5-2-14.271　胃断端包埋 2~3 针，图为缝合包埋后的胃断端

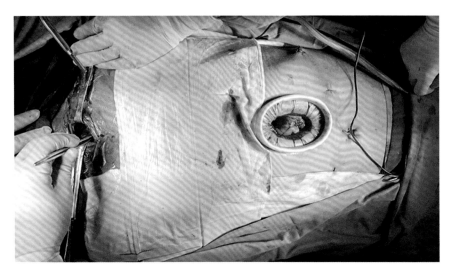

图 5-2-14.272　食管胃端侧吻合完成后的腹部和颈部切口

15. 经空肠造瘘留置营养管
（图5-2-15.273至图5-2-15.302）

在横结肠系膜根部偏左侧，找到屈氏韧带，即为空肠起始部。在 Treitz 韧带远端 40 cm 处空肠行穿刺造瘘，置入营养管，置入深度约 40 cm。置入空肠营养管时，可请助手配合向管内注入少许生理盐水，可快速地将营养管置入在合适位置，避免在肠腔内打折。肠壁穿刺点予荷包缝合，可另加固缝合一针，将造瘘管包埋于肠壁浆肌层内。然后将营养管经穿刺导管经腹壁穿出，将肠壁造瘘点固定于腹壁内侧，紧紧围绕肠壁造瘘处缝合 3~4 针（U 形缝合）。在不同方向将肠壁造瘘点固定于腹壁上，避免肠液外渗进入腹腔。被缝合在腹壁的空肠容易呈锐角，有引起潜在肠梗阻的风险，故分别在造瘘点近端及远端肠壁 2 cm 处缝合浆肌层固定于腹壁，使肠壁呈"一"字固定在腹壁上，避免成角引起肠梗阻。固定肠壁于腹壁的缝合也不宜距离过远，以免内疝引起肠道嵌顿。腹腔内固定完毕后，将营养管固定于腹壁外，可通过商品化的营养管自带的三角形固定器缝合在外腹壁皮肤上。

空肠造瘘营养管置入

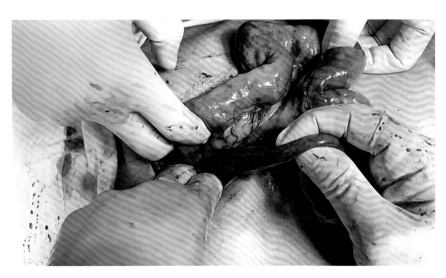

图 5-2-15.273　经腹部切口找到 Treitz 韧带

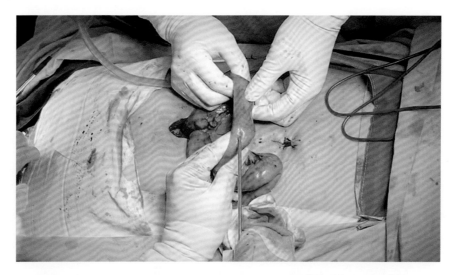

图 5-2-15.274　在 Treitz 韧带远端 40 cm 处空肠穿刺留置空肠营养管

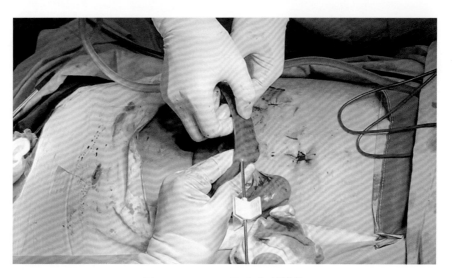

图 5-2-15.275　取出穿刺针芯

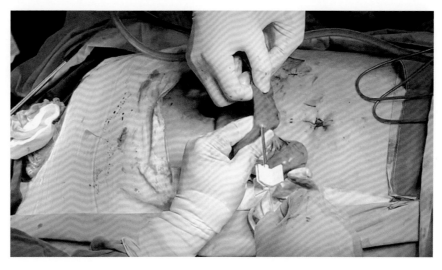

图 5-2-15.276　放置营养管

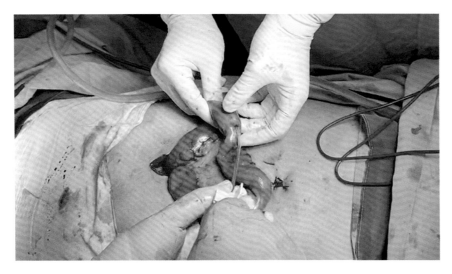

图 5-2-15.277　退出肠道穿刺针

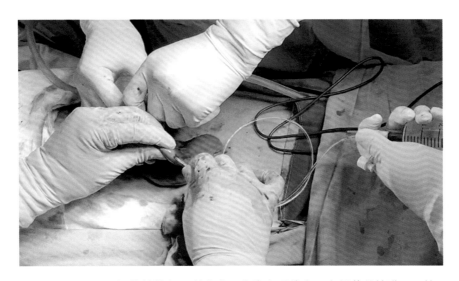

图 5-2-15.278　经营养管向肠道内注入少许生理盐水，方便营养管进入肠管

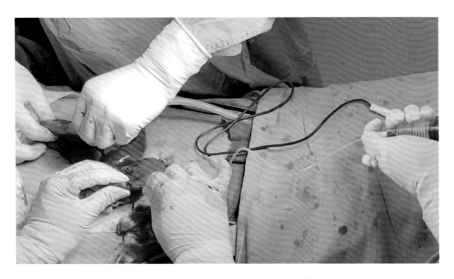

图 5-2-15.279　营养管置入肠腔内的深度大约 40 cm

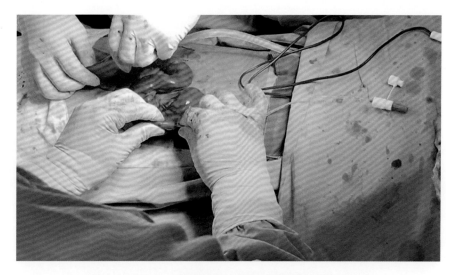

图 5-2-15.280　营养管置入肠腔内的深度大约 40 cm

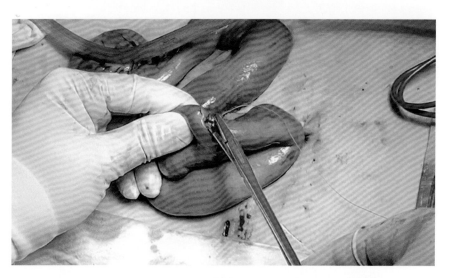

图 5-2-15.281　荷包缝合营养管进入肠壁的穿刺点，局部固定

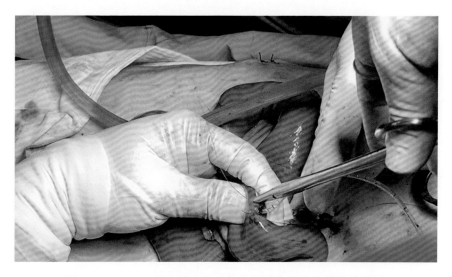

图 5-2-15.282　荷包缝合的目的在于避免肠液经营养管外渗

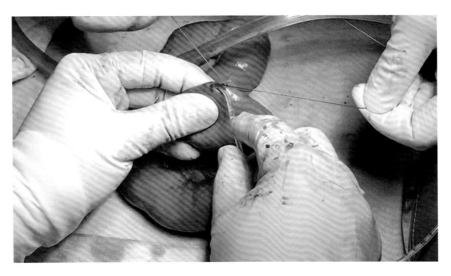

图 5-2-15.283　荷包缝合

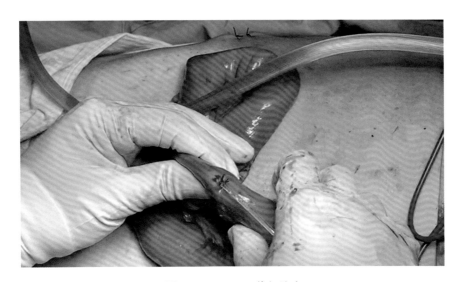

图 5-2-15.284　荷包缝合

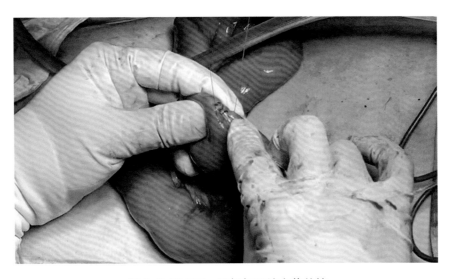

图 5-2-15.285　局部加固缝合营养管

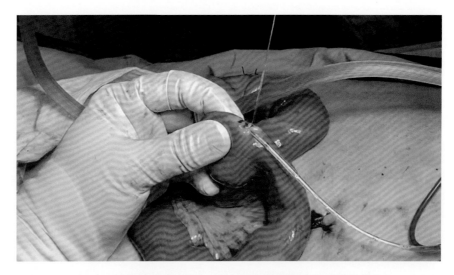

图 5-2-15.286　加固缝合营养管，使其在肠壁浆肌层的包裹下潜行 0.5~1 cm

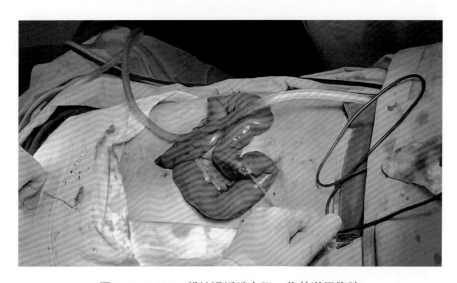

图 5-2-15.287　辨认远近端空肠，将其送回腹腔

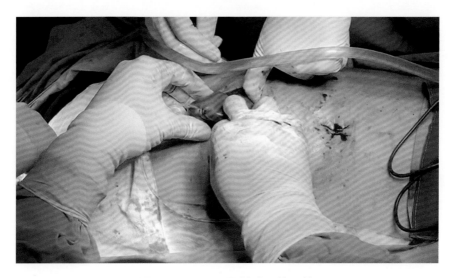

图 5-2-15.288　还纳造口的肠管

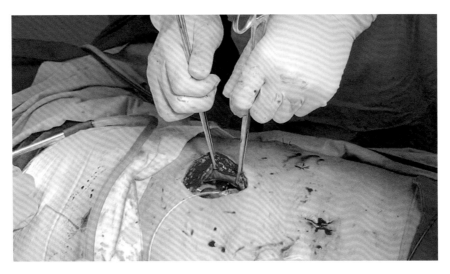

图 5-2-15.289 Allis 钳牵开腹壁，拟将营养管经左侧腹壁穿出

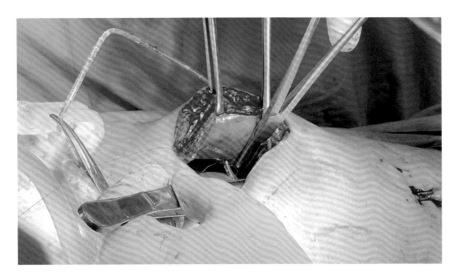

图 5-2-15.290 以营养管进入肠壁穿刺点为中心，通过"四针法"（外、上、下、内四个方向依次缝合）将空肠固定于腹壁内，目的在于进一步避免肠液外渗进入腹腔

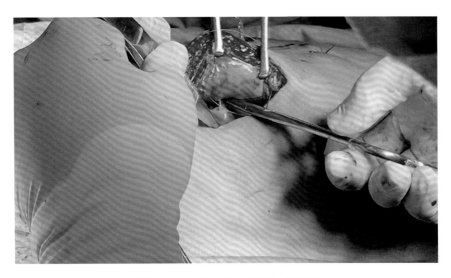

图 5-2-15.291 U 形缝合外侧腹壁

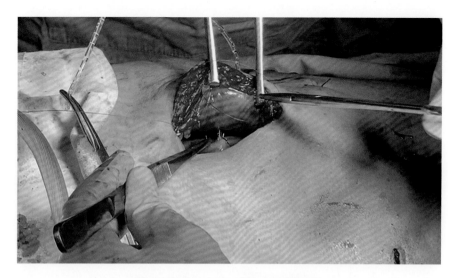

图 5-2-15.292 U 形缝合外侧肠壁

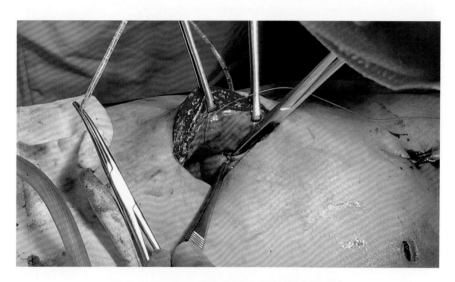

图 5-2-15.293 缝合穿刺点下侧腹壁及肠壁

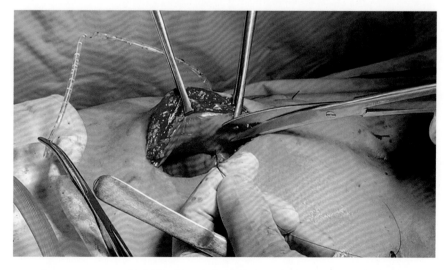

图 5-2-15.294 每缝合一针，便打结剪线，避免对后续缝合形成干扰

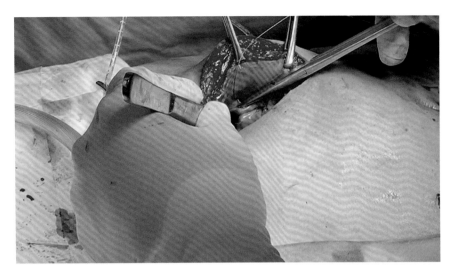

图 5-2-15.295　缝合穿刺点上侧腹壁及肠壁

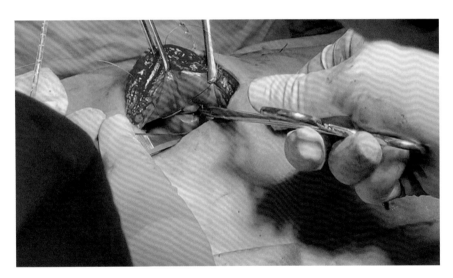

图 5-2-15.296　缝合穿刺点内侧腹壁及肠壁

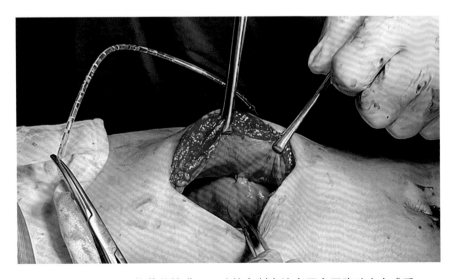

图 5-2-15.297　将营养管进入肠壁的穿刺点缝合固定于腹壁内完成后

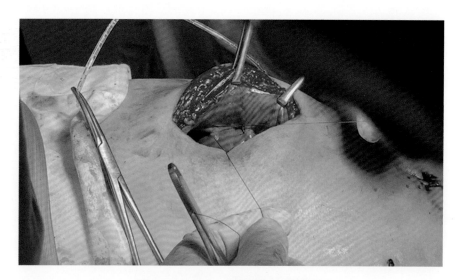

图 5-2-15.298　悬吊肠壁于腹壁上

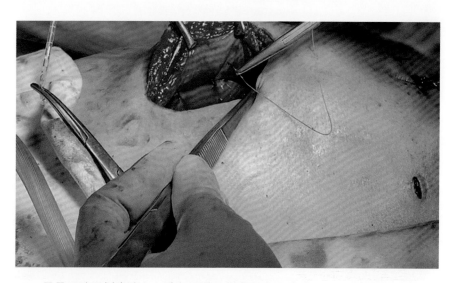

图 5-2-15.299　悬吊肠壁于侧腹壁上，避免肠道呈锐角固定在腹壁上，即在穿刺点的上、下各 2 cm 处分别悬吊固定一针

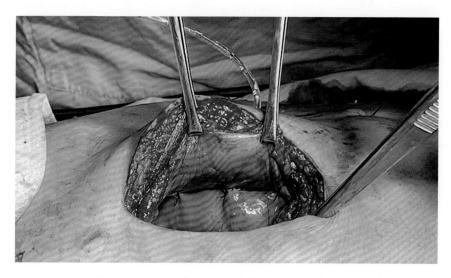

图 5-2-15.300　空肠呈"一"字形悬吊于侧腹壁上

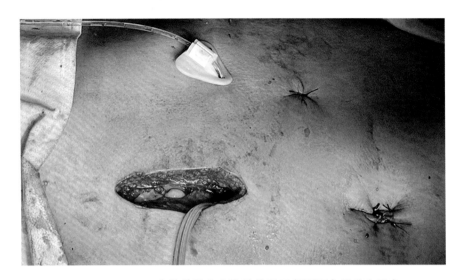

图 5-2-15.301 在营养管穿出腹壁外用三角形固定器缝合固定

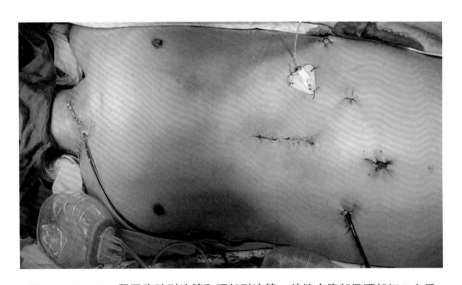

图 5-2-15.302 留置腹腔引流管和颈部引流管，并缝合腹部及颈部切口之后

四、术后管道的护理

食管癌手术尤其是 McKeown 手术后需要管理的管道较多，总结如下：

1. 尿管：手术当天留置，术后 24 小时拔除。

2. 中心静脉导管：术前留置，术中及术后可进行静脉压监测，并方便输液，一般无需静脉营养支持时拔除。

3. 胃肠减压管：观察吻合口有无出血，必要的管状胃减压，避免吻合口张力过高，术后第 3 天拔除。

4. 颈部引流管或引流条：术后第 3 天拔除。

5. 腹腔引流管：腹腔镜手术可以不留置，如留置，一般在术后第 3 天拔除。

6. 胸腔闭式引流管：术后肺复张良好，无漏气，无出血，日引流量不大的情况下一般在术后第 3 天拔除。

7. 纵隔引流管：开始进食后拔除，一般留置 8 天。

8. 空肠造瘘营养管：也就是 J-tube，术后第 1 天开始肠道给水，第 2 天开始给营养液，逐渐加量，第 5 天时停掉静脉营养，过渡至全量肠内营养。留置至术后辅助治疗（化疗、放疗）结束。为避免辅助治疗期间出现进食不足，可以通过 J-tube 给予补充肠内营养。

第三节　经上腹－右胸食管癌切除术（Ivor-Lewis 手术）

优势

- 食管中上段偏向右侧胸腔，解剖位置相对于左侧更表浅，并且不受主动脉弓的遮挡，因此右侧开胸入路显露和游离胸段食管更简便。对于较大的食管中下段癌灶，经右侧入路进行食管、主动脉之间的分离以及食管、气管支气管之间的分离都可以在直视下进行，即使出现出血或者气管膜部损伤，控制出血或修补气管结构也比较便捷。

- 淋巴结处理方面，该术式能够更全面地清扫食管旁淋巴结、气管支气管旁淋巴结及隆突下淋巴结。对于胸廓入口处气管食管沟和右喉返神经链淋巴结的清扫，右侧手术可直视下显露并保护右喉返神经，避免神经损伤。右胸入路时，左侧喉返神经位于视野下方，沿左侧喉返神经走行的淋巴结也都可以在直视下进行锐性解剖和切除。此外，从右侧胸腔显露隆突下淋巴结比左侧表浅，

更容易进行骨骼化清扫。

- 腹部切口的优势在于更广泛彻底地清扫胃周淋巴结及第二站淋巴结，例如胃左动脉旁淋巴结、肝总动脉旁淋巴结、脾动脉旁淋巴结及腹腔干动脉旁淋巴结。腹部游离、制作管状胃或其他替代器官也更容易。

- 该手术方式首先探查腹腔，如腹腔内出现扩散、转移，则可避免不必要的开胸手术。

- 吻合空间充足，如术中在肿瘤上方新发现微小癌灶，提高吻合高度较左侧更便利。

不足

- 增加切口数目可能增加手术创伤，但是我中心研究结果显示，左侧入路和右侧入路在手术后系统性炎性反应综合征、体液丢失总量方面没有显著差异。此手术方式需要先行切断食管胃结合部，因此要求术者对胸腔肿瘤的可切除性有充分的评估。

<h1 style="text-align:center">手术步骤</h1>

1. 腹部正中切口游离胃、制作管状胃

首先探查腹腔，了解肿瘤有无腹腔转移（图5-3-1），有无肝转移（图5-3-2），探查贲门周围、胃左动脉周围（图5-3-3）、腹腔动脉干周围及肝门区有无肿大淋巴结，并判断其可切除性。如为胸下段食管癌，还应探查是否侵犯贲门，如有侵犯，需判断其可切除性。

如手术可继续进行，则将左肝三角韧带切断，将肝左叶翻向右侧，有利于贲门区的暴露和手术操作（图5-3-4）。

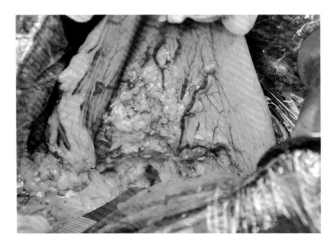

图 5-3-3　探查胃左动脉周围淋巴结

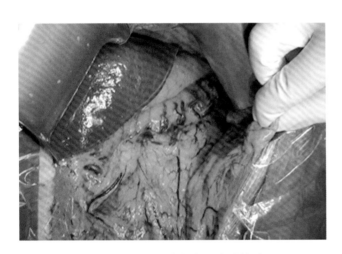

图 5-3-1　探查肿瘤有无腹腔转移

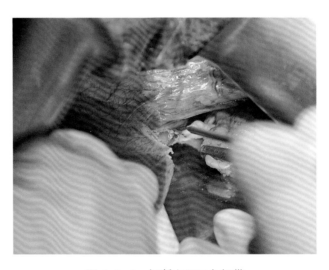

图 5-3-4　切断左肝三角韧带

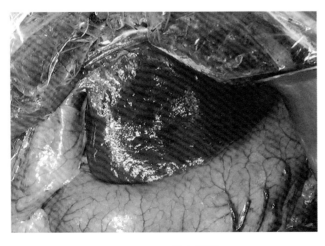

图 5-3-2　探查肝脏

游离胃周围韧带，并切除大、小弯侧淋巴结，为制作管状胃做准备。首先游离胃大弯侧韧带，在距胃网膜右血管脉弓外 2~3 cm 处切断胃结肠韧带直至与胃网膜左血管弓交界处的无血管区（图5-3-5）。胃网膜右血管弓是管状胃重建后最主要的供血血管，因此注意保护胃网膜右血管弓十分重要。游离胃结肠韧带可用传统的结扎方法，也可用电刀处理，还可以用结扎束血管闭合系统（LigaSure vessel

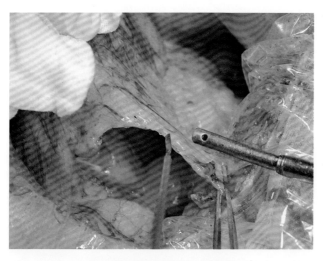

图 5-3-5.1　电刀切断胃结肠韧带，注意保护好胃网膜右动静脉血管弓

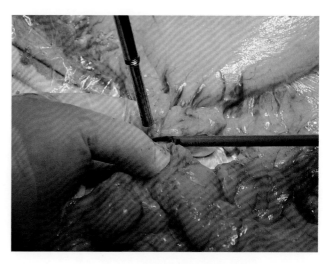

图 5-3-5.4　超声刀切断胃结肠韧带

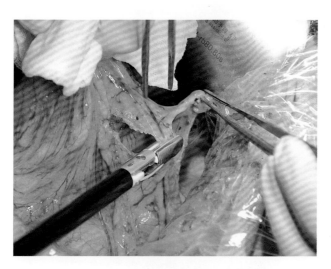

图 5-3-5.2　LigaSure 切断胃结肠韧带

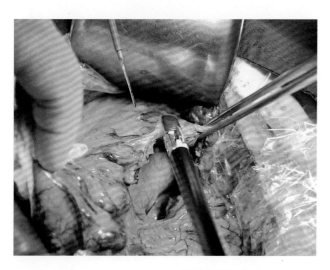

图 5-3-5.3　LigaSure 切断胃结肠韧带

sealing system，简称 LigaSure）或超声刀进行操作。LigaSure 的工作原理是利用高频电能结合血管钳钳夹力，使人体组织内胶原蛋白和纤维蛋白溶解变性，血管壁融合形成透明带，产生永久性的管腔闭合，适用于直径约 7 mm 以内的静脉、动脉或组织。超声刀工作原理是将电能转变为机械能，利用超声频率发生器使金属刀头以 55.5 kHz 的频率进行机械振荡，使组织细胞内水汽化、蛋白氢键断裂、细胞崩解、组织被切开或凝血，从而达到切割组织和止血的目的，对于凝固直径小于 3 mm 的血管效果确切。这两种器械安全有效，体内无异物存留，减少出血，适合胃周围韧带的游离切断。此外，由于这两种器械操作臂较长，十分有利于胃脾韧带和胃短血管处的深部操作，增加了手术的便捷性和安全性。

　　进一步沿胃大弯侧游离近端胃体和胃底。越过胃大弯侧无血管区，游离、结扎并切断胃网膜左血管，可紧贴胃壁游离（图 5-3-6），注意勿损伤胃浆膜层。胃短动静脉经胃脾韧带分布于胃底部的外侧，用 LigaSure 切断胃脾韧带及胃短血管（图 5-3-7）。胃底部内侧由左膈下动脉的胃底支供血，用 LigaSure 切断胃膈韧带（图 5-3-8）。左膈下血管的胃底支可能位于其中，但无须分离出该支血管。部分患者可见胃后动脉，其为脾动脉分支，一般从脾动脉中部发出，提供胃底部后壁部分血供（图 5-3-9），需同时切断（图 5-3-10）。

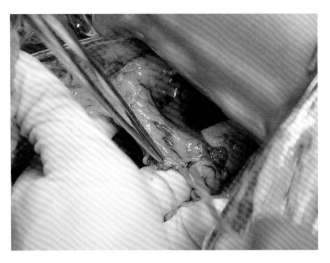

图 5-3-6.1 胃网膜左动脉经胃结肠韧带到达胃体

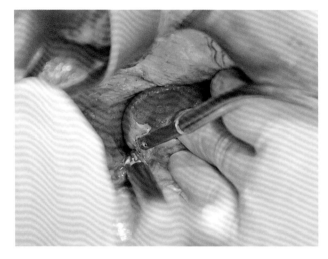

图 5-3-7.1 LigaSure 切断胃短动脉及胃脾韧带

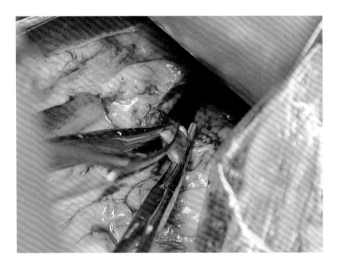

图 5-3-6.2 切断胃网膜左动脉

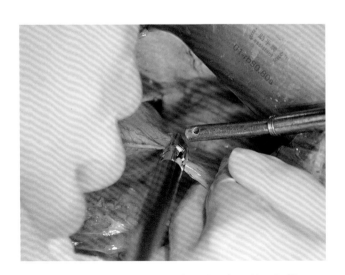

图 5-3-6.3 LigaSure 紧贴胃壁游离胃结肠韧带

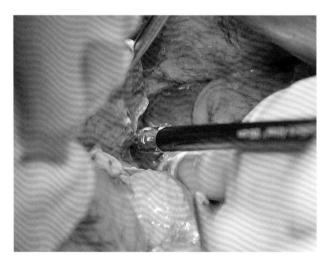

图 5-3-7.2 LigaSure 切断胃短动脉及胃脾韧带

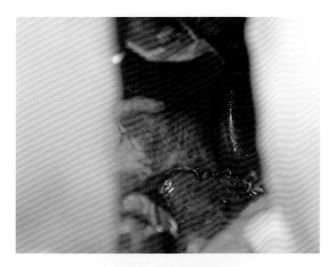

图 5-3-8.1　显露胃膈韧带

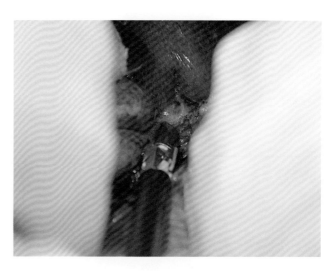

图 5-3-10　LigaSure 切断胃后动脉

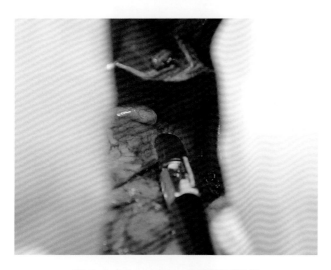

图 5-3-8.2　LigaSure 切断胃膈韧带

胃大弯侧韧带游离完毕后，打开小网膜孔游离胃小弯侧韧带。在近肝脏处切断肝胃韧带（图 5-3-11），此处应注意是否存在变异的肝左动脉，如存在，需将其保留。向下游离至幽门，向上向左分离小网膜至膈肌裂孔，并继续分离至腹段食管前腹膜返折处（图 5-3-12）。此时，可将食管与膈肌脚分离（图 5-3-13）。

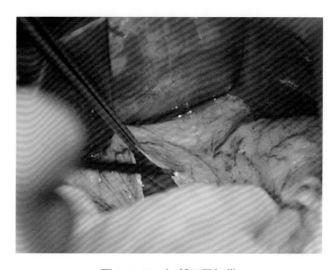

图 5-3-11　切断肝胃韧带

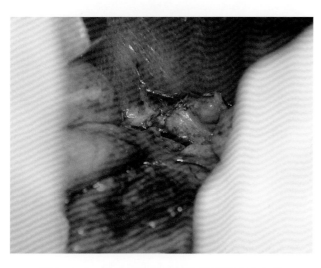

图 5-3-9　胃后动脉提供胃底部后壁部分血供

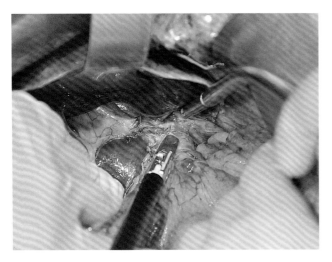

图 5-3-12　分离腹段食管前腹膜返折处

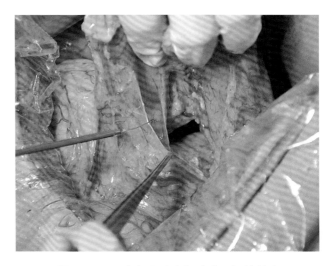

图 5-3-14　分离胃后壁与胰腺之间的粘连

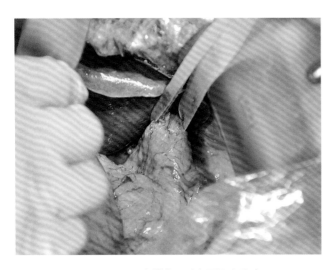

图 5-3-13　食管与双侧膈肌脚分离

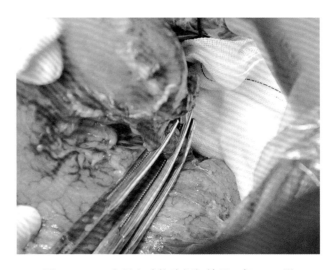

图 5-3-15　在胃左动静脉根部放置 3 把 Kelly 钳

翻转胃体，分离胃后壁与胰腺之间的粘连（图 5-3-14）。通常胃左静脉位于胃胰韧带右侧。进行解剖性胃左血管的游离，可以将胃左血管一并结扎处理（图 5-3-15 至图 5-3-17），或用切割缝合器整体切割缝合胃左血管（图 5-3-18）。亦可将胃左动静脉逐一游离，分别用丝线结扎，或用 Hem-o-lok 夹闭（图 5-3-19 至图 5-3-23）。游离胃左动静脉过程中，可一并切除胃左动脉旁淋巴结（图 5-3-24）。然后切除肝总动脉旁淋巴结及腹腔动脉干周围淋巴结（图 5-3-25）。腹腔动脉干周围淋巴结有时与肝总动脉旁淋巴结、脾动脉旁淋巴结融合生长，无明确界限，可一并切除（图 5-3-26、图 5-3-27）。

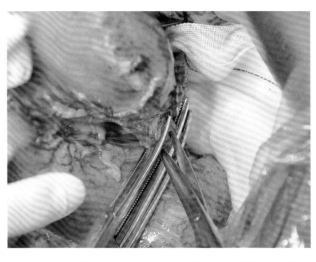

图 5-3-16　在第 2、第 3 把 Kelly 钳之间切断胃左动静脉

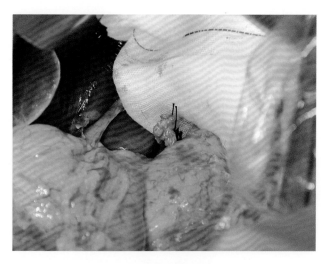

图 5-3-17 胃左动静脉断端结扎后

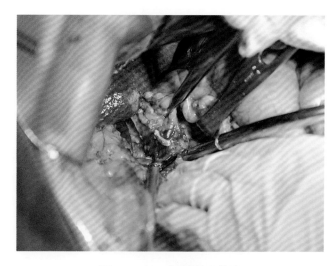

图 5-3-20 切断胃左静脉

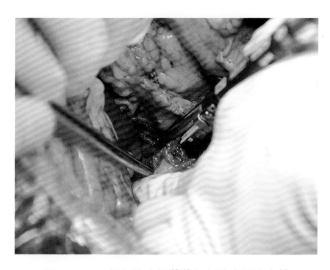

图 5-3-18 切割缝合器整体切割缝合胃左血管

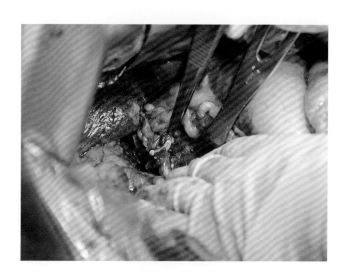

图 5-3-21 游离胃左动脉

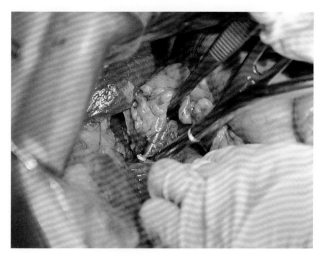

图 5-3-19 游离并用 Hem-o-lok 夹闭胃左静脉

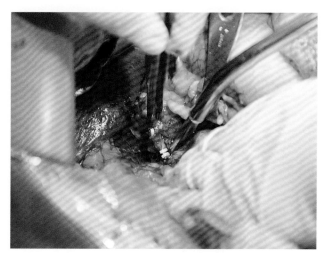

图 5-3-22 用 Hem-o-lok 夹闭胃左动脉

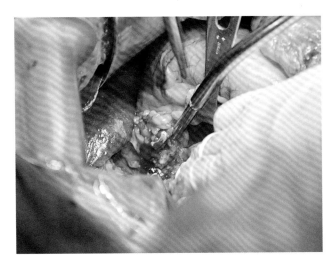

图 5-3-23 切断胃左动脉

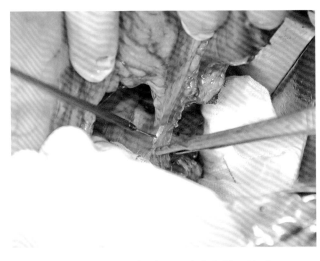

图 5-3-24.3 切除胃左动脉旁淋巴结后

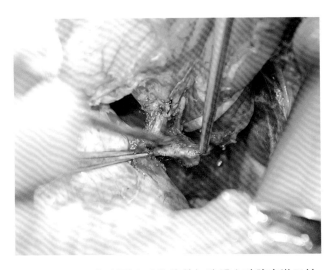

图 5-3-24.1 切断胃左动静脉前切除胃左动脉旁淋巴结

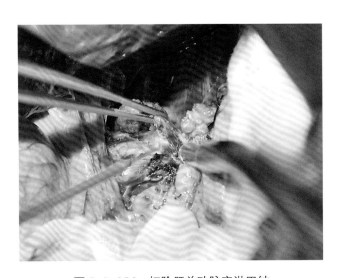

图 5-3-25.1 切除肝总动脉旁淋巴结

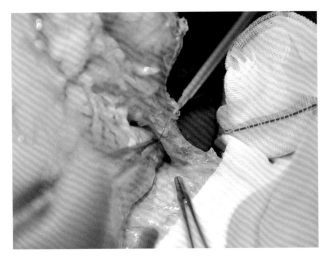

图 5-3-24.2 切除胃左动脉旁淋巴结后

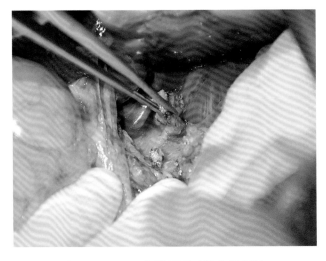

图 5-3-25.2 切除肝总动脉旁淋巴结

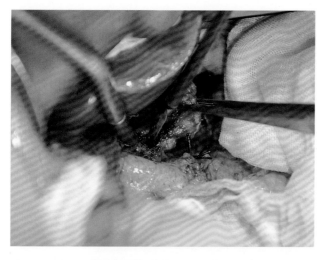

图 5-3-26.1　将肝总动脉旁淋巴结及腹腔动脉干周围淋巴结整体切除

切开右侧膈肌角，将膈肌裂孔扩大至可容 3 个手指（图 5-3-28）。并避免切破左侧胸膜，造成左侧气胸。应用切割缝合器将食管胃结合部切断（图 5-3-29 至图 5-3-31）。在切断前，应嘱麻醉师通过胃管将胃内容物尽量吸净，避免胃内容物外溢造成术野污染，并注意切断前需将胃管退至贲门以上水平，避免被同时切断。食管断端及胃断端均用稀碘伏纱布擦拭消毒。食管断端用双 7 号线缝扎加固（图 5-3-32），并留置牵引线，以利于后续将管状胃牵引至胸腔。胃断端用食管钳或 Kocher 钳夹闭，避免胃内容物污染术野。

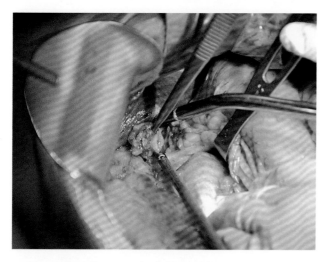

图 5-3-26.2　将肝总动脉旁淋巴结及腹腔动脉干周围淋巴结整体切除

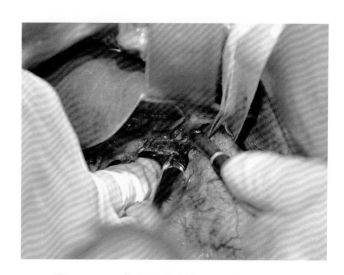

图 5-3-28　将膈肌裂孔扩大至可容 3 个手指

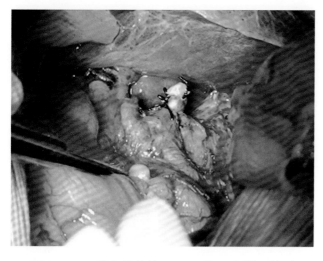

图 5-3-27　清扫腹腔第 7、8、9 和 11 组淋巴结后

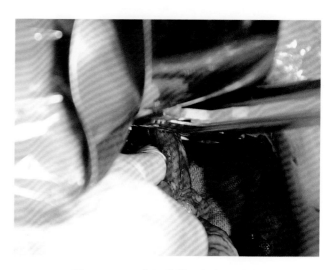

图 5-3-29　贲门处放置切割缝合器

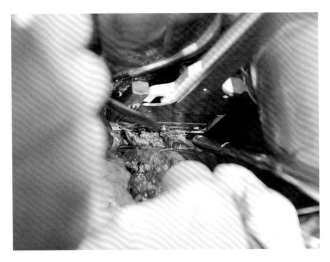

图 5-3-30 用切割缝合器从贲门处切断

此时，胃周围韧带的游离基本完成。在管状胃制作之前，常规切除胃小弯淋巴结及胃大弯淋巴结（图 5-3-33、图 5-3-34）。制作管状胃时，需将胃小弯与胃体离断，客观上起到清扫胃小弯淋巴结的作用。但单独分检胃小弯淋巴结更有利于病理分析。切除胃大弯淋巴结时需要注意避免胃网膜血管弓的损伤。切断胃右动脉与胃左动脉的交通支及胃右动脉分支，仅保留 1~2 支近幽门处的胃右动脉分支（图 5-3-35）。如果食管肿瘤位置较高，需要制作较长的管状胃方能安全完成吻合，亦可不保留胃右动脉，这样可以将管状胃提到更高水平进行吻合，仅靠胃网膜血管弓为管状胃供血是安全可行的。胃右动脉分支是否影响幽门功能，保留 1~2 支胃右动脉分支能否减少手术对幽门功能的影响，从而减少胃排空障碍的发生率，是一个值得深入研究的课题。

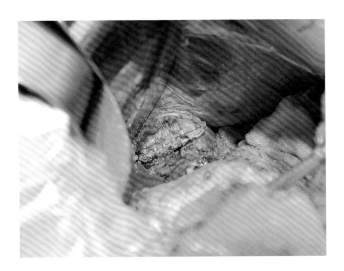

图 5-3-31 从贲门处切断后

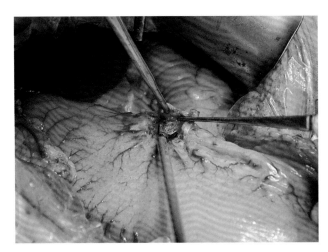

图 5-3-33.1 切除胃小弯淋巴结

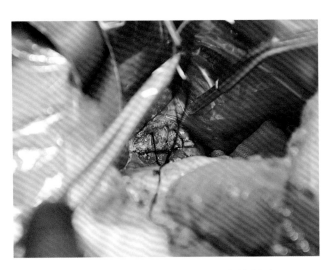

图 5-3-32 双 7 号线缝扎加固食管断端

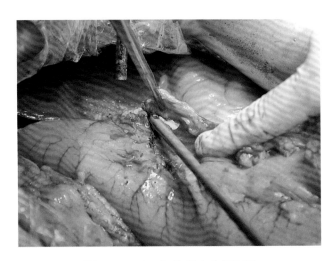

图 5-3-33.2 切除胃小弯淋巴结

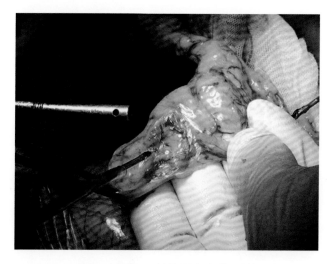

图 5-3-34.1　切除胃大弯淋巴结

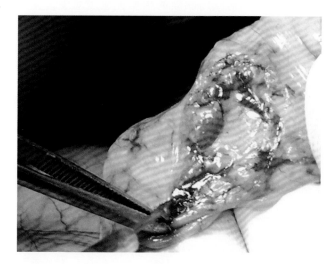

图 5-3-34.2　切除胃大弯淋巴结

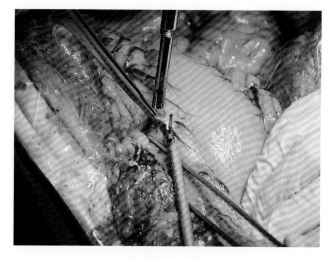

图 5-3-35.2　超声刀切断胃右动脉分支

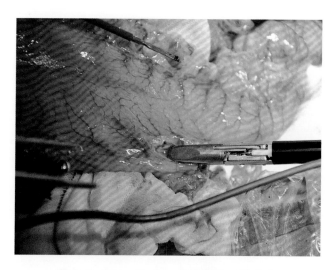

图 5-3-35.3　LigaSure 切断胃右动脉分支

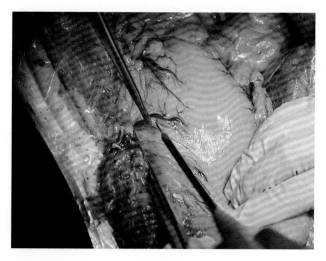

图 5-3-35.1　电刀切断胃右动脉分支

管状胃的制作：根据食管肿瘤位置估计所需管状胃的长度，沿胃大弯侧平行的弧形曲线，用切割缝合器将胃小弯与胃体离断，逐步操作至胃小弯处（图5-3-36）。因为管状胃的切缘较长，应用无创薇乔线加固缝合胃的浆肌层，以减少术后发生瘘的可能性（图5-3-37）。加固缝合时应注意针距，针距过小或连续缝合都有可能会限制管状胃的长度。为加固管状胃的切割缝合缘，还可使用可吸收聚乙醇酸（PGA）材料奈维补片（NEOVEIL）（图5-3-38）。管状胃制作完成后，其宽度应保持3~4 cm。

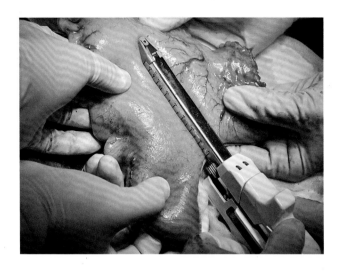

图5-3-36.3　用切割缝合器离断胃小弯与胃体

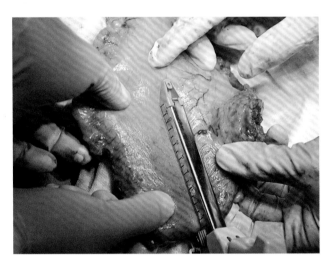

图5-3-36.1　用切割缝合器离断胃小弯与胃体

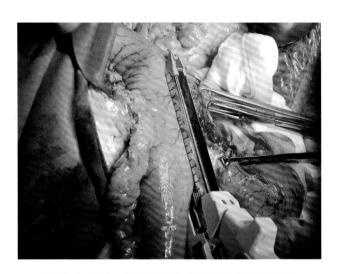

图5-3-36.4　用切割缝合器离断胃小弯与胃体

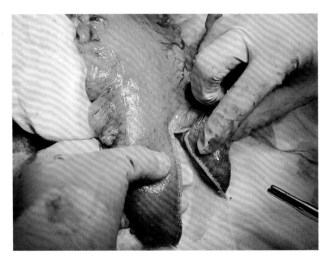

图5-3-36.2　用切割缝合器离断胃小弯与胃体

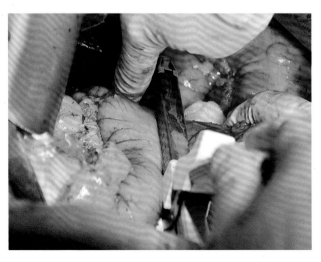

图5-3-36.5　用切割缝合器离断胃小弯与胃体

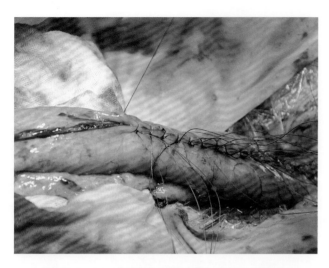

图 5-3-37.1　间断缝合薇乔线加固管状胃切缘

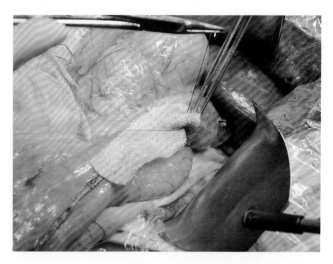

图 5-3-38.1　应用奈维补片加固管状胃的切割缝合缘

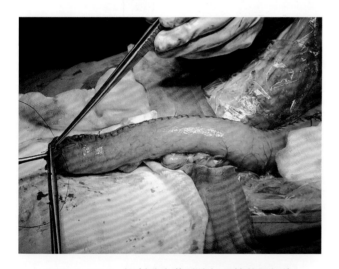

图 5-3-37.2　间断缝合薇乔线加固管状胃切缘

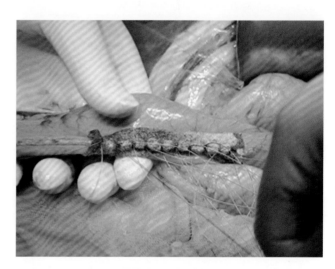

图 5-3-38.2　应用奈维补片加固管状胃的切割缝合缘

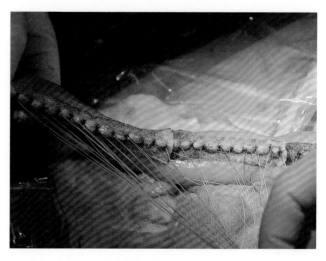

图 5-3-38.3　应用奈维补片加固管状胃的切割缝合缘

在管状胃顶端切开一仅能容营养管穿过的小孔（图 5-3-39），通过该孔将空肠营养管置入管状胃内（图 5-3-40）。缓慢将空肠营养管向空肠内置入，将空肠营养管末端放至 Treitz 韧带下方 20~30 cm 处的空肠段（图 5-3-41）。放置过程中，空肠营养管通过幽门和十二指肠升段是两个难点，需术者用手引导方可顺利通过。封闭小孔，将空肠营养管固定于小孔处（图 5-3-42）。用丝线标记管状胃方向，防止管状胃上提至胸腔时发生扭转（图 5-3-43）。将空肠营养管捆好后，固定于管状胃上（图 5-3-44），注意固定时线结勿过紧，以防止管状胃供血不足。通过牵引线将管状胃与食管断端相连（图 5-3-45），便于开胸后将管状胃上提至胸腔。冲洗腹腔，根据术中情况决定是否留置腹腔引流管。关腹。

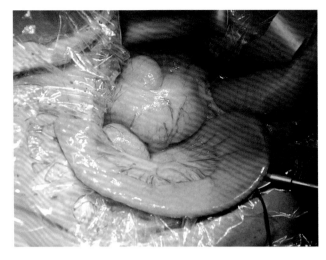

图 5-3-41 将空肠营养管末端放至空肠上段

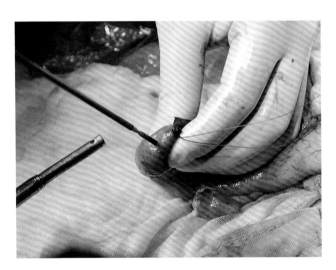

图 5-3-39 在管状胃顶端切开小孔

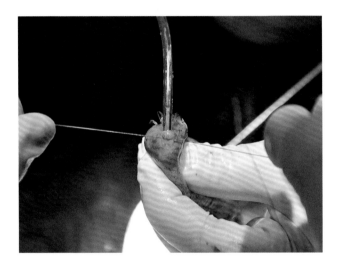

图 5-3-42 将空肠营养管固定于小孔处

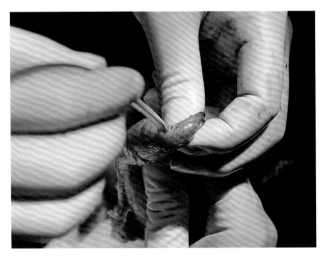

图 5-3-40 将空肠营养管置入管状胃内

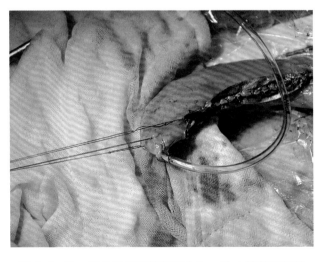

图 5-3-43 用丝线标记管状胃方向，防止管状胃扭转

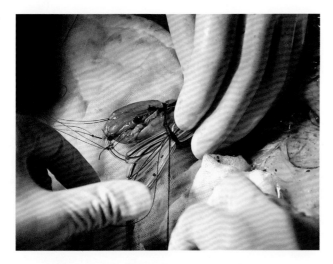

图 5-3-44　将空肠营养管固定于管状胃上

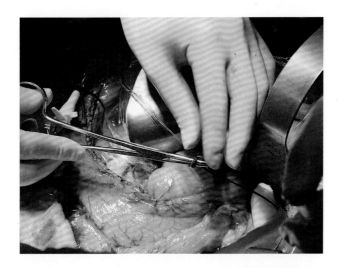

图 5-3-45　通过牵引线将管状胃与食管断端相连

2. 胸腔内吻合

根据食管肿瘤的位置和术者的习惯决定第 5 或第 6 肋间进胸。开胸后首先探查胸腔，有无癌性胸腔积液，有无胸膜转移及肺转移，探查肿瘤部位及与周围组织的关系。切开食管表面的纵隔胸膜（图 5-3-46），切开范围的下界为膈上，上界为预定吻合位置。将食管与周围结缔组织分离（图 5-3-47），其前方为心包（图 5-3-48），其后方为奇静脉、胸导管和胸主动脉（图 5-3-49）。分离时应尽量减少吻合口以上水平食管供血血管的破坏，以减少食管因缺血

发生坏死及吻合口瘘的风险。分离胸段食管时，应注意食管动脉的止血，其往往从胸主动脉直接发出。有时病变食管与周围肺组织、心包、主动脉及气管支气管粘连紧密，需注意勿损伤其他重要器官。如分离食管时发现食管旁淋巴结（图 5-3-50），可将其单独切除，亦可将食管与食管旁淋巴结整块切除（图 5-3-51）。如预定吻合部位超过奇静脉弓水平，或肿瘤侵犯奇静脉弓，则需将奇静脉弓结扎切断或部分切除，可用丝线结扎或用 Hem-o-lok 结扎（图 5-3-52）。

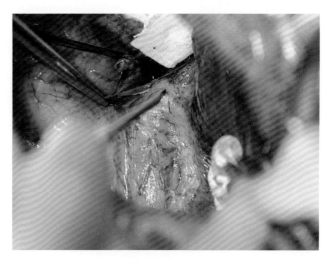

图 5-3-46　切开纵隔胸膜

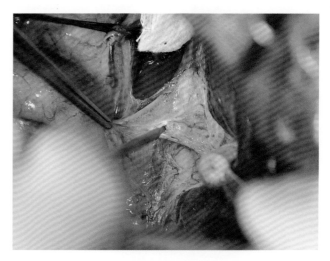

图 5-3-47　分离食管周围结缔组织

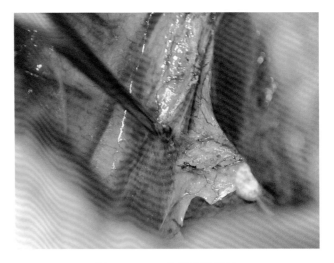

图 5-3-50 食管旁淋巴结

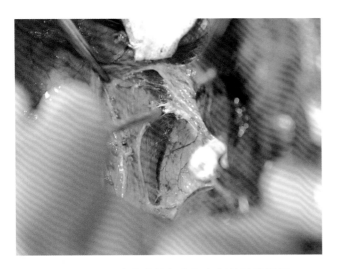

图 5-3-48 分离食管与心包之间的结缔组织

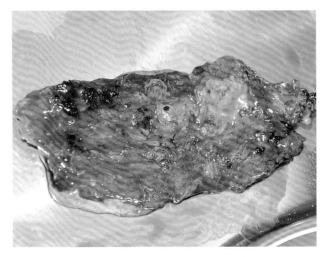

图 5-3-51 食管与食管旁淋巴结整体切除

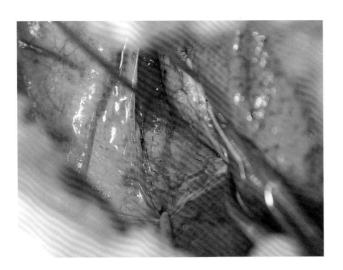

图 5-3-49 分离食管后方结缔组织

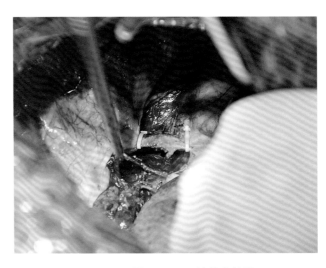

图 5-3-52 用 Hem-o-lok 结扎奇静脉弓

游离食管后（图 5-3-53），在预定吻合位置放置荷包钳（图 5-3-54），并留置荷包缝合线（图 5-3-55）。在荷包钳以下水平切断食管（图 5-3-56），食管断端用食管钳闭合，移除食管（图 5-3-57）。松开荷包钳，可见食管内预置的胃管（图 5-3-58）。将胃管缝合固定于吻合器钉砧头上（图 5-3-59），便于激发吻合器后将胃管从食管内带出。将吻合器钉砧头置入近端食管腔内，收紧荷包线打结（图 5-3-60）。

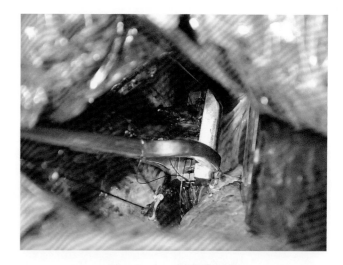

图 5-3-55　留置荷包线

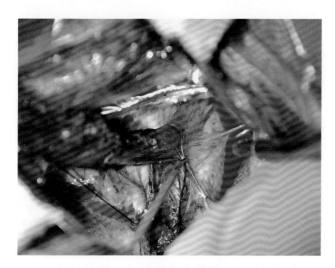

图 5-3-53　游离食管完毕

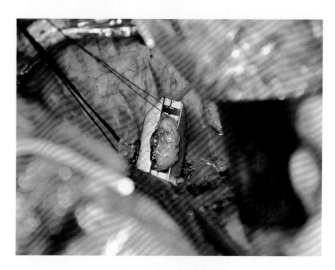

图 5-3-56　切断食管

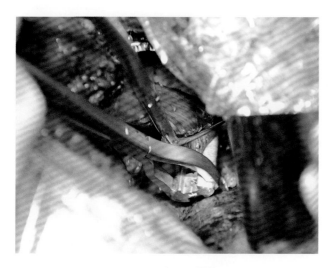

图 5-3-54　放置食管荷包钳

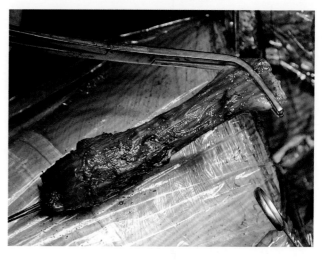

图 5-3-57　移除食管

此时，食管肿瘤已被移除，管状胃尚未上提至胸腔内，术野较为开阔，有利于胸腔淋巴结的清扫。首先切除食管床上遗留的淋巴结，即食管旁淋巴结（图5-3-61）。向隆突后深入，沿左、右主支气管内侧缘及心包切除隆突下淋巴结（图5-3-62）。切除隆突下淋巴结时应注意用电刀烧灼或丝线结扎紧贴于气管分叉下面的支气管动脉，预防术中或术后支气管动脉出血。切除膈上淋巴结（图5-3-63）。切除胸廓入口处食管旁淋巴结（图5-3-64.1、图5-3-64.2），切除此组淋巴结时应注意保护右喉返神经（图5-3-64.3），该神经起始于右胸膜顶前面，在右锁骨下动脉下缘向后上方绕行，进入颈部。切除气管前淋巴结（图5-3-65）。在左主支气管和主气管夹角处纵向锐性游离，找到左喉返神经（图5-3-66），并予以保护。沿神经清扫周围的淋巴结（图5-3-67.1、图5-3-67.2）。注意应用剪刀操作，避免电刀产生的热传导损伤。沿双侧喉返神经进行的淋巴结切除需要非常精细的操作，否则可能产生双侧喉返神经麻痹的严重并发症。如术中损伤了胸导管，应结扎胸导管，避免术后乳糜胸的发生。在膈上将奇静脉内侧的胸膜切开，在奇静脉左缘与胸主动脉右缘之间寻找胸导管（图5-3-68），用单4号线结扎或用钛夹夹闭（图5-3-69）。如无法明确胸导管损伤部位，应在尽可能低的位置结扎胸导管。

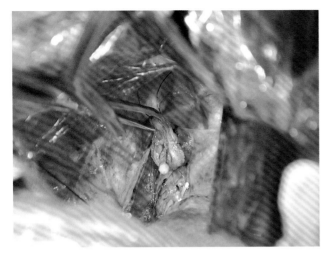

图 5-3-58　松开荷包钳，将胃管自食管断端牵出

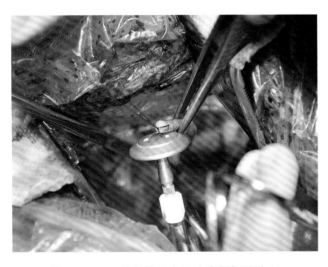

图 5-3-59　将胃管缝合于吻合器钉砧头上

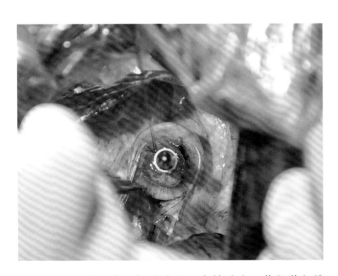

图 5-3-60　将吻合器钉砧头置入食管腔内，收紧荷包线打结

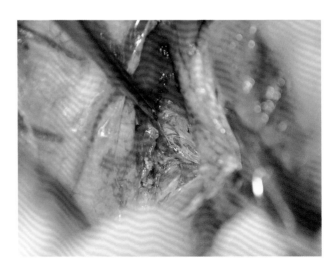

图 5-3-61　切除食管旁淋巴结

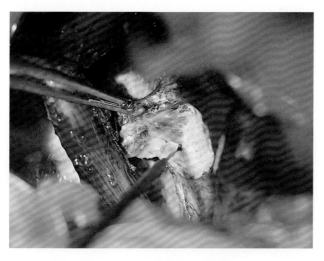

图 5-3-62　切除隆突下淋巴结

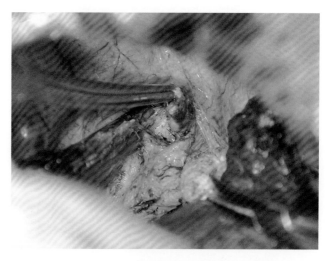

图 5-3-64.2　切除胸廓入口处食管旁淋巴结

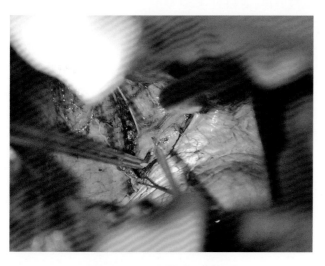

图 5-3-63　切除膈上淋巴结

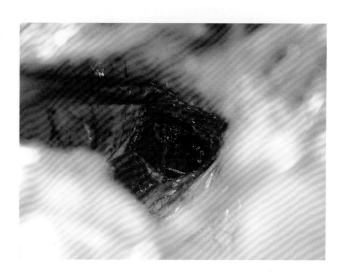

图 5-3-64.3　切除胸廓入口处食管旁淋巴结后

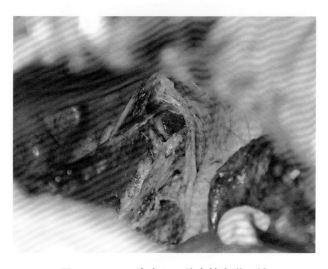

图 5-3-64.1　胸廓入口处食管旁淋巴结

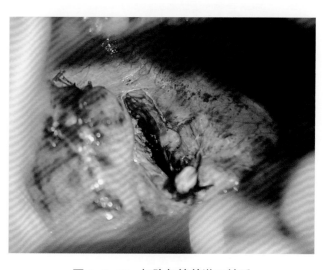

图 5-3-65　切除气管前淋巴结后

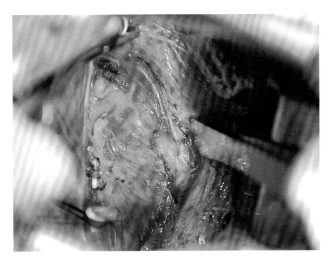

图 5-3-66　保护左喉返神经，清扫周围淋巴结

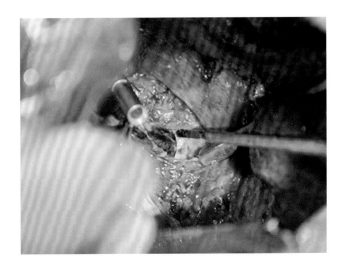

图 5-3-67.1　清扫左喉返神经旁淋巴结

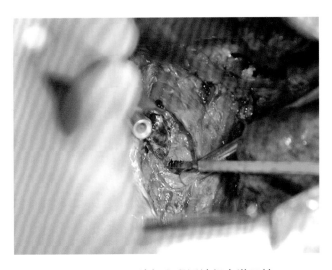

图 5-3-67.2　清扫左喉返神经旁淋巴结

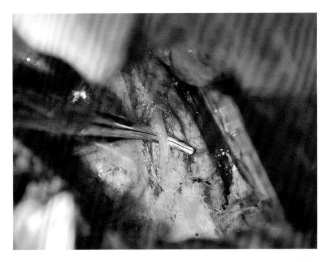

图 5-3-68　在奇静脉左缘与胸主动脉右缘之间寻找胸导管

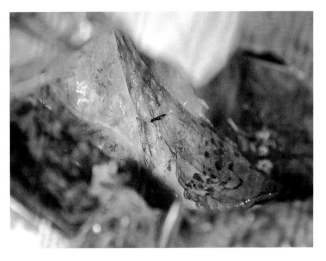

图 5-3-69　用丝线结扎胸导管

利用牵引线将管状胃上提至胸腔（图 5-3-70），注意预置的方向标记线，勿将管状胃扭转，以免因缺血造成坏死。上提管状胃时，要注意力度适中，勿使方向标记线撕裂胃壁浆膜层。在管状胃顶端切开一小切口作为吻合器导入口（图 5-3-71），用 3 把 Allis 钳固定并撑开吻合器导入口，通过导入口将吻合器套管置入管状胃内（图 5-3-72）。从管状胃预定吻合位置旋出中心杆（图 5-3-73），拔除锥形器（图 5-3-74），对合吻合器套管及钉砧头使其相连（图 5-3-75）。转动吻合器主体机尾端的旋钮，调整吻合器套管与钉砧头之间距离（图 5-3-76），使食管断端及管状胃紧密相连。激发吻合器，松开吻合器主体机尾端的旋钮，再次调整吻合器套管与钉砧头之间距离，从管状胃中撤出吻合器（图 5-3-77）。撤出吻合器时通过预置的

固定线带出胃管（图 5-3-78）。卸下吻合器钉砧头后，检查被切割的食管、管状胃两端的组织环是否完整（图 5-3-79）。如不完整，需用无创薇乔线间断缝合加固吻合口。将空肠营养管固定于胃管上（图 5-3-80），嘱巡回护士向外拔胃管，可将空肠营养管从鼻孔带出，同时将胃管重新放置在合适位置。通过吻合器导入口冲洗吻合口（图 5-3-81），观察冲洗液颜色，推断吻合时是否损伤血管造成吻合口出血。通过导入口观察吻合口腔内情况，并观察吻合口腔外情况（图 5-3-82）。观察吻合口无异常后，用切割缝合器切除导入口（图 5-3-83）及多余的管状胃（图 5-3-84），用无创薇乔线加固断端（图 5-3-85）。在切除淋巴结处置入可吸收胶原蛋白止血海绵（图 5-3-86）。冲洗胸腔，放置胸腔引流管。关胸。

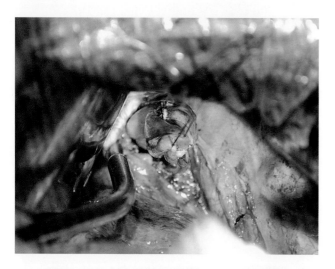

图 5-3-70　利用牵引线将管状胃上提至胸腔

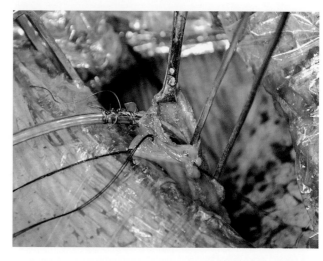

图 5-3-71.2　在管状胃顶端切开小切口作为吻合器导入口

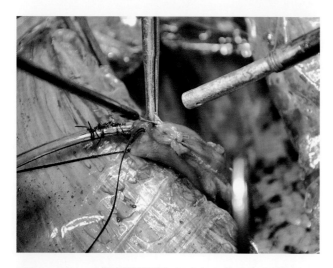

图 5-3-71.1　在管状胃顶端切开小切口作为吻合器导入口

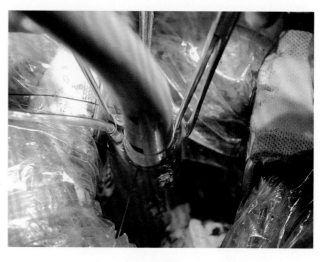

图 5-3-72　将吻合器套管置入管状胃内

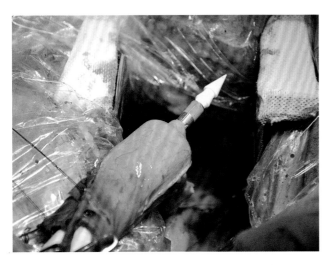

图 5-3-73 从管状胃预定吻合位置旋出中心杆

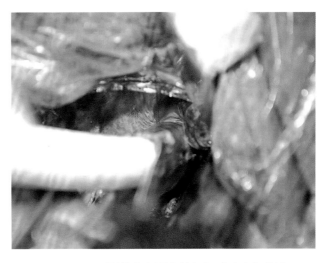

图 5-3-76 调整吻合器套管与钉砧头之间距离

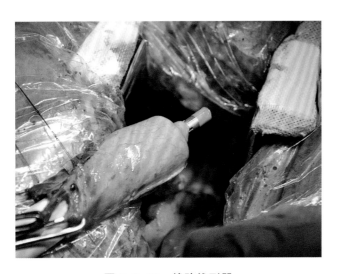

图 5-3-74 拔除锥形器

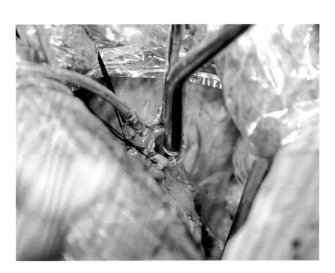

图 5-3-77 激发吻合器后，撤出吻合器

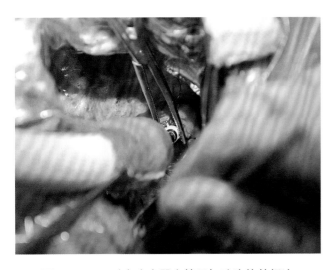

图 5-3-75 对合吻合器套管及钉砧头使其相连

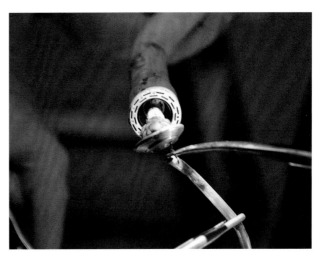

图 5-3-78 撤出吻合器时顺势带出胃管

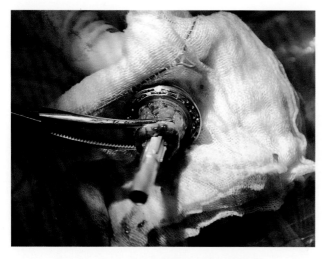

图 5-3-79　检查吻合器钉砧头的吻合环

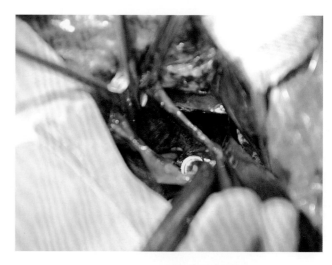

图 5-3-82.1　从腔内观察吻合口

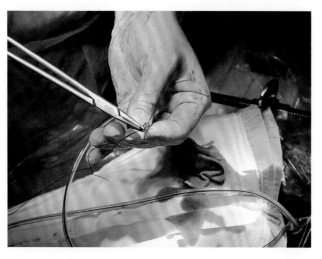

图 5-3-80　将空肠营养管固定于胃管上

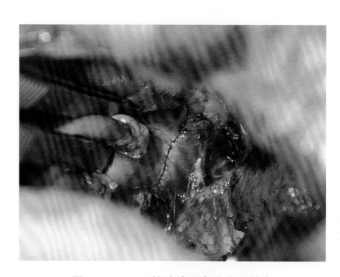

图 5-3-82.2　从腔外观察吻合口前方

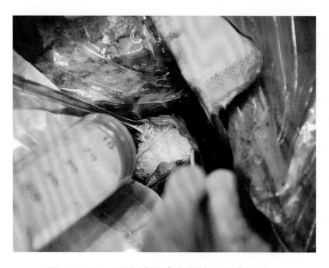

图 5-3-81　用注射器冲洗胃腔，观察吻合口

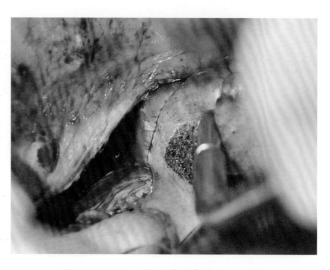

图 5-3-82.3　从腔外观察吻合口后方

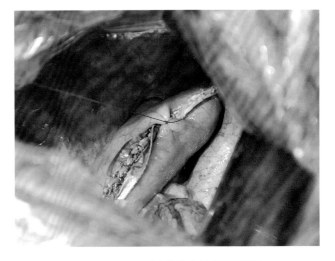

图 5-3-85.1　间断缝合管状胃断端

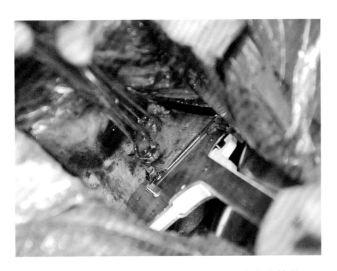

图 5-3-83　用切割缝合器闭合导入口及多余的管状胃

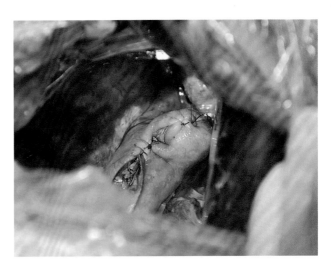

图 5-3-85.2　间断缝合管状胃断端

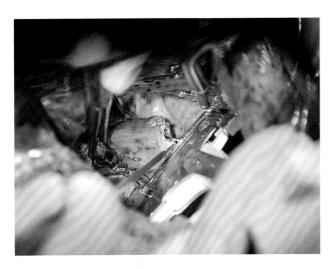

图 5-3-84　切除多余的管状胃

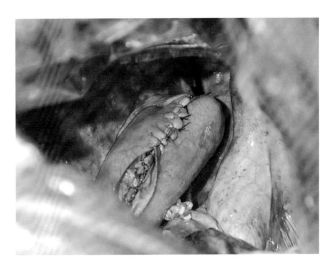

图 5-3-85.3　间断缝合管状胃断端

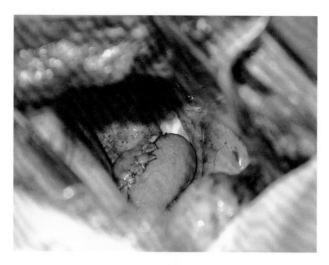

图 5-3-86.1　原胸廓入口处食管旁淋巴结区域置入可吸收胶原蛋白止血海绵

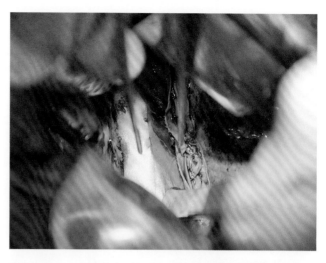

图 5-3-86.2　原隆突下淋巴结区域置入可吸收胶原蛋白止血海绵

第四节　胸腹腔镜下上腹右胸食管癌切除胸内吻合术（微创 Ivor-Lewis 手术）

一、腹部操作（图5-4-1至图5-4-15）

患者先平卧位，腹腔镜下对胃大弯侧及胃底的游离、胃左血管的离断和淋巴结清扫、胃小网膜囊的处理模块与微创 McKeown 手术的腹腔镜操作完全相同。除此以外，微创 Ivor-Lewis 手术处理食管裂孔又与 McKeown 手术不同，因胸段食管并未游离，而且选取 Ivor-Lewis 手术大多都是因为胸下段食管癌或胃食管交界部肿瘤，肿瘤往往侵及了腹段食管，游离至裂孔下方的腹段食管对解剖提出更高要求。需坚持无瘤原则，充分游离裂孔附近的腹段食管直至食管胸段。下面将重点阐述腹段食管的游离与离断模块。

腹段食管的游离与离断： 当离断胃左血管后，助手将胃继续上挑，可充分显露胃底后壁及腹段食管后壁。紧贴腹主动脉前方进行游离，完整切除系膜。有时可遇到发自于脾动脉的胃后血管，在分支血管根部予以离断。当游离至腹段食管进入裂孔后，继续向上为胸段食管，此时见到主动脉与食管之间脂肪突然变少为进入胸段食管的重要标志。游离腹

段食管后壁后顺势游离裂孔左侧，处理胃膈韧带，显露膈肌脚，分离左侧膈肌脚与食管之间的间隙，此时还可处理一部分食管前壁。当处理完小网膜囊之后，顺势向上分离右侧膈肌脚与腹段食管之间的连接，再游离右侧前壁与左侧汇合，进入食管裂孔后，可看到食管周围的疏松间隙，即为进入纵隔的标志。可适当紧贴胸段食管游离一定长度，确保腹段食管有一定的活动度，方便离断。离断腹段食管之前请巡回护士或麻醉医师协助向上退回胃肠减压管至预计吻合的食管位置上方。使用切割缝合器离断腹段食管，向下牵开游离完成的胃，显露裂孔处离断的食管近端，此时食管因弹性回缩至裂孔上方，牵拉食管断端，腔镜下缝合留置缝线，经主操作孔牵出。待重建消化道时，此牵引线经腹部小切口牵出，与裁切好的管状胃顶端通过缝线相连。经腹部小切口制作细管状胃与经空肠造瘘留置营养管模块与微创 McKeown 手术完全相同。

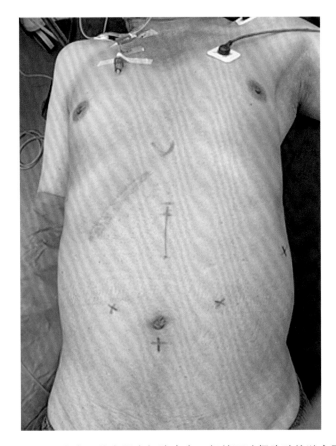

图 5-4-1　患者既往有胆囊切除病史，仍然可选择腹腔镜游离胃

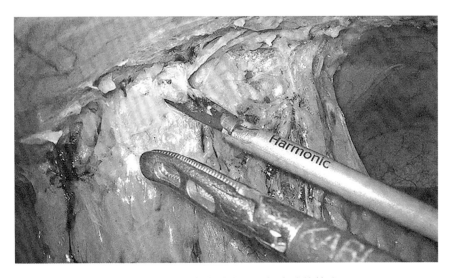

图 5-4-2　分离腹腔内网膜与腹壁的粘连

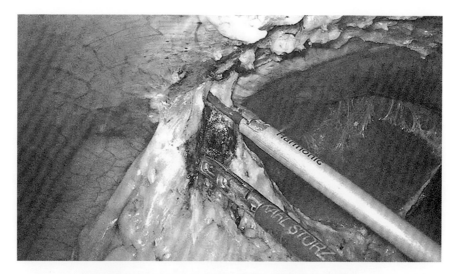

图 5-4-3　可见粘连基本位于原腹壁切口下方

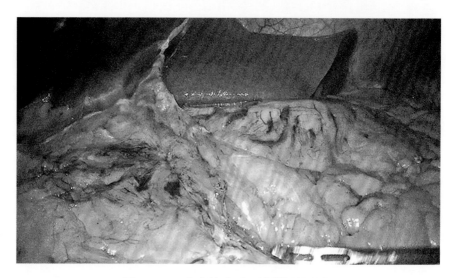

图 5-4-4　分离粘连后开始进行胃游离

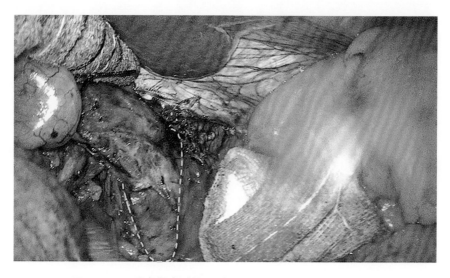

图 5-4-5　游离胃完成后，充分显露腹段食管及膈裂孔处

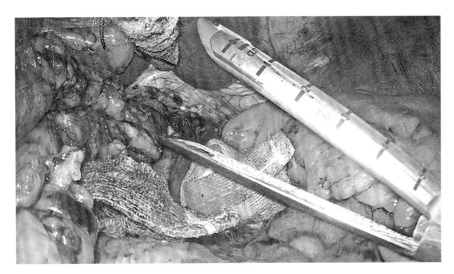

图 5-4-6　嘱巡回护士退回胃肠减压管至胸段食管，使用切割缝合器离断腹段食管，如遇到胃食管交界部肿瘤累及腹段食管，可在肿瘤下方的胃底或胃体部使用多把切割缝合器离断胃

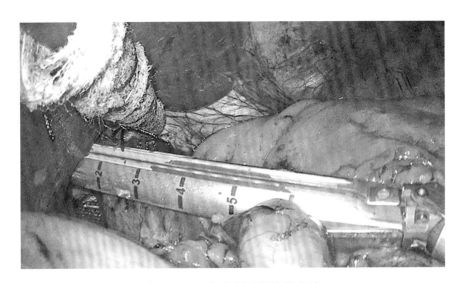

图 5-4-7　闭合并离断腹段食管

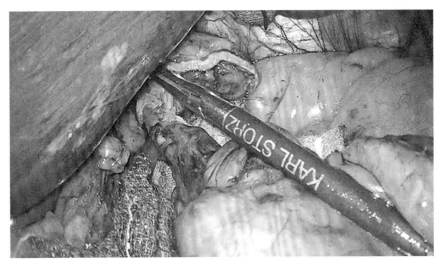

图 5-4-8　受限于腹腔镜 Trocar 孔的角度，有时一把切割缝合器不足以离断腹段食管

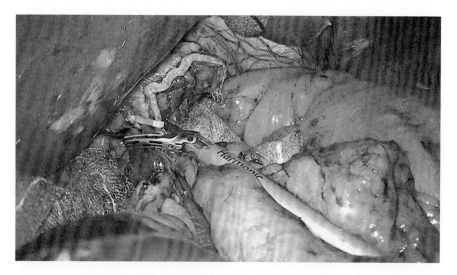

图 5-4-9　Hem-o-lok 夹闭，远端超声刀离断

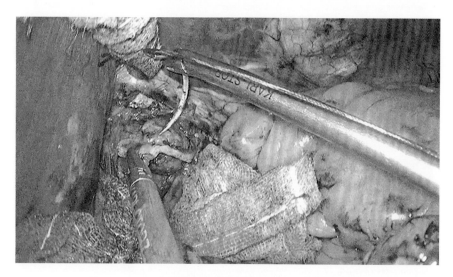

图 5-4-10　在被离断的食管近端缝线，留作牵引用

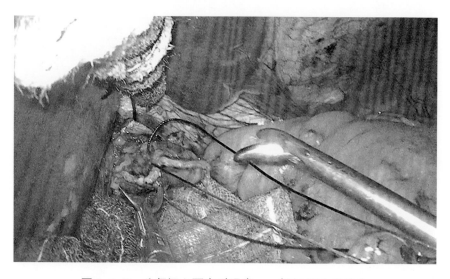

图 5-4-11　为保证必要牵引强度，一般行"8"字缝合

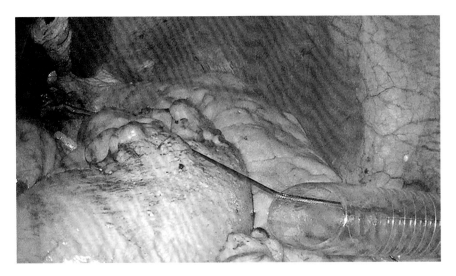

图 5-4-12 缝线经 Trocar 孔牵出

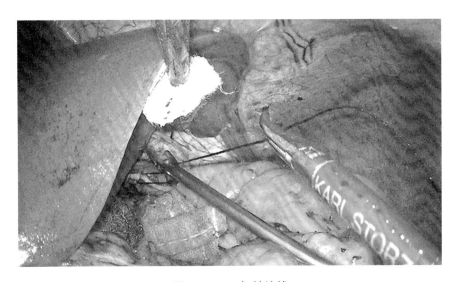

图 5-4-13 打结缝线

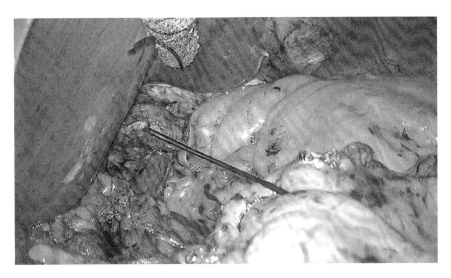

图 5-4-14 Ivor-Lewis 手术腹腔镜操作完成

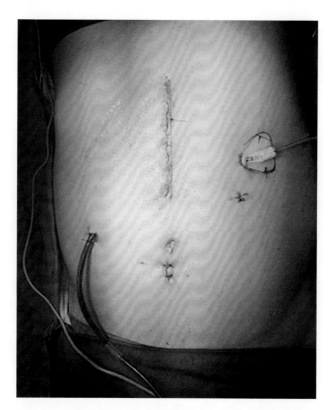

图 5-4-15　制作管状胃及留置空肠造瘘管与 McKeown 手术无异。图为腹部切口关闭后

二、胸腔操作（图5-4-16至图5-4-63）

胸腔操作主要包括食管的游离、淋巴结清扫以及胃食管胸内吻合。胸腔镜下 Ivor-Lewis 手术的麻醉通常采用双腔支气管插管，体位仍然选择侧俯卧位。一般在隆突上方行食管胃端侧吻合，游离中下段食管仍可采用微创 McKeown 手术胸腔镜操作部分的四孔法。一旦食管游离及清扫淋巴结完成后，将手术床向背侧倾斜，取侧卧位，将第4、第6肋间的 Trocar 孔相连，经第4肋间进入胸腔。有时预计吻合位置较低的话，也可将第4肋间的 Trocar 孔改在第5肋间，转开放操作时经第5肋间切口进入。胸腔操作的食管游离和淋巴结清扫部分亦可采取三孔法，类似于肺腔镜手术的三孔法，主切口位于第4或第5肋间，长4~8 cm。有时为了缩短主切口长度，也可不连接第4、第6肋间的 Trocar 孔，直接在第4肋间另行小切口。第4肋间的小切口对于满足吻合口在胸中段或胸顶放置荷包钳和圆形吻合器是足够的。

游离食管时先从下段食管后壁开始。分离主动脉与食管之间的间隙，行至裂孔处，当切开胸膜后可与腹腔相通，此时可看到食管断端以及缝线。将部分缝线牵入胸腔，靠近食管侧离断。向上牵拉食管，依次从食管前壁及左侧系膜开始自下向上游离。因可多角度牵拉食管断端，下段食管的游离相对容易。当游离至食管与隆突之间时，同样遵循"先游离、后清扫"的原则，分离食管与隆突下淋巴结包膜外之间的间隙。对于胃食管交界部肿瘤来说，游离至隆突上方行胸内吻合已然足够。对于食管鳞癌来说，建议继续向上游离直至胸顶，以方便清扫上纵隔淋巴结。清扫膈上、食管周围、隆突下及左肺门淋巴结与 McKeown 手术相同。双腔支气管插管对左侧气管食管旁沟（左侧喉返神经胸内段）显露困难，故此区内有可疑淋巴结转移或需清扫此区的患者，不建议选择 Ivor-Lewis 手术。

当游离食管至合适位置后，距离游离顶点远端1 cm放置荷包钳，并预留荷包线。紧贴荷包钳离断远端食管。松开荷包钳后，吸净食管内的消化液，用碘伏纱条适当清洁食管腔内，碘伏可起到一定润滑作用。放置圆形吻合器钉砧头，收紧荷包线并固定，如固定不满意可额外再绕线或缝线固定。此时经裂孔将管状胃牵入胸腔，预估吻合的管状胃后壁位置，切开管状胃顶端，适当用碘伏棉球清洁并润滑，经管状胃顶端放入圆形吻合器，经后壁穿出引

导针，与钉砧头对合。缓慢闭合吻合器后激发，取出吻合器后检查食管断端及胃壁吻合环是否完整，经胃断端从腔内观察有无吻合口出血等，适当使用麻黄碱盐水冲洗吻合口，方便观察。确认吻合满意后使用切割缝合器闭合胃断端，检查吻合口外壁，此时可加固缝合1~2针，将管状胃浆肌层悬吊于吻合口上方的纵隔胸膜上。胃断端给予缝合包埋2~3针。嘱巡回护士向下放置好胃肠减压管至合适位置。冲洗并检查创面，放置引流管，关闭切口。

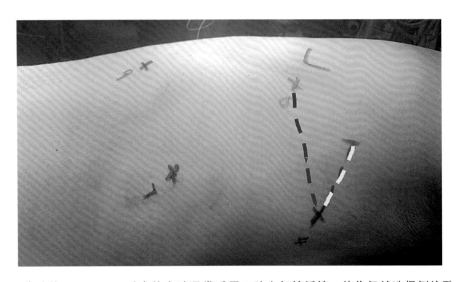

图 5-4-16　胸腔镜下 Ivor-Lewis 手术的麻醉通常采用双腔支气管插管，体位仍然选择侧俯卧位。游离中下段食管仍可采用微创 McKeown 手术胸腔镜操作部分的四孔法。一旦食管游离及清扫淋巴结完成后，将手术床向背侧倾斜，取侧卧位，将第4、第6肋间的 Trocar 孔相连（红色虚线），经第4肋间进入胸腔。有时预计吻合位置较低的话，也可将第4肋间的 Trocar 孔改在第5肋间，转开放操作时经第5肋间切口进入。此外，胸腔操作的食管游离和淋巴结清扫部分亦可采取三孔法，类似于肺腔镜手术的三孔法，主切口位于第4或第5肋间（黄色虚线），长4~8 cm

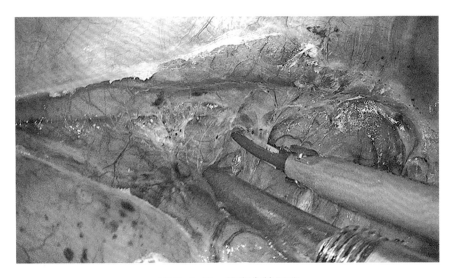

图 5-4-17　游离食管后壁

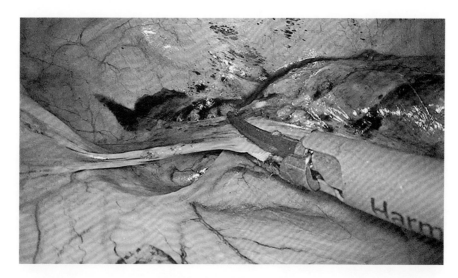

图 5-4-18　切开下肺韧带

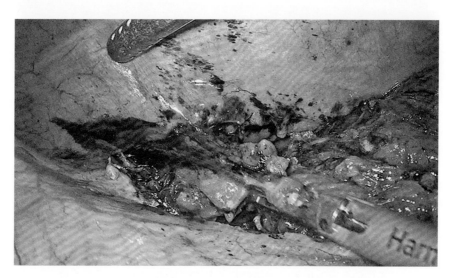

图 5-4-19　游离膈肌裂孔，与腹腔相通，隐约可见食管断端

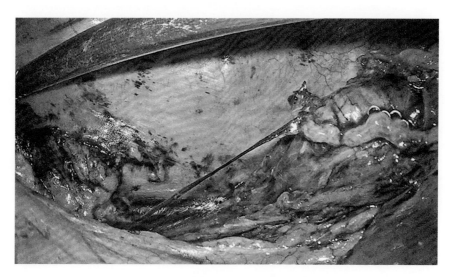

图 5-4-20　将食管断端拖入胸腔，剪断留置线

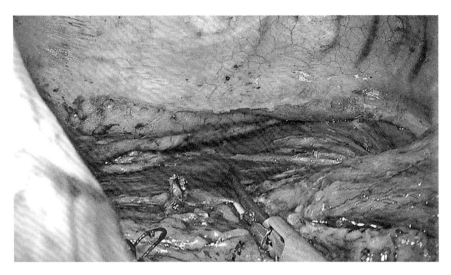

图 5-4-21　向上牵拉食管断端，游离食管系膜

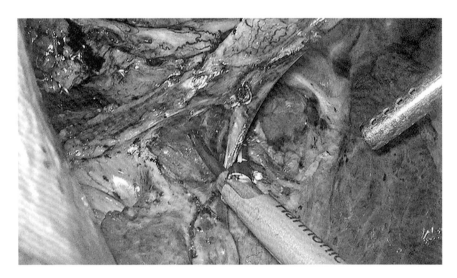

图 5-4-22　游离食管与下肺韧带之间的间隙

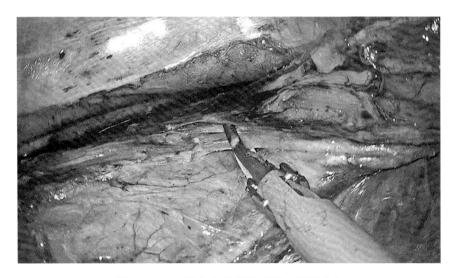

图 5-4-23　游离食管前壁系膜，显露心包

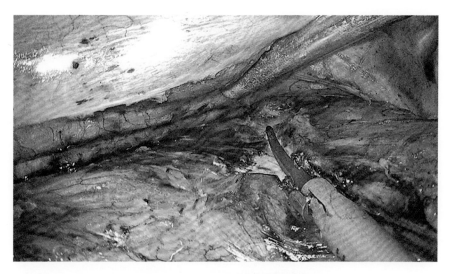

图 5-4-24　向上继续游离食管

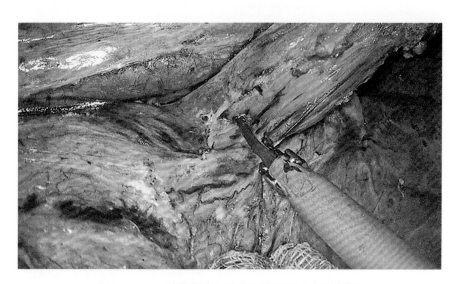

图 5-4-25　游离食管与隆突下淋巴结之间的间隙

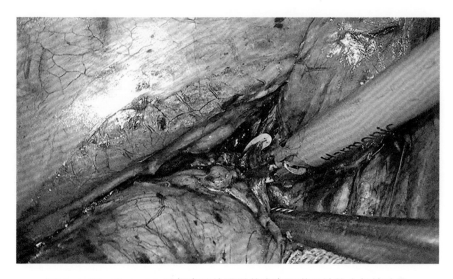

图 5-4-26　Hem-o-lok 及超声刀处理滋养隆突下淋巴结的支气管动脉

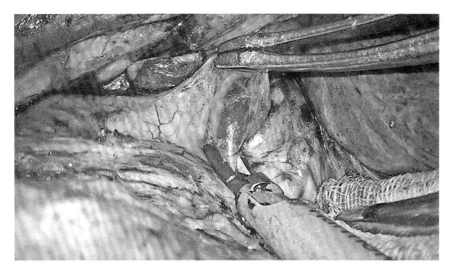

图 5-4-27　清扫隆突下淋巴结，从右主支气管侧开始清扫

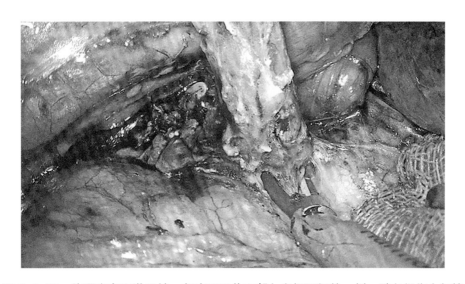

图 5-4-28　处理隆突下淋巴结，超声刀工作面朝向空间开阔的一侧，避免损伤支气管

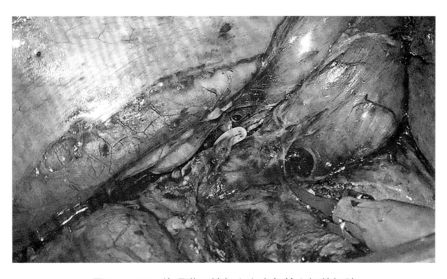

图 5-4-29　处理淋巴结与左主支气管之间的间隙

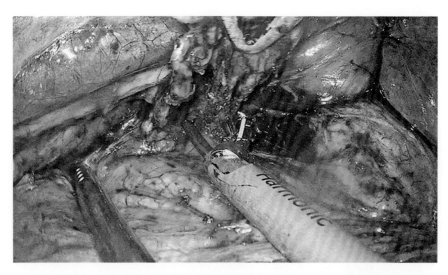

图 5-4-30　一并清扫左肺门淋巴结，直至左下肺静脉上方

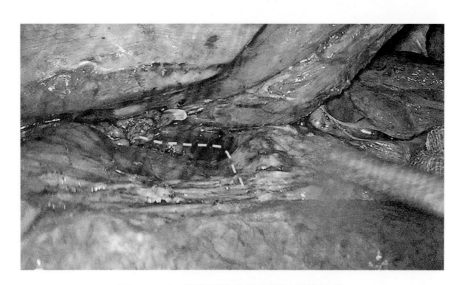

图 5-4-31　隆突下及左肺门淋巴结清扫后

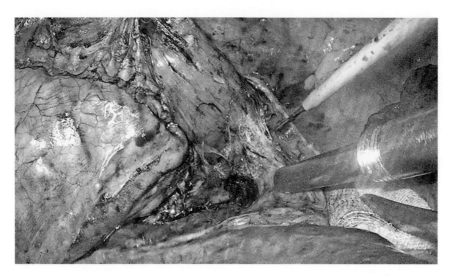

图 5-4-32　夹闭切断奇静脉后，游离食管与隆突之间的间隙，拟在此位置行食管胃端侧吻合

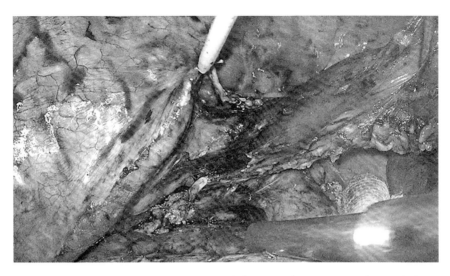

图 5-4-33　显露食管与奇静脉弓之间，可不必继续向上游离，以免损伤待吻合食管近端的血供

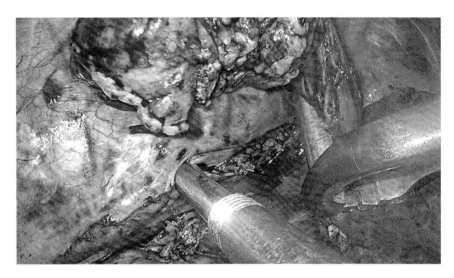

图 5-4-34　距病变上缘 5 cm 以上食管放置荷包钳

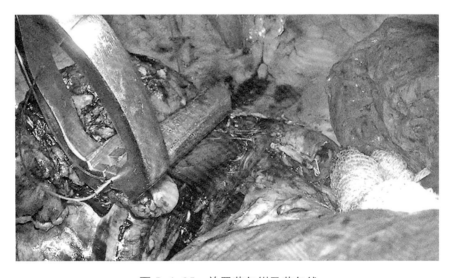

图 5-4-35　放置荷包钳及荷包线

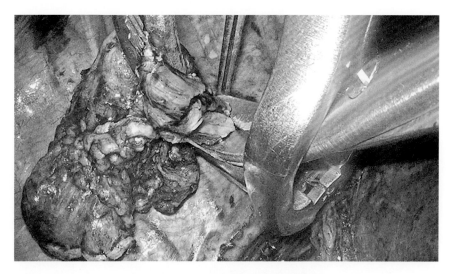

图 5-4-36　在荷包钳远端切断食管

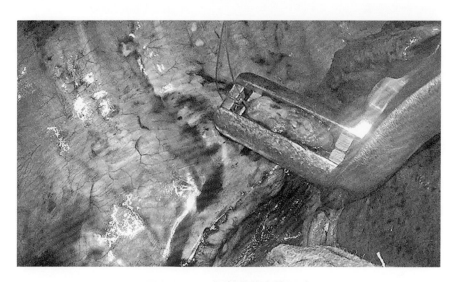

图 5-4-37　切断后的食管近端

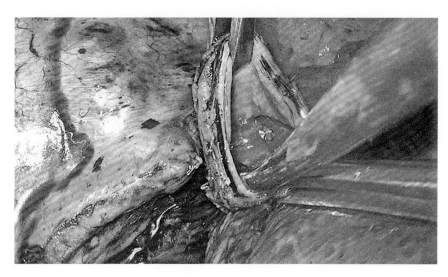

图 5-4-38　松开荷包钳，检查食管腔内，吸除消化液

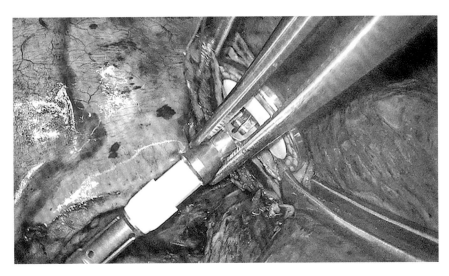

图 5-4-39　放置圆形吻合器钉砧头

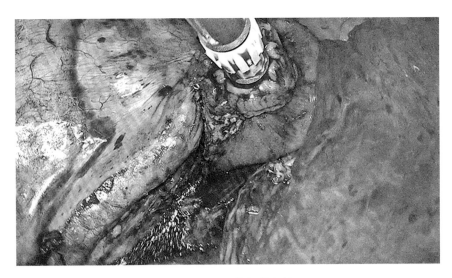

图 5-4-40　收紧荷包线

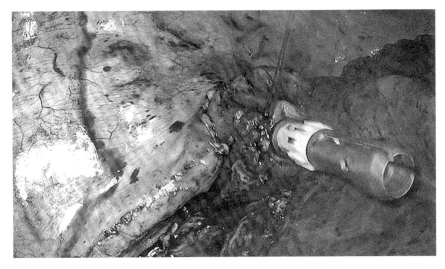

图 5-4-41　荷包线收紧打结

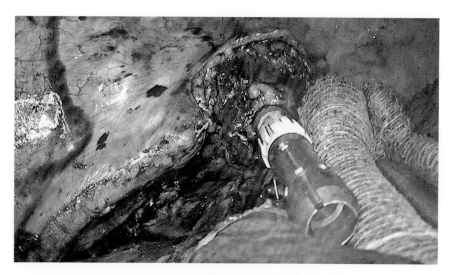

图 5-4-42　食管近端钉砧头放置完毕

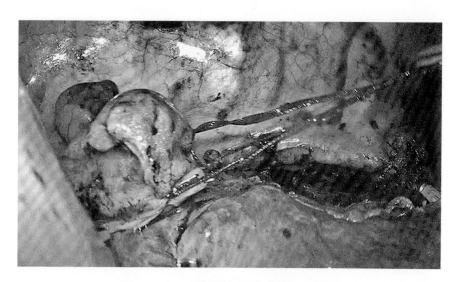

图 5-4-43　经膈裂孔将管状胃拖入胸腔

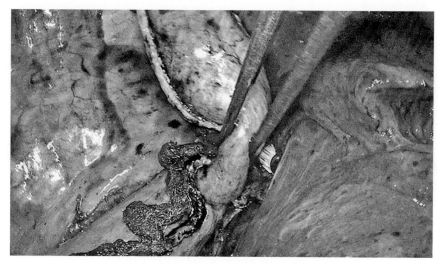

图 5-4-44　预判管状胃与食管吻合的位置

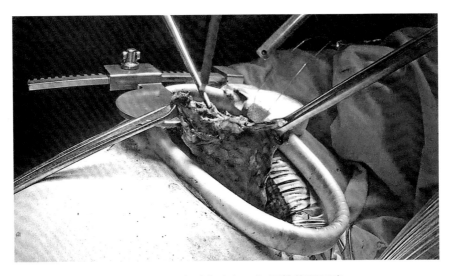

图 5-4-45　经胸部主切口切开管状胃顶端

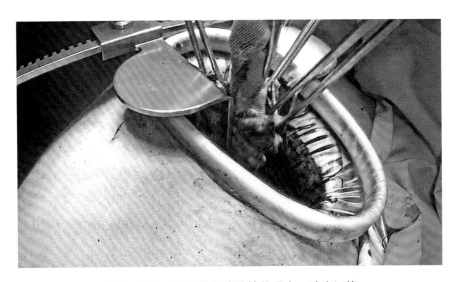

图 5-4-46　碘伏纱条擦洗管状胃内，减少污染

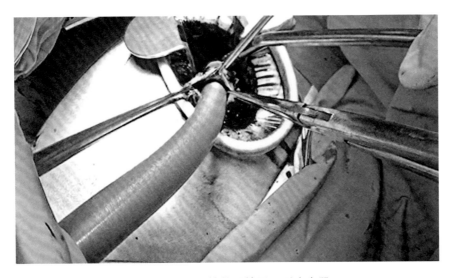

图 5-4-47　经管状胃放置圆形吻合器

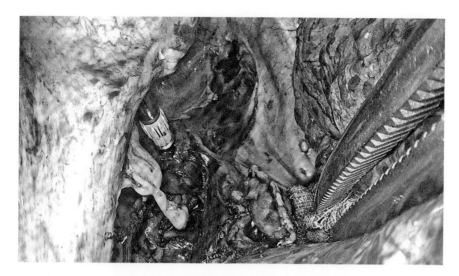

图 5-4-48　对合吻合器与钉砧头，进行吻合

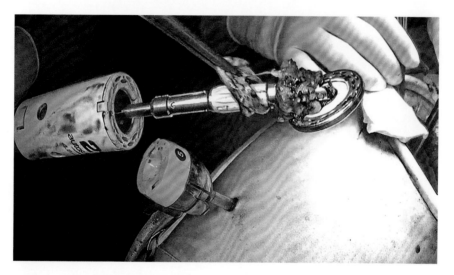

图 5-4-49　吻合完毕后取出吻合器，检查胃壁吻合环与食管断端是否完整

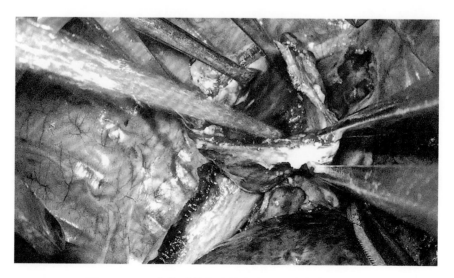

图 5-4-50　麻黄碱盐水冲洗吻合口，观察有无出血

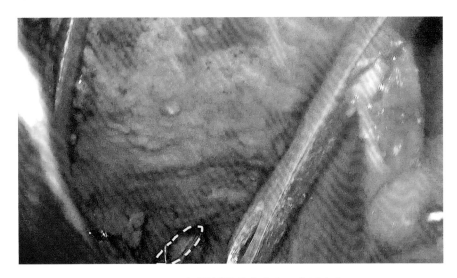

图 5-4-51 经胃断端观察吻合口有无出血

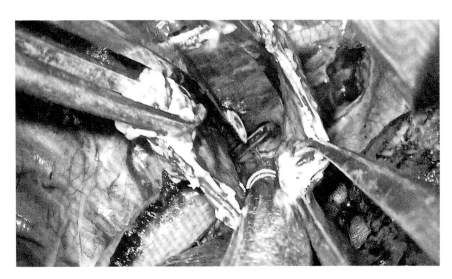

图 5-4-52 巡回护士经鼻放置胃肠减压管，头端放置于距吻合口远端 10 cm 以上，此时可经胃断端观察到胃肠减压管

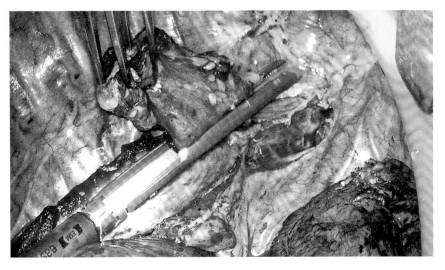

图 5-4-53 切割缝合器蓝色钉仓闭合胃断端

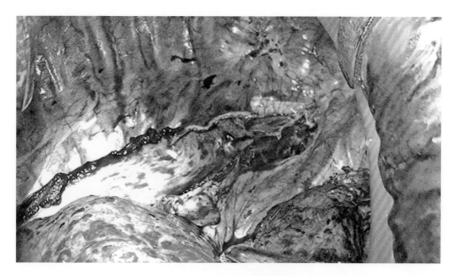

图 5-4-54　闭合胃断端后

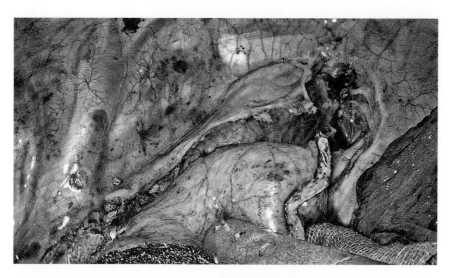

图 5-4-55　检查吻合口后壁

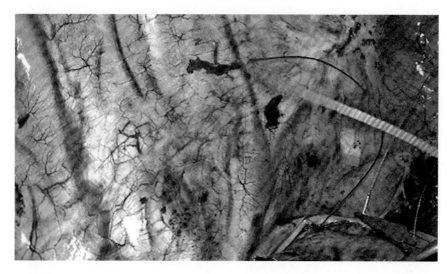

图 5-4-56　缝合加固吻合口后壁，将吻合口周围的胃壁浆肌层与吻合口上方的纵隔胸膜进行缝合，起
到悬吊吻合口的作用，进一步减轻吻合口张力

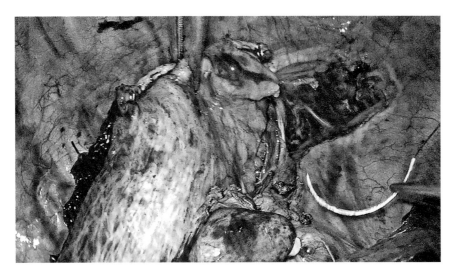

图 5-4-57　检查吻合口前壁，并进行加固缝合

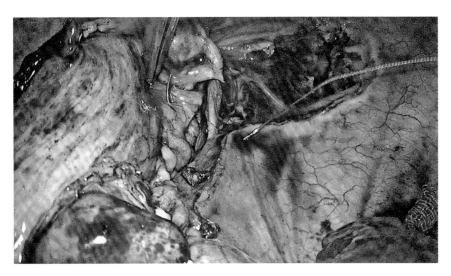

图 5-4-58　同样将吻合口周围的胃壁浆肌层、食管肌层与纵隔胸膜进行缝合，起到悬吊固定吻合口的作用

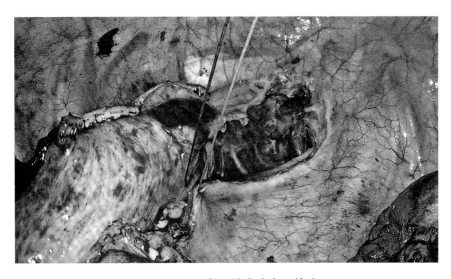

图 5-4-59　加固缝合吻合口前壁

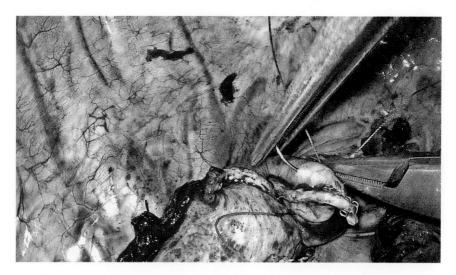

图 5-4-60　加固缝合经切割缝合器处理过后的胃断端，通常包埋 2~3 针

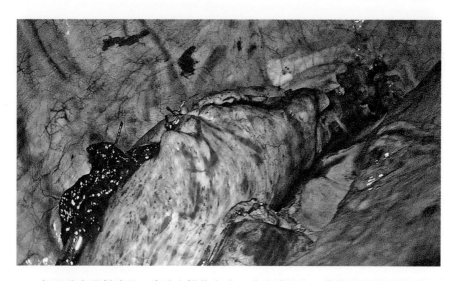

图 5-4-61　加固缝合胃断端后，胸腔内操作完成，冲洗并检查，放置引流管然后关闭胸腔切口

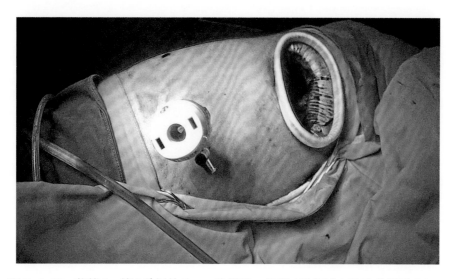

图 5-4-62　将第 4、第 6 肋间的 Trocar 孔相连，经第 4 肋间进入胸腔的辅助小切口

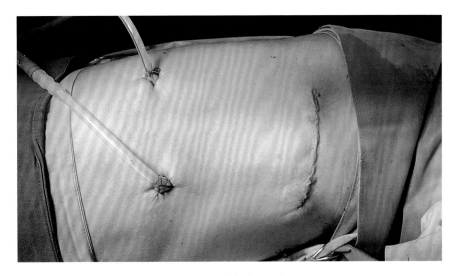

图 5-4-63　胸部切口关闭后

第五节　经左胸食管癌切除术

优势

- 对胸下段食管显露良好。
- 通过膈肌切口较易分离脾胃韧带，较易清扫贲门旁淋巴结。
- 较易切除贲门处巨大肿瘤。
- 摆体位铺单一次完成，缩短手术时间。

不足

- 对胸上段食管显露不佳。
- 损伤膈肌，影响肺功能较严重。
- 不利于清扫双侧上纵隔及腹腔干动脉旁、肝总动脉旁等腹腔淋巴结。
- 分离主动脉弓后食管床时需要钝性分离，有潜在风险，尤其食管病变与主动脉弓关系密切时，风险较大。

手术步骤

1. 开胸游离食管

根据食管肿瘤位置及术者经验，经第 6 或第 7 肋间后外侧切口入胸，该切口有利于充分显露胸下段食管及近端胃。开胸后首先探查胸腔，有无恶性胸腔积液，有无胸膜转移及肺转移，探查食管肿瘤能否切除。在确定肿瘤可切除后，分离胸下段食管，将食管及围绕食管的淋巴脂肪组织与心包、对侧胸膜组织及后方主动脉彻底分离，并用纱带绕过下段食管以助于显露术野（图 5-5-1）。分离的范围下至食管裂孔处（图 5-5-2），上至预定食管胃吻合处。分离过程中将胸下段食管周围淋巴结一并切除（图 5-5-3）。

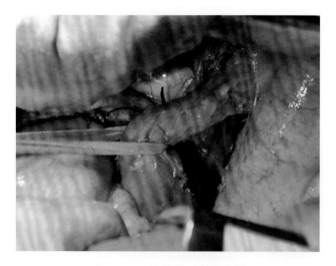

图 5-5-1　纱带绕过下段食管

食管断端冰冻病理有助于判断切缘的位置是否合适，因此可在预定吻合位置留置食管荷包钳（图5-5-4），并放置荷包线（图5-5-5）。在荷包钳以下水平切断食管（图5-5-6），远处食管断端用食管钳闭合，并切除断端标本（图5-5-7），送冰冻病理。切除断端时，应尽量保证标本呈完整的"O"形，以避免漏检（图5-5-8）。缝合远端食管断端，避免食管内容物外溢污染术野（图5-5-9）。

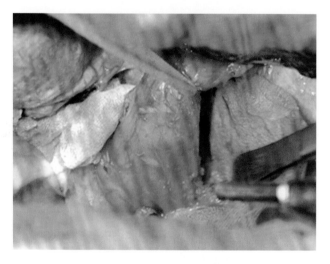

图 5-5-2　分离至食管裂孔

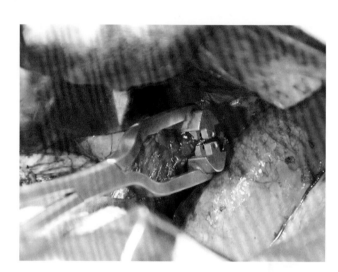

图 5-5-4　留置食管荷包钳

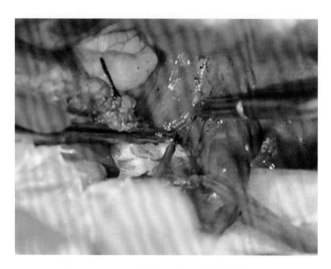

图 5-5-3　切除胸下段食管周围淋巴结

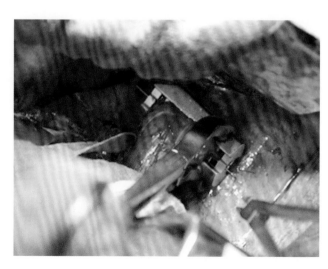

图 5-5-5　放置荷包线

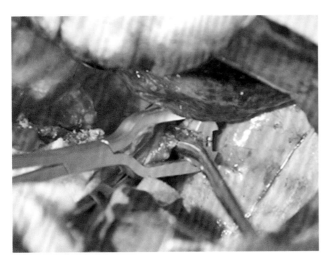

图 5-5-6　切断食管

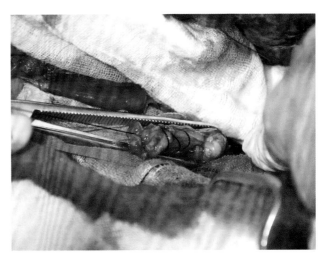

图 5-5-9　缝合远端食管断端

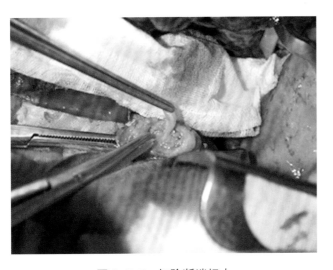

图 5-5-7　切除断端标本

2. 切开膈肌、制作管状胃

　　探查膈肌表面，在肝脾之间平行切口方向，沿膈肌前外侧向裂孔处切开膈肌（图 5-5-10），这个切口可能切断膈神经胸骨分支。还有其他切开膈肌的方式，例如围绕膈肌周边进行的大 C 形切口，旨在保护膈神经及其分支；还有在前侧分支和后侧分支之间进行的不同方向的膈肌切开法，都有利于保护膈神经的完整性。切开膈肌时应注意此处常有膈下动脉分支，需结扎处理。该膈肌切口可以尽量避免伤及膈神经主干。在切开膈肌同时，应注意近膈肌裂孔处有无贲门旁淋巴结及膈下淋巴结，如存在，则一并切除（图 5-5-11）。

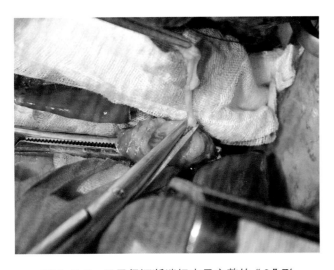

图 5-5-8　尽量保证断端标本呈完整的"O"形

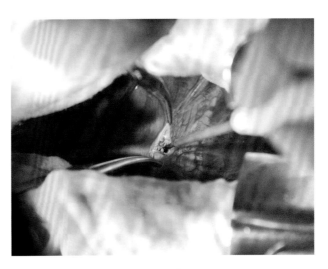

图 5-5-10.1　切开膈肌

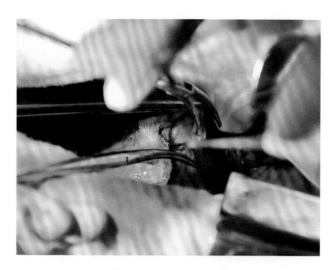

图 5-5-10.2　切开膈肌

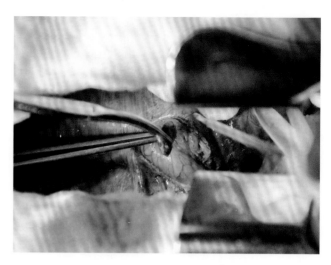

图 5-5-11.3　切除膈下淋巴结

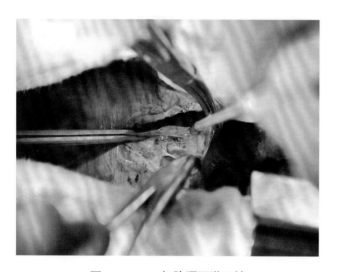

图 5-5-11.1　切除膈下淋巴结

充分分离食管周围，使其与膈肌裂孔完全分离。游离胃周围韧带（图 5-5-12）。自胃脾韧带和肝胃韧带最上缘开始向腹腔干方向游离，同时清扫胃周淋巴结（图 5-5-13）。用切割缝合器闭合胃左动静脉，或丝线结扎胃左动静脉（图 5-5-14）。

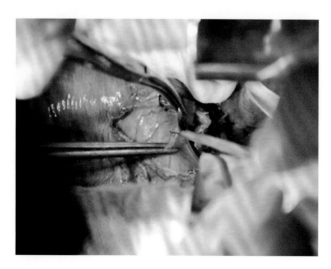

图 5-5-11.2　切除膈下淋巴结

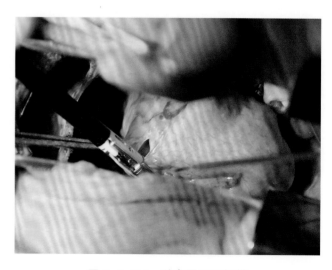

图 5-5-12.1　游离胃周围韧带

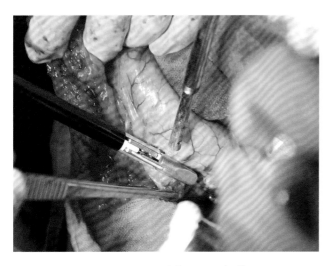

图 5-5-12.2　游离胃周围韧带

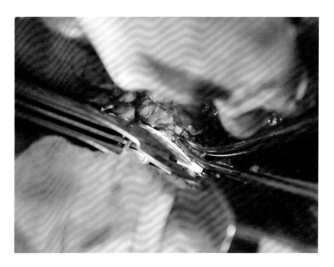

图 5-5-14.1　切断胃左动静脉

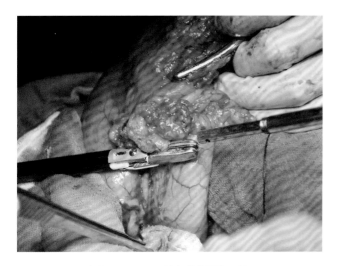

图 5-5-13.1　清扫胃周淋巴结

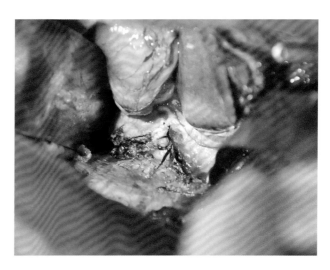

图 5-5-14.2　结扎胃左动静脉

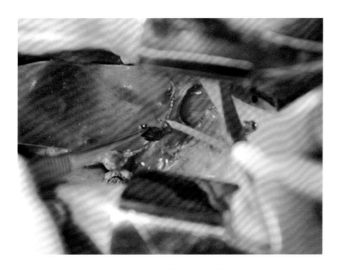

图 5-5-13.2　清扫胃周淋巴结

管状胃的制作：由于吻合位置通常位于胸下段，故管状胃的长度不必像三切口那样严格。从胃底开始，用切割缝合器将胃小弯与胃体离断，逐步操作至胃小弯处（图5-5-15）。用无创薇乔线加固两把切割缝合器交界处（图5-5-16），并用无创薇乔线加固缝合胃的浆肌层（图5-5-17），或用软式可吸收聚乙醇酸（PGA）材料奈维补片（NEOVEIL）加强管状胃断端强度（如前述）。

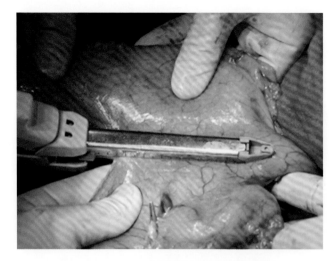

图 5-5-15.3　用切割缝合器制作管状胃

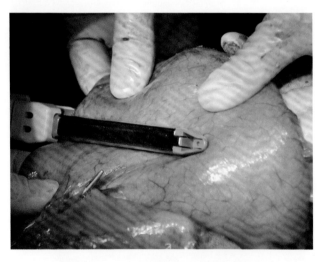

图 5-5-15.1　用切割缝合器制作管状胃

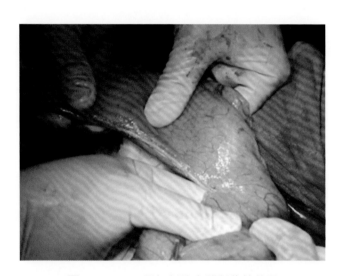

图 5-5-15.4　用切割缝合器制作管状胃

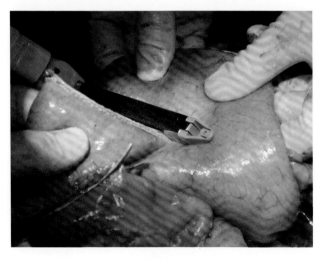

图 5-5-15.2　用切割缝合器制作管状胃

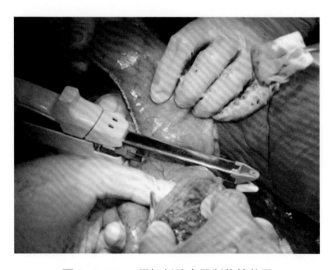

图 5-5-15.5　用切割缝合器制作管状胃

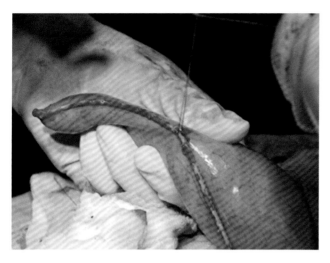

图 5-5-16.1　无创薇乔线加固两把切割缝合器交界处

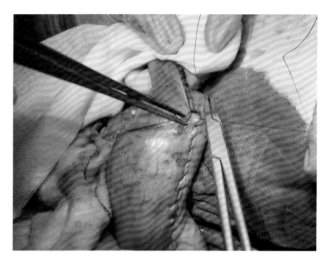

图 5-5-17.1　无创薇乔线加固缝合胃的浆肌层

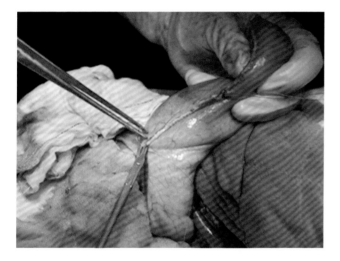

图 5-5-16.2　无创薇乔线加固两把切割缝合器交界处

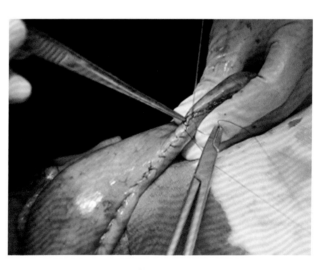

图 5-5-17.2　无创薇乔线加固缝合胃的浆肌层

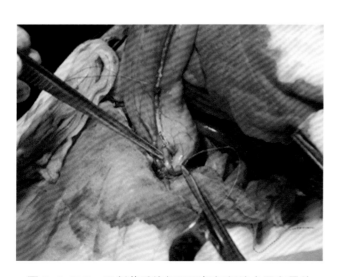

图 5-5-16.3　无创薇乔线加固两把切割缝合器交界处

3. 左胸腔内吻合

此时管状胃已准备完毕，如食管断端冰冻病理回报为阴性，则松开夹闭近端食管的荷包钳（图5-5-18），将吻合器钉砧头置入近端食管腔内，收紧荷包线打结（图5-5-19）。

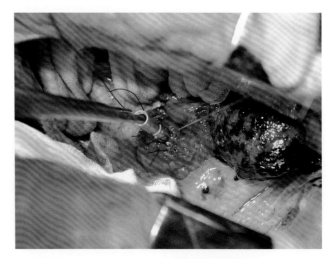

图 5-5-19.2　收紧荷包线打结

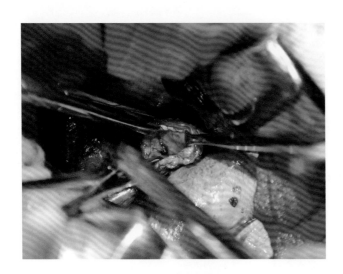

图 5-5-18　松开荷包钳

在管状胃顶端切开一小切口作为吻合器导入口（图5-5-20），用3把Allis钳固定并撑开吻合器导入口，通过导入口将吻合器套管置入管状胃内（图5-5-21）。从管状胃预定吻合位置旋出中心杆（图5-5-22），对合吻合器套管及钉砧头使其相连（图5-5-23），注意保护吻合口远端管状胃壁，避免远端胃壁被吻合器钉合。转动吻合器主体机尾端的旋钮，调整吻合器套管与钉砧头之间距离（图5-5-24），使食管断端及管状胃紧密相连。激发吻合器，松开吻合器主体机尾端的旋钮，再次调整吻合器套管与钉砧头之间距离，从管状胃中撤出吻合器（图5-5-25）。

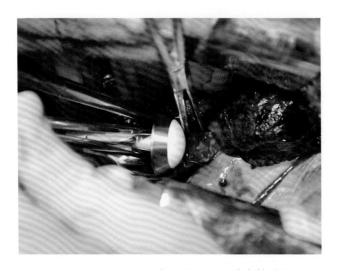

图 5-5-19.1　吻合器钉砧头置入近端食管腔内

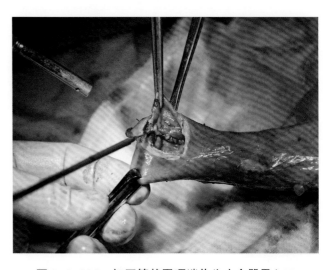

图 5-5-20.1　切开管状胃顶端作为吻合器导入口

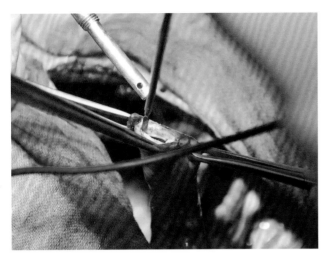

图 5-5-20.2　切开管状胃顶端作为吻合器导入口

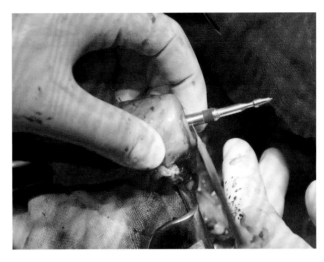

图 5-5-22.2　旋出中心杆

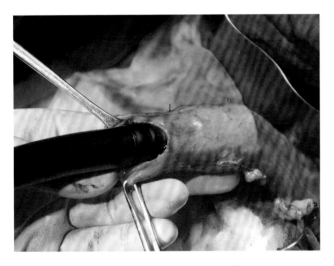

图 5-5-21　置入吻合器套管

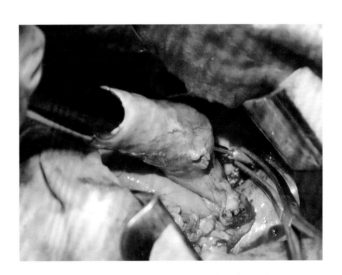

图 5-5-23　对合吻合器套管及钉砧头

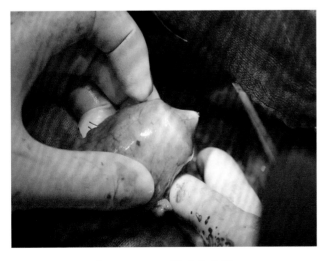

图 5-5-22.1　旋出中心杆

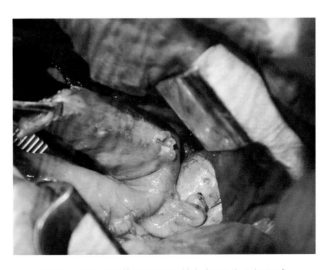

图 5-5-24　调整吻合器套管与钉砧头之间距离

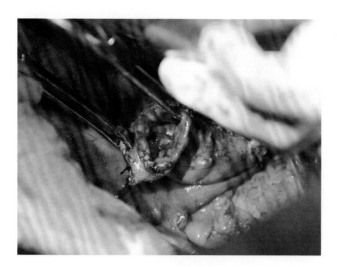

图 5-5-25　撤出吻合器

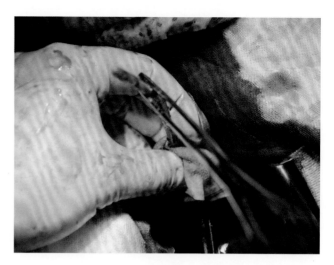

图 5-5-27　放置空肠营养管

通过吻合器导入口调整胃管位置（图 5-5-26），嘱巡回护士经鼻放置空肠营养管（图 5-5-27）。在腹腔引导空肠营养管，由于体位限制，将空肠营养管放至空肠内较为困难，尽量放至十二指肠远端。嘱巡回护士在体表分别固定胃管及肠内营养管。通过吻合器导入口冲洗吻合口，观察吻合口无出血及吻合钉脱落后（图 5-5-28），用切割缝合器闭合吻合器导入口（图 5-5-29）。切除多余管状胃（图 5-5-30），用无创薇乔线加固导入口断端（图 5-5-31）。

缝合膈肌切口（图 5-5-32），重建膈肌裂孔（图 5-5-33），使其能容纳 2 指，以保证进食通畅。

冲洗左胸腔，留置胸腔闭式引流管。关胸。

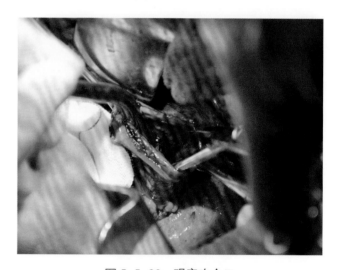

图 5-5-28　观察吻合口

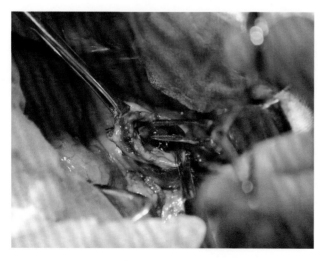

图 5-5-26　调整胃管位置

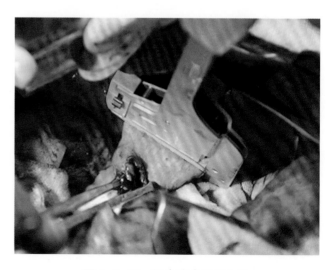

图 5-5-29　闭合吻合器导入口

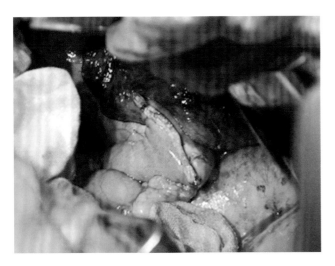

图 5-5-30　切除多余管状胃

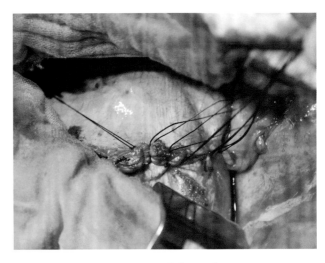

图 5-5-32　缝合膈肌切口

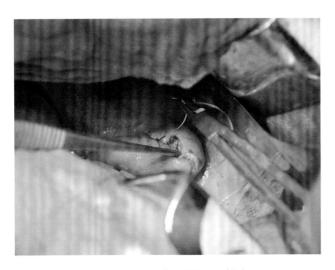

图 5-5-31.1　加固导入口断端

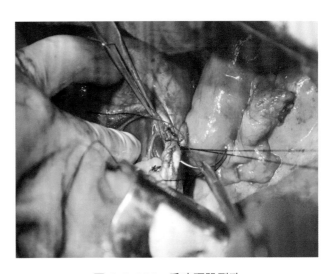

图 5-5-33.1　重建膈肌裂孔

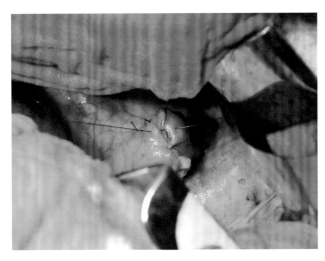

图 5-5-31.2　加固导入口断端

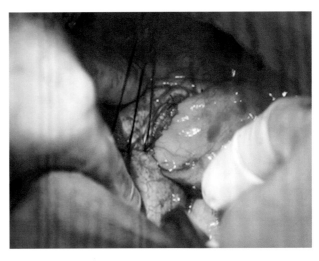

图 5-5-33.2　重建膈肌裂孔

第六节　经颈、腹食管内翻拔脱术

适应证

- 局限于食管黏膜，临床分期无淋巴结转移证据的早期肿瘤。
- 肿瘤位于颈段食管，术前检查胸段食管旁淋巴结无肿大者。
- 无法耐受开胸手术的高龄或肺功能差患者，且肿瘤仍未侵至食管纤维膜。

优势

- 对肺功能影响小。
- 可采用单腔气管插管麻醉。

不足

- 拔脱胸段食管易造成食管周围血管撕裂出血。
- 无法行胸段食管旁淋巴结清扫术，无法准确判断食管癌病理分期，因此建议在术前进行超声胃镜和 PET/CT 检查，以明确肿瘤浸润层次和周围淋巴结情况，以便增加手术治愈的机会。

手术步骤

1. 游离颈段食管

颈部一般选择左侧胸锁乳突肌内侧缘切口或沿皮纹的颈横切口（图 5-6-1）。游离皮瓣（图 5-6-2）并用丝线吊起皮瓣（图 5-6-3），显露术野。沿颈动脉内侧缘游离颈段食管（图 5-6-4）。游离颈段食管（图 5-6-5），并用纱条套过颈段食管，便于牵引。

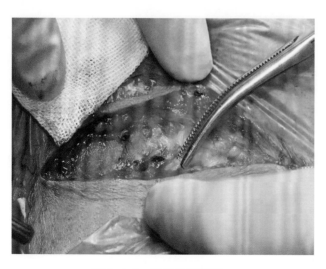

图 5-6-1　沿皮纹颈横切口

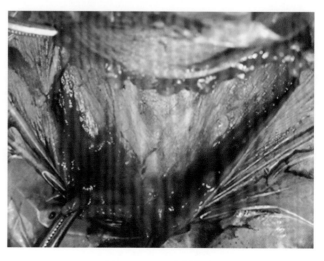

图 5-6-2　游离皮瓣

在食管近端预定吻合位置留置荷包线（图5-6-6），在荷包线以下水平切断食管（图5-6-7）。切断食管后取远端食管断端组织，送冰冻病理检查（图5-6-8）。封闭远端食管断端（图5-6-9），防止食管液外溢污染术野。冰冻病理回报为阴性后，将预置在食管内的胃管缝合固定于吻合器钉砧头上。将吻合器钉砧头置入近端食管腔内（图5-6-10），收紧荷包线打结（图5-6-11）。

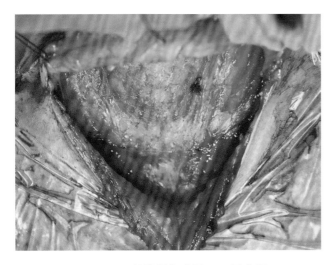

图 5-6-3　丝线吊起皮瓣，显露术野

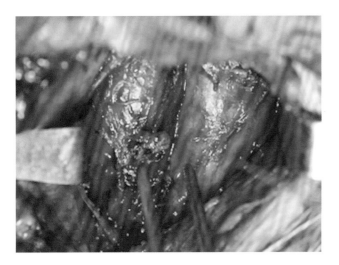

图 5-6-4　沿颈动脉内侧缘游离颈段食管

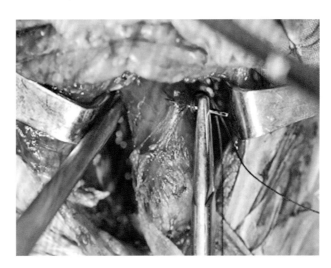

图 5-6-6.1　留置荷包线

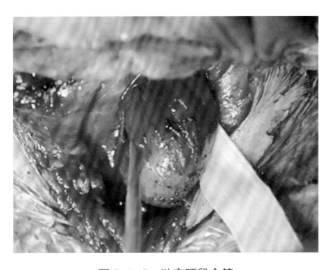

图 5-6-5　游离颈段食管

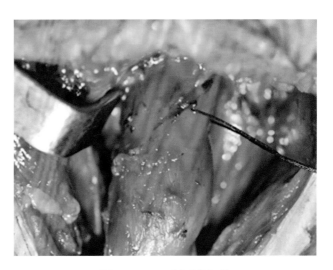

图 5-6-6.2　留置荷包线

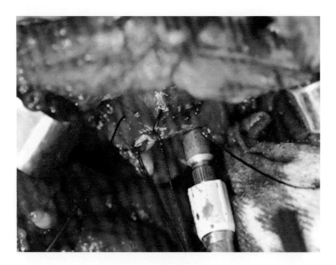

图 5-6-7　切断食管

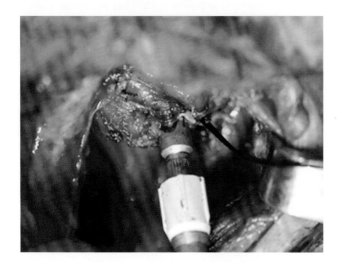

图 5-6-8　取远端食管断端组织

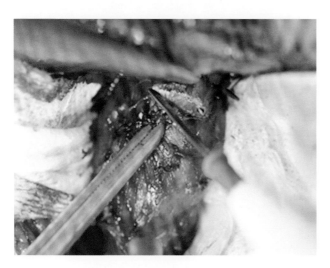

图 5-6-9　封闭远端食管断端

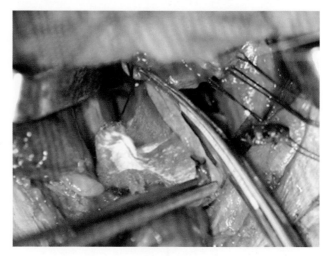

图 5-6-10　吻合器钉砧头置入近端食管腔内

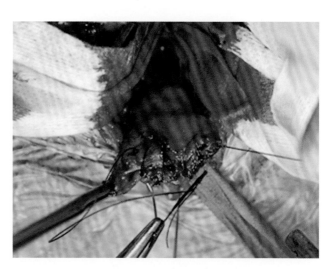

图 5-6-11　收紧荷包线

2. 腹部正中切口游离胃、制作管状胃

　　游离胃及制作管状胃操作同颈胸腹三切口手术。

　　与三切口手术类似，由于预行颈部吻合术，故应尽量保证管状胃的长度，通常保留胃底的最顶端（图5-6-12），以最大限度保证管状胃长度。从胃底开始，用切割缝合器将胃小弯与胃体离断，逐步操作至胃小弯处（图5-6-13）。用无创薇乔线加固缝合切割缝合器接口处（图5-6-14），用无创薇乔线加固缝合胃的浆肌层（图5-6-15），以减少术后管状胃断面渗血和瘘的可能性。

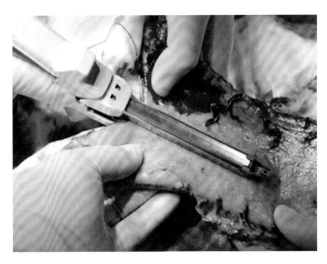

图 5-6-13.1　制作管状胃

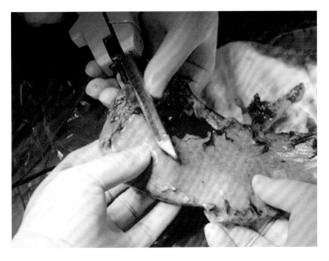

图 5-6-12.1　保留胃底最顶端

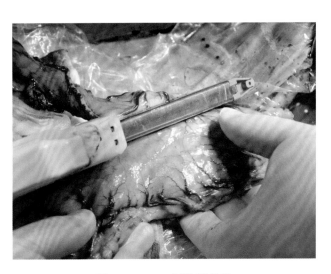

图 5-6-13.2　制作管状胃

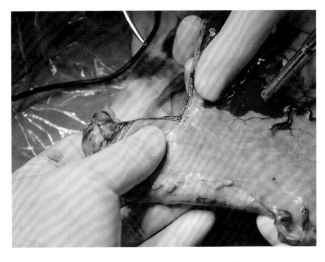

图 5-6-12.2　保留胃底最顶端

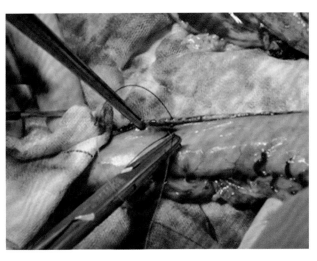

图 5-6-14.1　无创薇乔线加固缝合切割缝合器接口处

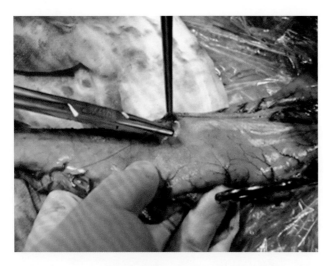

图 5-6-14.2　无创薇乔线加固缝合切割缝合器接口处

3. 内翻拔脱胸段食管

用手指经颈部切口向下游离胸上段食管周围附着组织，经食管裂孔向上游离胸下段食管周围附着组织，尽量紧贴食管纤维外膜，以减少损伤邻近组织概率。经颈段食管远端断端处切开一置入口（图5-6-16），置入食管剥脱器（图5-6-17），向下推进食管剥脱器，使其末端到达贲门断端处（图5-6-18），将贲门断端与食管剥脱器紧密固定（图5-6-19）。

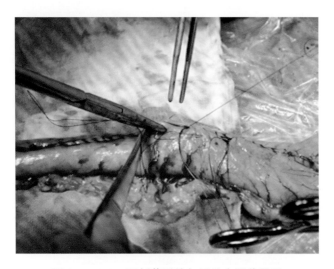

图 5-6-15.1　无创薇乔线加固缝合胃浆肌层

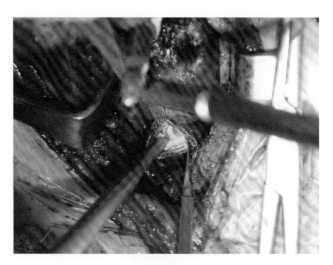

图 5-6-16　切开颈段食管远端作为置入口

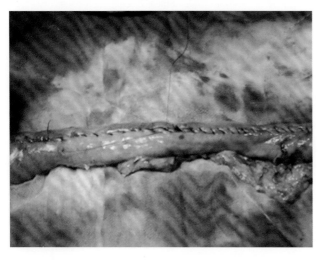

图 5-6-15.2　无创薇乔线加固缝合胃浆肌层

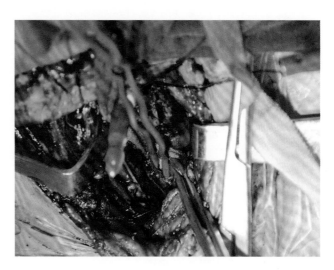

图 5-6-17　置入食管剥脱器

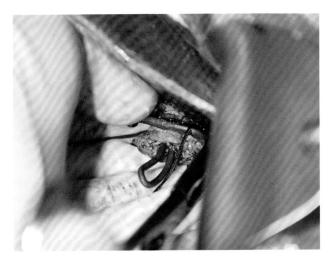

图 5-6-18　使食管剥脱器到达贲门断端处

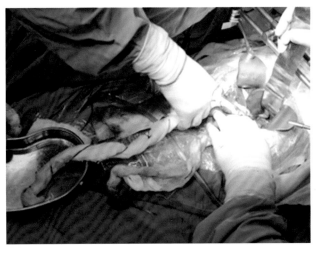

图 5-6-20.1　将纱布卷固定于贲门断端处

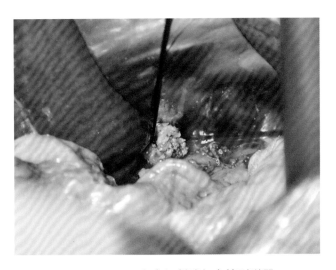

图 5-6-19　固定贲门断端与食管剥脱器

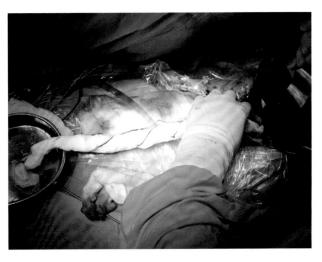

图 5-6-20.2　将纱布卷固定于贲门断端处

　　制作纱布卷，用肾上腺素、麻黄碱盐水浸湿纱布卷，将纱布卷紧密固定于贲门断端处（图 5-6-20）。此时从颈部切口处内翻拔脱胸段食管并牵拉出纱布卷（图 5-6-21），直至食管内翻牵拉出胸段食管全长，纱布卷上端被拉至颈部切口（图 5-6-22）。纱布卷长度应长于胸段食管长度，宽度 4~5 cm，使其能完全压迫胸段食管床全长（图 5-6-23）。此时停止拔脱，使纱布卷压迫于胸段食管床，起到压迫止血作用。压迫 10 分钟后，将管状胃与纱布卷下端相连（图 5-6-24）。从颈部切口牵拉出纱布条（图 5-6-25），检查纱布卷上渗血的情况，同时观察贲门裂孔处有无新鲜血液流出。观察一段时间确认无出血后，可将管状胃顶端上提至颈部（图 5-6-26）。

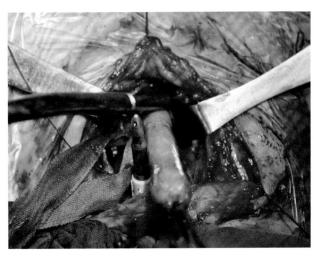

图 5-6-21.1　内翻拔脱胸段食管并牵拉出纱布卷

225

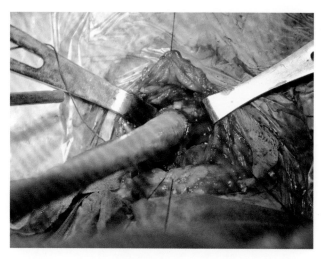

图 5-6-21.2　内翻拔脱胸段食管并牵拉出纱布卷

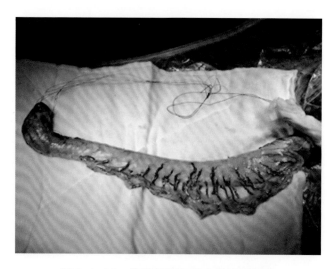

图 5-6-24　将管状胃与纱布卷下端相连

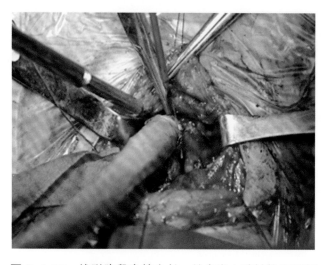

图 5-6-22　拔脱胸段食管全长，纱布卷上端被拉至颈部切口

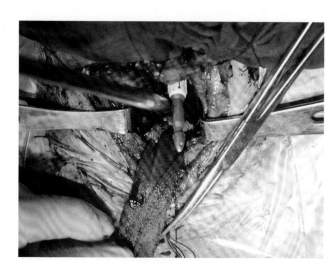

图 5-6-25　从颈部切口牵拉出纱布条

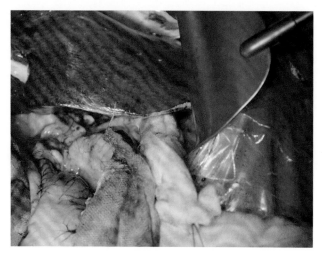

图 5-6-23　纱布卷压迫胸段食管床全长

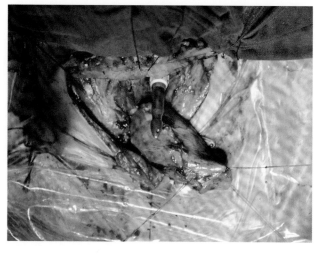

图 5-6-26　管状胃顶端上提至颈部

4. 颈部吻合

在管状胃顶端切开一小切口作为吻合器导入口（图 5-6-27），用 3 把 Allis 钳固定并撑开吻合器导入口，通过导入口将吻合器套管置入管状胃内（图 5-6-28）。从管状胃预定吻合位置旋出中心杆（图5-6-29），拔除锥形器（图 5-6-30），对合吻合器套管及钉砧头使其相连（图 5-6-31），注意保护管状胃壁，避免胃壁被吻合器钉合。转动吻合器主体机尾端的旋钮，调整吻合器套管与钉砧头之间距离，使食管断端及管状胃紧密相连（图 5-6-32）。激发吻合器，松开吻合器主体机尾端的旋钮，再次调整吻合器套管与钉砧头之间距离，从管状胃中撤出吻合器（图 5-6-33）。撤出吻合器时通过预置的固定线牵出胃管（图 5-6-34），同时牵出与胃管捆绑在一起的空肠营养管（图5-6-35）。通过吻合器导入口调整胃管位置，嘱巡回护士送入空肠营养管，在腹腔引导空肠营养管，将其头端留置在近端空肠内（图 5-6-36）。嘱巡回护士在体表分别固定胃管及肠内营养管。通过吻合器导入口冲洗吻合口（图 5-6-37），观察冲洗液颜色。观察吻合口无异常后，切除多余管状胃，用切割缝合器闭合吻合器导入口（图 5-6-38）。用无创薇乔线加固导入口断端（图 5-6-39）。冲洗颈部切口，放置颈部引流管，关闭颈部切口。冲洗腹腔，根据术中情况决定是否留置腹腔引流管。关腹。

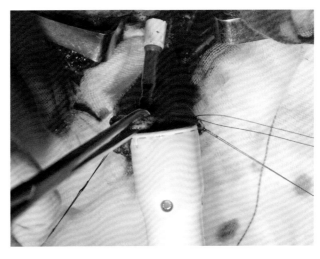

图 5-6-28.1 将吻合器套管置入管状胃内

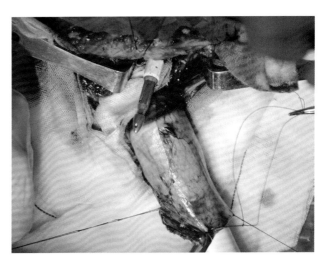

图 5-6-28.2 将吻合器套管置入管状胃内

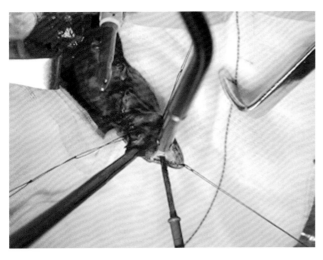

图 5-6-27 切开管状胃顶端作为吻合器导入口

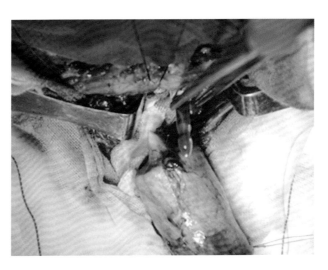

图 5-6-29 旋出中心杆

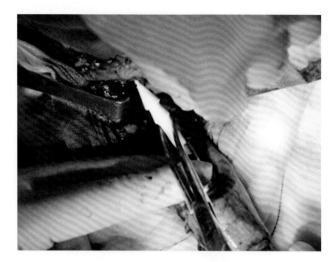

图 5-6-30　拔除锥形器

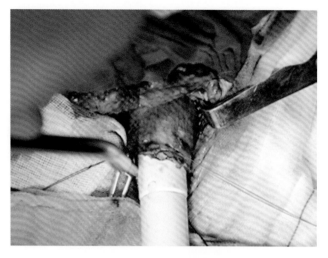

图 5-6-32.2　使食管断端与管状胃相连

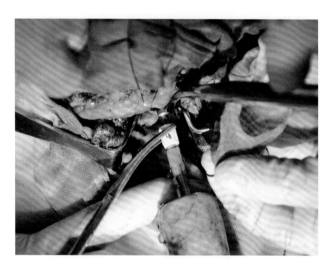

图 5-6-31　对合吻合器套管及钉砧头

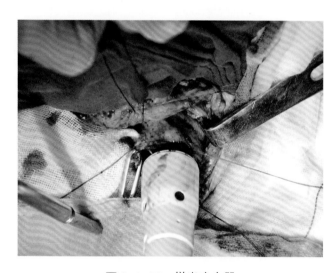

图 5-6-33　撤出吻合器

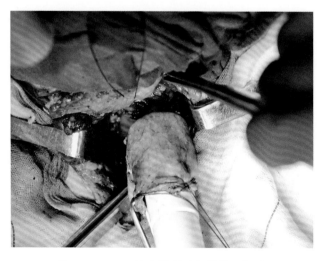

图 5-6-32.1　使食管断端与管状胃相连

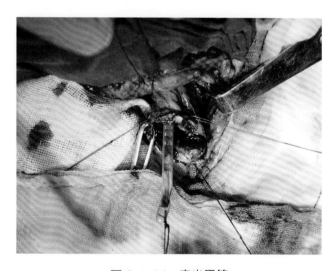

图 5-6-34　牵出胃管

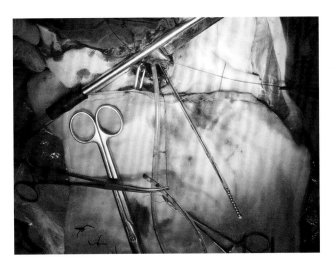

图 5-6-35　牵出空肠营养管

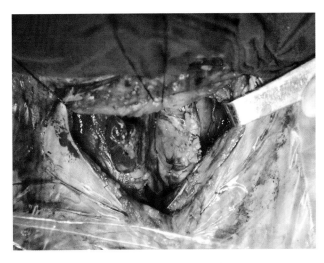

图 5-6-38　切割缝合器闭合吻合器导入口

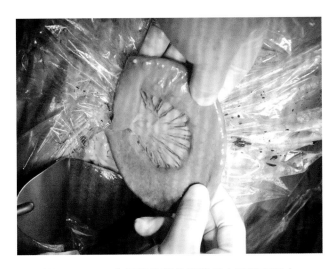

图 5-6-36　空肠营养管头端留置在近端空肠内

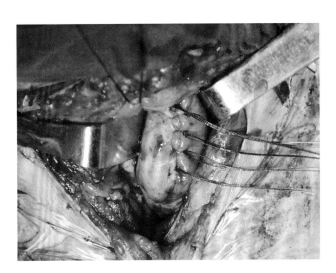

图 5-6-39.1　无创薇乔线加固导入口断端

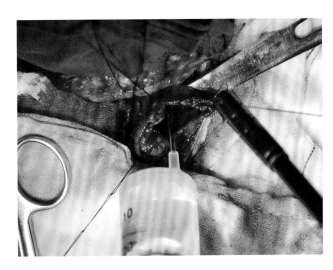

图 5-6-37　冲洗吻合口

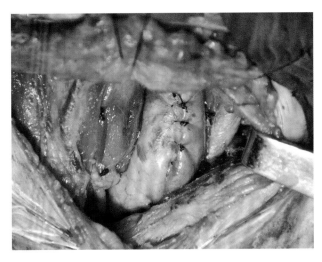

图 5-6-39.2　无创薇乔线加固导入口断端

第六章　食管重建方式

食管病变切除以后，食管重建术所要采用的器官通常包括胃、空肠和结肠。究竟什么样的替代器官更具有优势，100多年来，国内外学者对此做了大量的研究。

1877年Czerny首次为一位51岁的女患者切除颈段食管癌，术后行食管远端造瘘使患者恢复进食；1907年Roux和Herzen首次使用空肠代食管治疗食管良性狭窄获得成功；1911年Kelling和Valliet分别报道了成功使用结肠代替食管的手术方式；1932年Ohsawa报道了经腹腔切除食管下段及贲门癌，并行食管、胃吻合的术式；1938年Marshall和Adams分别报道经左胸行食管癌切除，食管、胃胸内吻合术。1940年，吴英恺教授在国内首先成功施行左胸食管癌切除，食管、胃胸内吻合术。在之后的半个多世纪，从事食管癌研究的学者们相继报道了以胃为主要替代器官的Sweet术、Ivor-Lewis手术和McKeown手术方式。胃以其血运丰富、操作简单以及可满足胸、颈、咽部多处吻合，术后并发症少，死亡率低等优点，成为目前最常用的食管替代器官。

在我国黄国俊教授（1989年）和邵令方教授（2001年）两组较大数目的病例报道中，胃代食管分别占病例总数的99.4%和98.2%。

结肠代食管是另一种常用方法。结肠的长度足够，可以移植至任何高度进行食管或咽部吻合，其边缘血管弓长度接近肠管本身，有较为充分和恒定的侧支吻合，能较好地保证移植结肠血供。但是结肠手术较为复杂，结肠内细菌种类较多，术前准备不便，易造成手术野污染，术后发生感染等并发症往往较为严重。但随着抗生素和吻合器的发展，过去令人恐惧的并发症在今天已经可以得到妥善的处理，这也使得结肠代食管的技术在近年来食管手术中使用的比例逐渐升高。

空肠代食管因受到空肠血管长度限制，难以进行较远距离的移动，所以在作为胃替代器官的使用上受到很大的限制。但在贲门肿瘤侵犯胃小弯行全胃切除术后，因食管切除范围不大，空肠重建操作简便，在笔者的临床实践中较为常用。

第一节　胃代食管术

一、胃代食管的种类和名称

根据形状和胃使用部分的不同，胃替代食管可分为全胃、亚全胃、半切管状胃、大弯侧管状胃以及大弯侧细径管状胃等种类。

亚全胃，半切管状胃比较容易制作，但因为内容量大，容易造成胃蠕动减弱而致术后消化不良和

胃食管反流，并且在通过胸腔内部的时候，由于周围内脏器官的压迫和胃自身的压力，会妨碍食物通过，产生狭窄感。

大弯侧管状胃和大弯侧细径管状胃只是因为直径的大小有所差异，但我们通常所指的大弯侧细径管状胃是指与大弯平行宽度为3 cm的管状胃制作，完成后内径会和原来的食管大致相同。

根据需要替代食管的长度，可以采用大弯侧管

状胃和大弯侧细径管状胃两种方式。通常管状胃长度在 35~40 cm 就可以了，但大弯侧细径管状胃长度可以更长，从而在颈部吻合时会比较宽松。

二、管状胃的制作

管状胃的制作在第五章第一节、第二节和第三节均进行了详细的描述。

三、管状胃制作效果

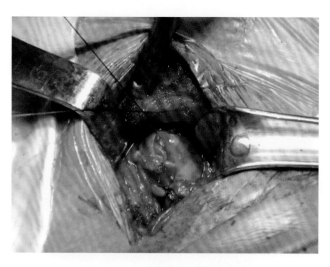

图 6-1-2　与周围组织悬挂缝合

1. 颈部吻合后

经后纵隔食管床上提管状胃至颈部与颈段食管断端行端侧吻合（图 6-1-1），吻合后用切割缝合器去除包含胃壁切口在内的多余部分，留下人工小胃底，并与周围组织悬挂缝合 2~3 针（图 6-1-2）。

2. 右胸顶吻合后

右胸顶吻合后管状胃小胃底的制作与颈部吻合后相同，胃底可与壁层胸膜进行悬吊。吻合完成后将管状胃置入原食管床中（图 6-1-3）。

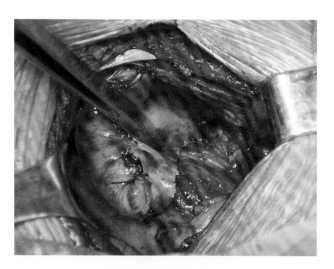

图 6-1-1　上提管状胃与颈段食管断端行端侧吻合

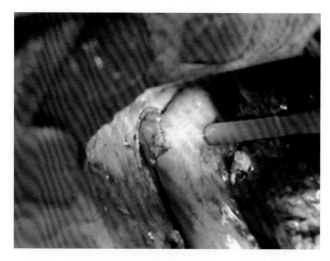

图 6-1-3　上提管状胃在右胸顶部与食管断端行端侧吻合

3. 术后影像学表现

以胸顶吻合术为例，术后1个月复查胸部X线片，于肺野内未见胃代食管影像，与术前胸部X线片相当（图6-1-4）。术后钡餐造影可见胸腔内管状胃细长，与食管影像相似，吻合口清晰可见（图6-1-5）。

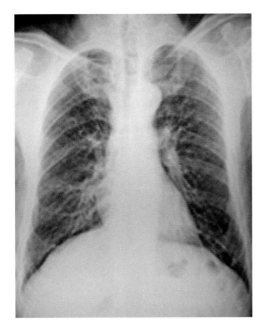

图 6-1-4.1　术前胸部 X 线片

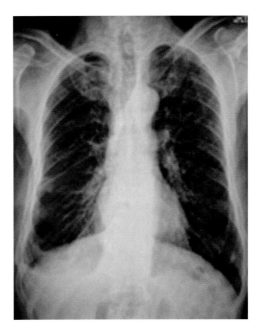

图 6-1-4.2　术后 1 个月复查胸部 X 线片

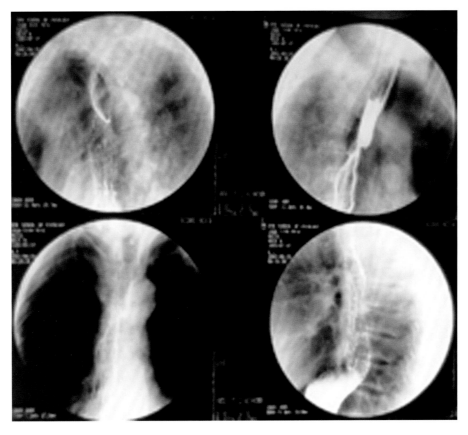

图 6-1-5　两切口术后食管影像

四、细径管状胃的优点

1. 吻合口瘘是食管癌术后的严重并发症之一，其发生与吻合技术以及吻合口张力关系密切。器械吻合能够有效减少吻合口瘘的发生，但由于颈部术野狭小，难以将吻合器主件和钉砧头保持在同一直线下进行吻合，而如果从胸内放入主件，则受到胸廓出口大小以及吻合器弯曲度的限制，操作十分困难。这些因素都限制了环形吻合器在颈部的使用。而胃大弯侧细径管状胃的制作，可使管状胃的长度较传统的制作方法延长 6~8 cm，使其足够提至胸顶及颈部，有效减少吻合后吻合口张力；同时足够的管状胃长度也可以使吻合器主件由颈部切口外进入胃腔，与钉砧头进行吻合，间接扩大了颈部切口的操作野，有利于器械吻合的进行。

在我们的临床实践中，几乎所有的管状胃长度均足够进行颈部吻合，吻合后吻合口松弛，器械吻合操作方便。吻合结束后，多余管状胃部分尚需切除。由于进行器械吻合，吻合口直径标准统一适当，且直径约 3 cm 的管状胃已足够容纳食物通过，吻合口狭窄致吞咽困难的情况较少见。

2. 胃大弯侧细径管状胃呈上窄下宽，形态上更接近原食管与胃，手术中从食管床上提，封闭于后纵隔，胃体没有扩张的空间，占据胸腔容积小，肺不受挤压，对心、肺系统干扰小，可有效预防和减少心、肺并发症发生。同时胃体填塞食管床，有利于减少术野渗血。

术后复查胸部 X 线片看不到胸腔胃，胸内无胃泡影，也便于术后及时发现胸腔积液和肺部感染，便于及时了解胸腔内、肺内是否出现转移灶等病变。与传统胃代食管手术相比，术后胸部 X 线片呈现明显差别（图 6-1-6）。

3. 清扫淋巴结。管状胃的成形，切除胃小弯侧的淋巴脂肪组织，彻底清除胃上部淋巴结。因为胸段食管癌胃小弯区有 10%~30% 的淋巴结受累，所以细径管状胃有助于提高肿瘤根治水平。

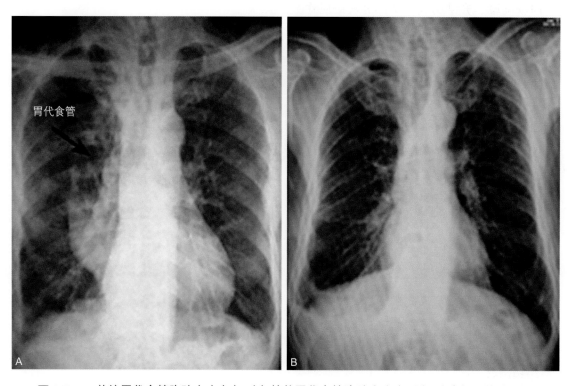

胃代食管

A

B

图 6-1-6　传统胃代食管胸腔内吻合（A）与管状胃代食管胸腔内吻合后（B）胸部 X 线片对比

第二节　结肠代食管术

- 结肠血运丰富，具有一定的耐酸能力，有利于吻合口生长。
- 结肠系膜较长，多支动脉连接成网状，故有足够的长度，能满足高位吻合的要求。
- 可保留胃的正常解剖结构，对于既往接受胃手术的患者同样适用。

- 结肠代食管吻合口数目增多，增加了吻合口瘘的概率。
- 结肠本身有较多的肠道细菌，容易造成术中污染。
- 结肠多发息肉、溃疡性结肠炎患者不适用。

常用的结肠代食管术有下列三种术式：

1. 切断回结肠动脉及结肠右动脉，以结肠中动脉供血，用回肠末段、升结肠及右半部分横结肠作为移植肠段，行顺蠕动吻合。该术式移植肠段长度充分，回盲瓣有抗反流功能，且顺蠕动吻合更符合生理状态。但在行该术式前，应确保回结肠动脉与结肠右动脉之间的 Drummond 边缘动脉有充分的交通支，以保证移植肠段的血供。

2. 切断结肠左动脉，以结肠中动脉供血，用左半部分横结肠及部分降结肠作为移植肠段，行逆蠕动吻合。因受结肠中动脉的解剖位置影响，逆蠕动吻合更方便。但逆蠕动吻合所致的反流、呃逆臭气、吞咽功能不良等症状严重影响患者术后生活质量，甚至会加大反流所致的误吸性肺炎的概率。

3. 切断结肠中动脉，以结肠左动脉供血，用横结肠作为移植肠段，行顺蠕动吻合。

这三种式各有利弊，可根据术者的习惯加以选用，总的原则是保证移植肠段的长度和血供良好。笔者所在医院更习惯于第一种式，下面就以第一种术式为例加以介绍。

手术步骤

1. 腹部正中切口游离移植肠段

首先探查腹腔，了解有无肿瘤腹腔转移，探查结肠是否能够作为替代器官。如无转移，则游离胃结肠韧带（图 6-2-1）。充分游离结肠，观察结肠动脉的分布情况（图 6-2-2），选择最佳的移植肠段及供血血管。判断以回肠末段、升结肠及右半部分横结肠作为移植肠段安全可行后，结扎切断回结肠动脉（图 6-2-3）及结肠右动脉（图 6-2-4）。游离阑尾（图 6-2-5），用切割缝合器夹闭阑尾根部（图 6-2-6），切断阑尾。

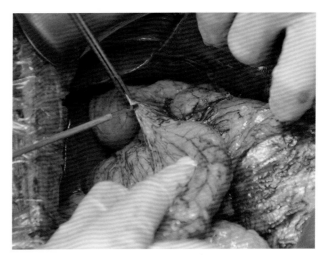

图 6-2-1　游离胃结肠韧带

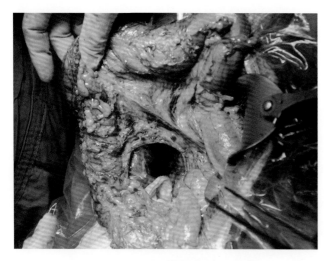

图 6-2-2.1　观察结肠动脉的分布情况

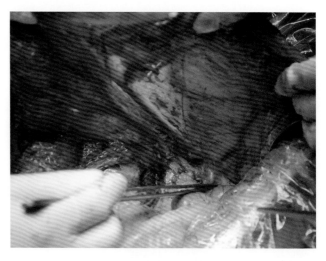

图 6-2-2.4　观察结肠动脉的分布情况

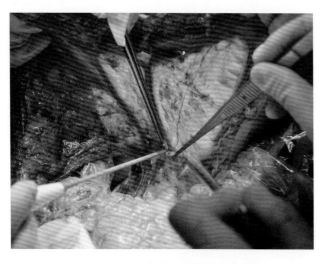

图 6-2-2.2　观察结肠动脉的分布情况

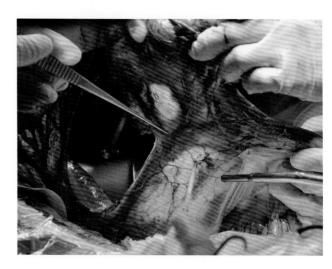

图 6-2-3.1　观察回结肠动脉走行

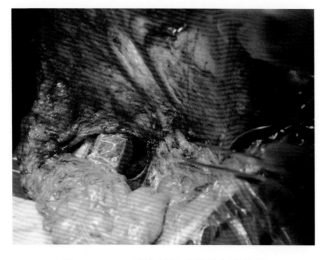

图 6-2-2.3　观察结肠动脉的分布情况

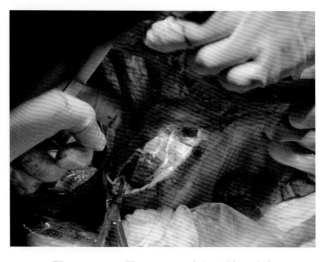

图 6-2-3.2　用 Hem-o-lok 夹闭回结肠动脉

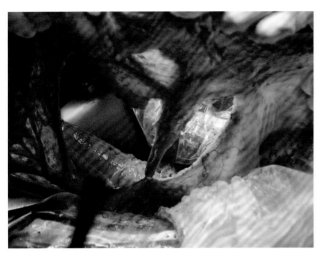

图 6-2-3.3 用 Hem-o-lok 夹闭回结肠动脉

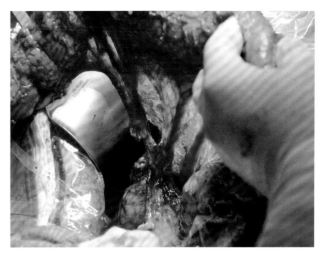

图 6-2-4.3 结扎结肠右动脉

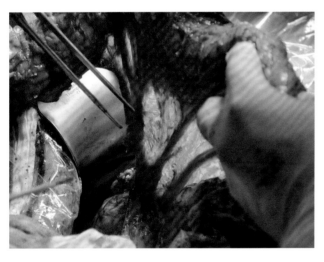

图 6-2-4.1 观察结肠右动脉走行

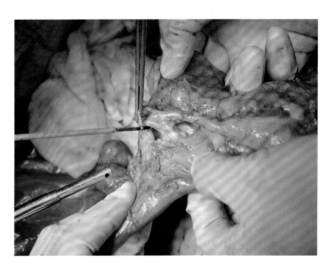

图 6-2-5.1 游离阑尾

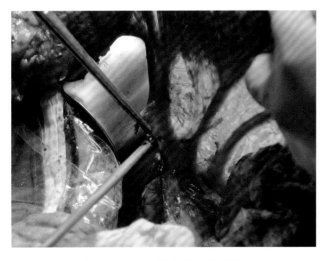

图 6-2-4.2 游离结肠右动脉

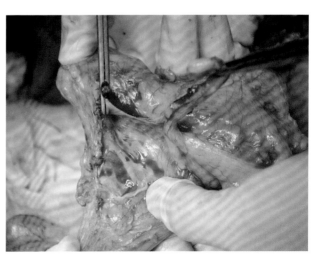

图 6-2-5.2 游离阑尾

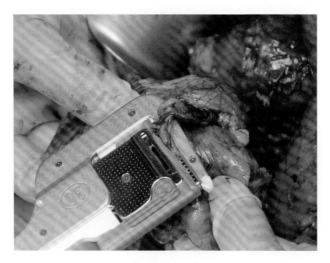

图 6-2-6　用切割缝合器夹闭阑尾根部

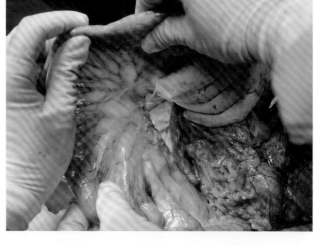

图 6-2-7　选择横断末段回肠的部位

根据吻合高度，估计所需移植肠段的长度，选择横断末段回肠的部位（图 6-2-7），在横断肠管前需要结扎血管（图 6-2-8）及分离系膜（图 6-2-9）。用切割缝合器切断末段回肠（图 6-2-10）。切断末段回肠后，需将末段回肠近端与左半部分横结肠吻合。在末段回肠近端留置荷包钳及荷包缝合线，并剪掉吻合钉（图 6-2-11）。松开荷包钳，将吻合器钉砧头置入末段空肠近端肠腔内（图 6-2-12），收紧荷包线打结（图 6-2-13）。用 Kocher 钳夹闭横结肠移植肠段部位，在 Kocher 钳远侧段横结肠切开一小切口作为吻合器导入口（图 6-2-14），通过导入口将吻合器套管置入横结肠腔内（图 6-2-15）。从横结肠预定吻合位置旋出中心杆，拔除锥形器，对合吻合器套管及固定在末段回肠上的钉砧头使其相连（图 6-2-16）。转动吻合器主体机尾端的旋钮，调整吻合器套管与钉砧头之间距离，使末段回肠及横结肠左半部分紧密相连（图 6-2-17）。激发吻合器，从横结肠腔内撤出吻合器（图 6-2-18）。用切割缝合器关闭吻合器导入口（图 6-2-19）。

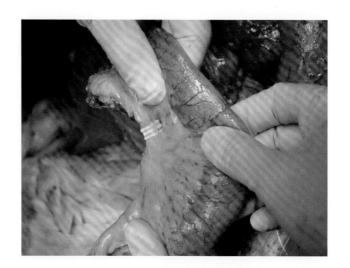

图 6-2-8.1　结扎末段回肠血管

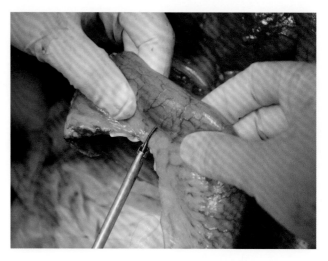

图 6-2-8.2　切断末段回肠血管

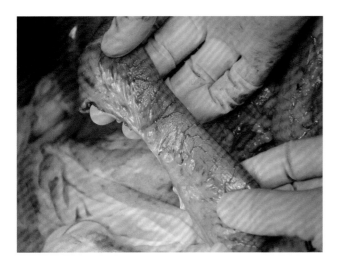

图 6-2-9　分离末段回肠系膜

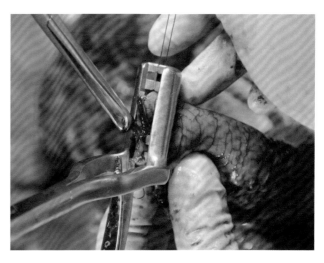

图 6-2-11.2　在末段回肠近端留置荷包钳及荷包缝合线，剪掉吻合钉

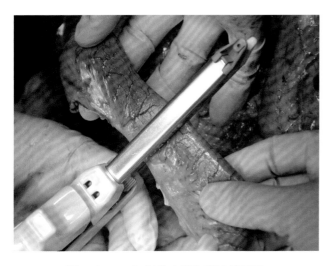

图 6-2-10　切割缝合器切断末段回肠

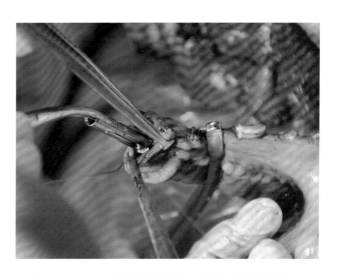

图 6-2-12　吻合器钉砧头置入末段空肠近端肠腔内

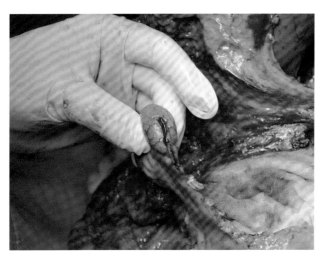

图 6-2-11.1　末段回肠切断后

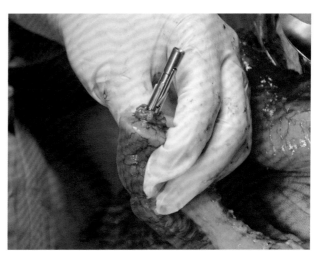

图 6-2-13　收紧荷包线，固定吻合器钉砧头

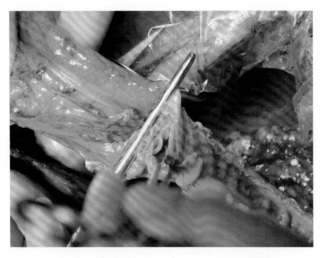

图 6-2-14　在横结肠切开一小切口作为吻合器导入口

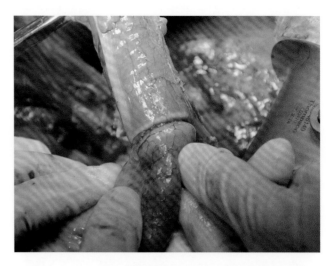

图 6-2-17　使末段回肠及横结肠左半部分紧密相连

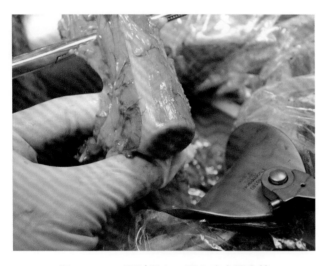

图 6-2-15　通过导入口置入吻合器套管

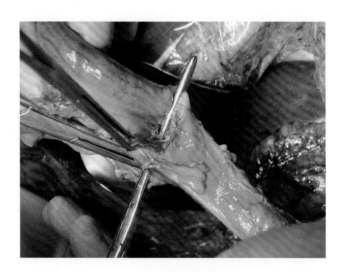

图 6-2-18　从横结肠腔内撤出吻合器

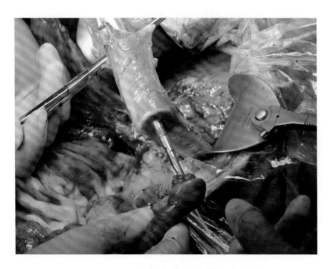

图 6-2-16　对合吻合器套管及钉砧头

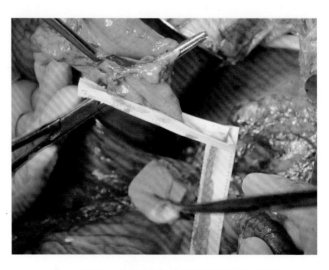

图 6-2-19　切割缝合器关闭吻合器导入口

本例患者因胃小弯处第二原发癌，需行全胃切除术。游离切断胃左动脉、胃右动脉、胃网膜左动脉及胃网膜右动脉，在十二指肠球部留置荷包钳及荷包缝合线（图 6-2-20），沿荷包钳切除全胃（图 6-2-21），移除胃标本。松开荷包钳，将吻合器钉砧头置入十二指肠腔内，收紧荷包线打结（图 6-2-22）。用碘伏纱布擦拭横结肠右半部分肠腔（图 6-2-23），将吻合器套管置入横结肠腔内（图 6-2-24）。从横结肠预定吻合位置旋出中心杆，拔除锥形器（图 6-2-25）。对合吻合器套管及钉砧头使其相连（图 6-2-26）。转动吻合器主体机尾端的旋钮，调整吻合器套管与钉砧头之间距离，使十二指肠及横结肠右半部分紧密相连（图 6-2-27）。激发吻合器，松开吻合器主体机尾端的旋钮，再次调整吻合器套管与钉砧头之间距离，从横结肠腔内撤出吻合器（图 6-2-28），用切割缝合器关闭横结肠（图 6-2-29）。用无创薇乔线间断缝合加固吻合口（图 6-2-30）。用无创薇乔线关闭结肠及回肠系膜裂孔（图 6-2-31），冲洗腹腔，放置腹腔引流管。关腹。

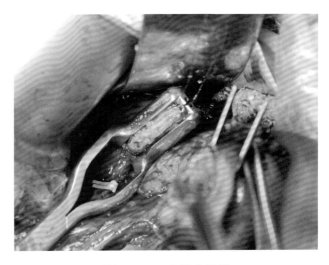

图 6-2-21　切除全胃后

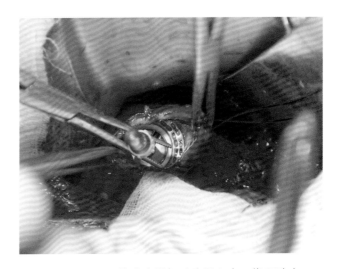

图 6-2-22.1　将吻合器钉砧头置入十二指肠腔内

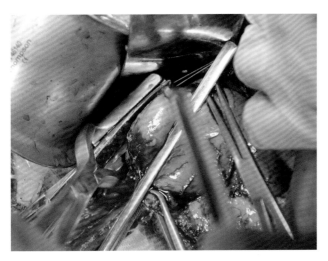

图 6-2-20　在十二指肠留置荷包钳及荷包缝合线

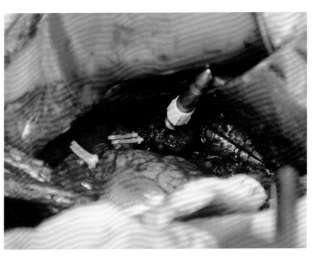

图 6-2-22.2　将吻合器钉砧头置入十二指肠腔内

241

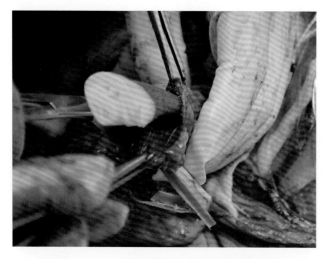

图 6-2-23　用碘伏纱布擦拭横结肠肠腔

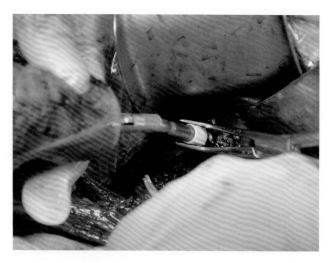

图 6-2-26.1　对合吻合器套管及钉砧头使其相连

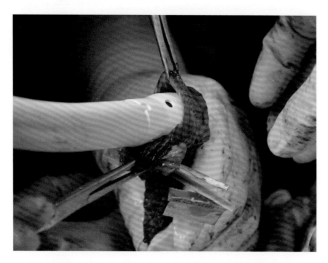

图 6-2-24　将吻合器套管置入横结肠腔内

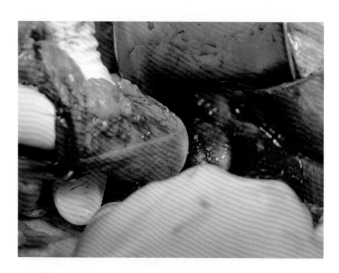

图 6-2-26.2　对合吻合器套管及钉砧头使其相连

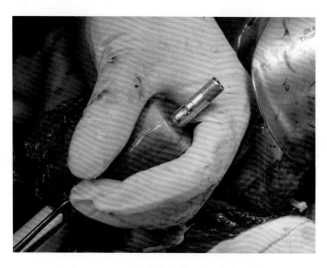

图 6-2-25　旋出中心杆，拔除锥形器

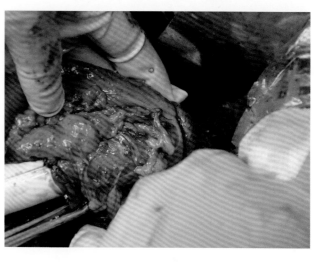

图 6-2-27　使十二指肠及横结肠右半部分紧密相连

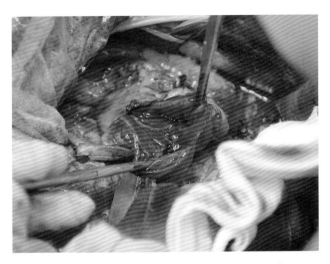

图 6-2-28　从横结肠腔内撤出吻合器

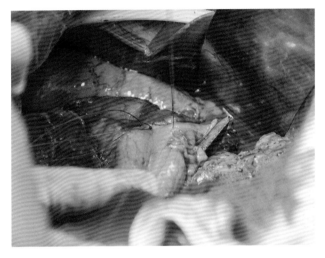

图 6-2-30.1　无创薇乔线间断缝合加固吻合口

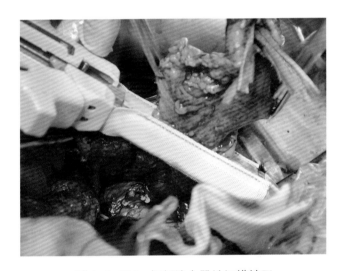

图 6-2-29.1　切割缝合器关闭横结肠

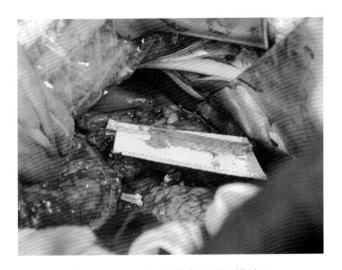

图 6-2-29.2　切割缝合器关闭横结肠

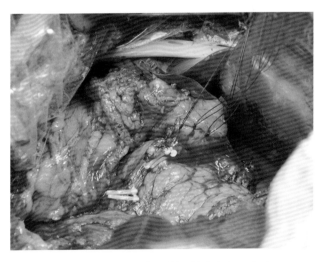

图 6-2-30.2　无创薇乔线间断缝合加固吻合口

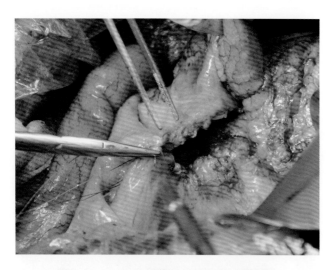

图 6-2-31.1　无创薇乔线关闭肠系膜裂孔

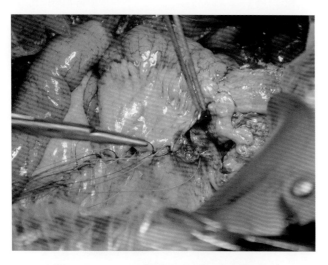

图 6-2-31.2　无创薇乔线关闭肠系膜裂孔

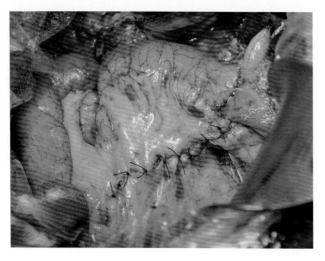

图 6-2-31.3　无创薇乔线关闭肠系膜裂孔

2. 胸腔内吻合

右后外侧切口第 5 肋间入胸。将回肠末段、升结肠及右半部分横结肠上提至胸腔。在回肠末段切开小切口作为吻合器导入口（图 6-2-32），通过导入口将吻合器套管置入回肠末段肠腔内（图 6-2-33）。从回肠末段预定吻合位置旋出中心杆（图 6-2-34），拔除锥形器，对合吻合器套管及钉砧头使其相连。转动吻合器主体机尾端的旋钮，调整吻合器套管与钉砧头之间距离，使食管断端及回肠末段紧密相连（图 6-2-35）。激发吻合器，从回肠末段中撤出吻合器。用切割缝合器闭合空肠末段导入口（图 6-2-36）。观察吻合口无异常后冲洗胸腔（图 6-2-37），放置胸腔引流管。关胸。

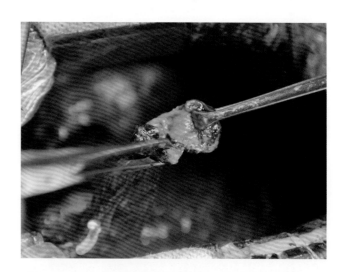

图 6-2-32　在回肠末段切开小切口作为吻合器导入口

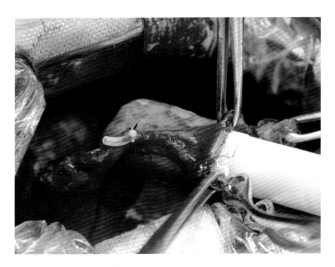

图 6-2-33　将吻合器套管置入回肠末段肠腔内

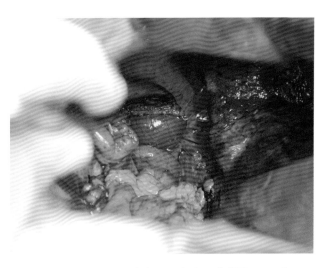

图 6-2-36　切割缝合器闭合空肠末段导入口后

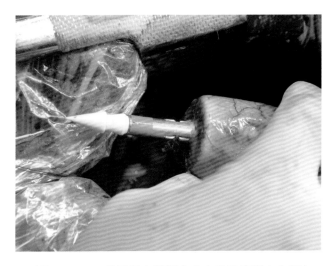

图 6-2-34　从回肠末段预定吻合位置旋出中心杆

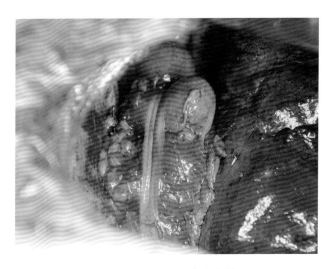

图 6-2-37　吻合后胸腔内情况

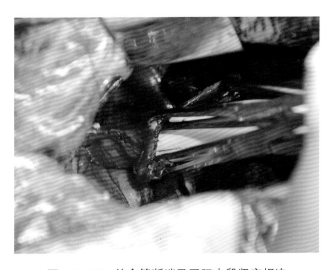

图 6-2-35　使食管断端及回肠末段紧密相连

第七章　食管癌淋巴结清扫术

第一节　经右胸食管癌淋巴结清扫术

一、上纵隔淋巴结清扫

　　上段食管旁淋巴结位于胸顶与隆突之间。由于胸顶空间狭长，毗邻气管膜部、升主动脉等重要器官，故清扫该组淋巴结时应格外注意。因为局部操作空间有限，一般可将食管游离后再行清扫（图7-1-1）。除了紧贴食管周围的淋巴结外，上纵隔淋巴结清扫主要沿左、右喉返神经链进行。右侧喉返神经自迷走神经分出后绕行右锁骨下动脉向上方走行，进入颈部。在上纵隔气管食管沟处切开纵隔胸膜（图7-1-2），可见到位于锁骨下动脉后下方、食管前方的淋巴结群。分离时往往从迷走神经向上游离，寻找并定位右侧喉返神经（图7-1-3）。在保护神经的前提下，锐性解剖切除淋巴结（图7-1-4）。这组淋巴结往往向上和锁骨上淋巴结相连，可以在胸腔内将淋巴结牵向下方整块切除。左侧喉返神经位于左主支气管和气管交角下方，自主动脉弓返折后向上方走行，邻近气管及左主支气管左侧壁。分离时也应该尽可能纵向锐性解剖，在直视下进行神经显露和保护（图7-1-5），同时清扫淋巴结（图7-1-6）。注意操作过程中尽量避免使用电刀等能量器械，减少神经损伤的概率。

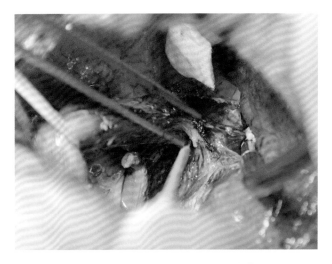

图 7-1-1　食管游离后再行淋巴结清扫

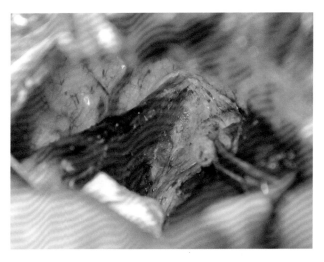

图 7-1-2　在气管食管沟处切开纵隔胸膜

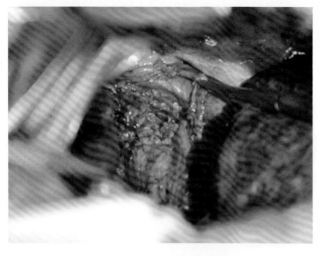

图 7-1-3　显露右侧喉返神经

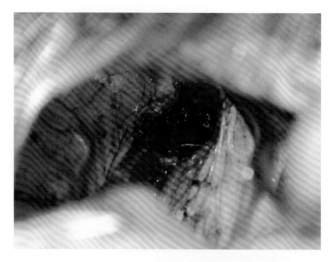

图 7-1-4.3　清扫右侧喉返神经旁淋巴结后

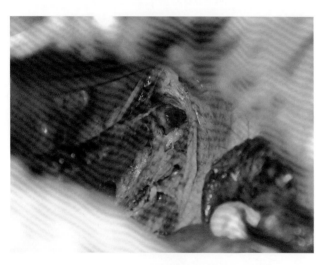

图 7-1-4.1　显露右侧喉返神经旁淋巴结

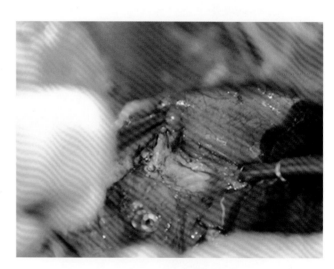

图 7-1-4.4　清扫右侧喉返神经旁淋巴结

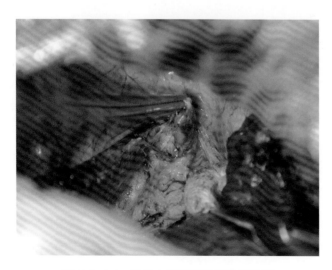

图 7-1-4.2　清扫右侧喉返神经旁淋巴结

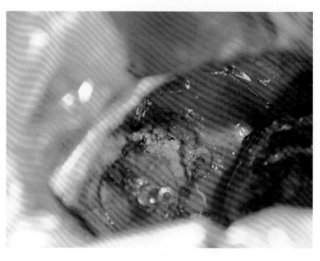

图 7-1-4.5　清扫右侧喉返神经旁淋巴结后

在上纵隔区域，还需清扫气管前方淋巴结（图7-1-7）。该组淋巴结与肺癌的2R、4R淋巴结位置相仿。我们的经验认为由于在清扫食管周围淋巴结时，气管后方淋巴结已被清扫，清扫气管前方淋巴结后，气管周围无可依附的组织（图7-1-8），术后痰液的排出将受一定的影响。清扫之后，我们习惯在气管周围原淋巴结区域填塞可吸收止血产品（图7-1-9），或能起到减少淋巴渗出的作用。至此，上纵隔淋巴结清扫完毕（图7-1-10）。

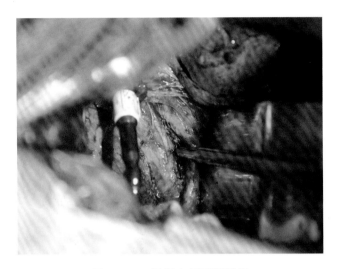

图7-1-5　显露左侧喉返神经

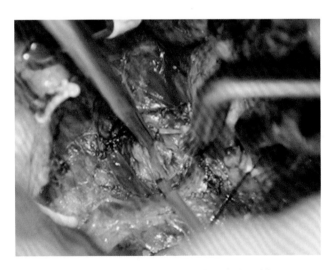

图7-1-6　清扫左侧喉返神经旁淋巴结

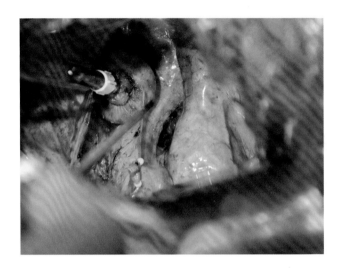

图7-1-7　清扫气管前方淋巴结后

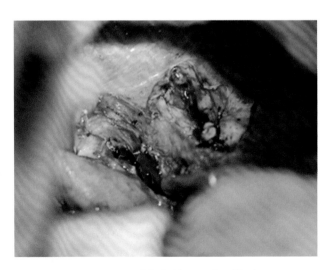

图7-1-8　清扫气管周围淋巴结后

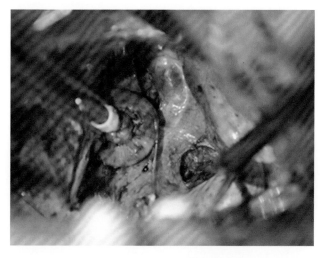

图 7-1-9.1　气管前方原淋巴结区域填塞止血纱布

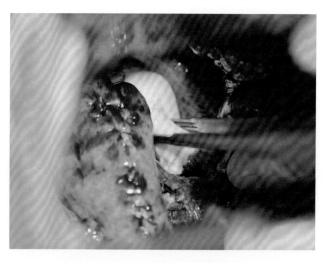

图 7-1-10.1　上纵隔淋巴结清扫后

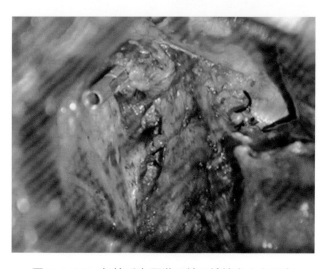

图 7-1-9.2　气管后方原淋巴结区域填塞止血纱布

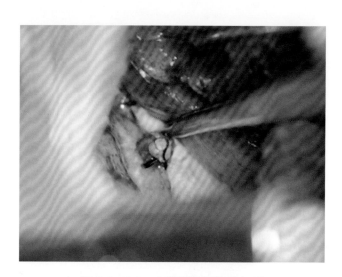

图 7-1-10.2　上纵隔淋巴结清扫后

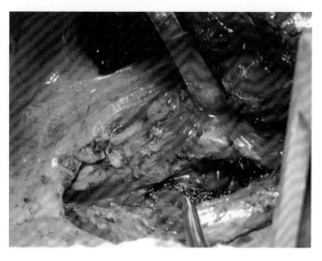

图 7-1-9.3　气管前方原淋巴结区域填塞止血纱布

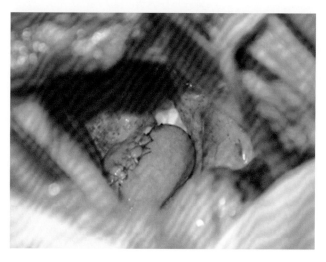

图 7-1-10.3　上纵隔淋巴结清扫后

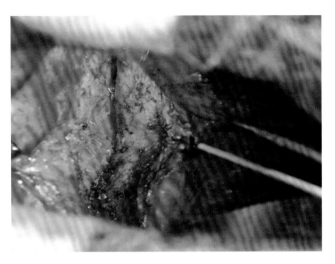

图 7-1-10.4　上纵隔淋巴结清扫后

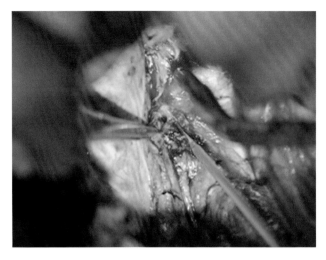

图 7-1-11.1　清扫中段食管旁淋巴结

二、中纵隔淋巴结清扫

中段食管旁淋巴结位于隆突与下肺静脉之间（图
7-1-11）。将右肺牵向前方，在右中间干支气管与左
主支气管交汇处寻找隆突下淋巴结（图7-1-12）。肺
门及支气管周围淋巴结应一并清扫（图7-1-13）。清
扫过程中应注意整块切除淋巴结组织，避免种植。
可以从下肺静脉上缘开始将淋巴结从心包表面向上
方整块游离，沿左、右主支气管将淋巴结切除。在
分离左主支气管浅面时常可见一支发自胸主动脉的
支气管动脉分支，供给右侧中间干支气管，建议尽
可能保留该血管。淋巴结清扫过程中还应注意保护
支气管膜部及其周围血运，特别是应用超声刀进行
操作时应避免损伤膜部。

隆突下淋巴结是胸段食管癌易侵犯的部位，故
清扫隆突下淋巴结对判断肿瘤病理分期及手术根治
均具有重要意义。中纵隔淋巴结清扫完毕后各主要
结构应呈现骨骼化状态（图7-1-14）。

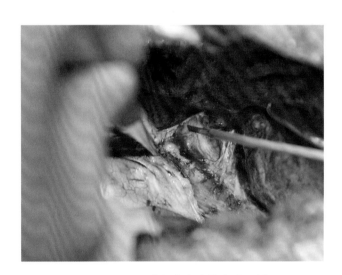

图 7-1-11.2　清扫中段食管旁淋巴结

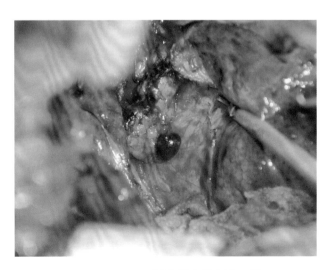

图 7-1-11.3　显露中段食管旁淋巴结

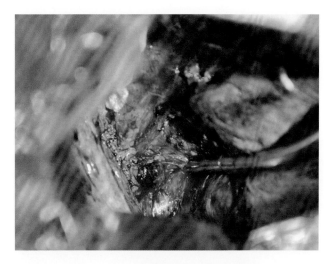

图 7-1-11.4　显露中段食管旁淋巴结

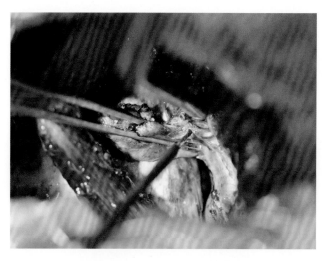

图 7-1-12.1　清扫隆突下淋巴结

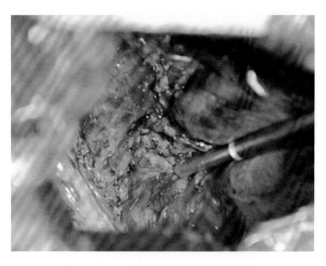

图 7-1-11.5　清扫中段食管旁淋巴结后

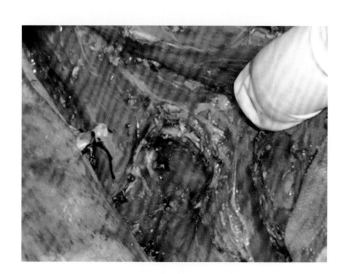

图 7-1-12.2　清扫隆突下淋巴结后

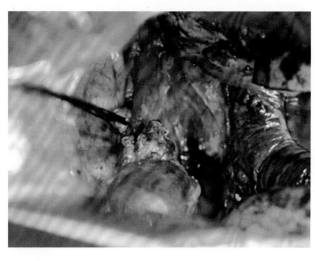

图 7-1-11.6　中段食管旁淋巴结与食管整体切除

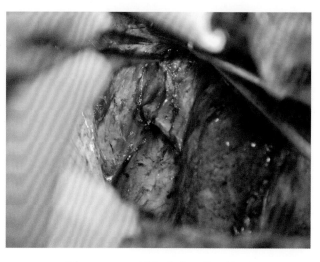

图 7-1-12.3　清扫隆突下淋巴结后

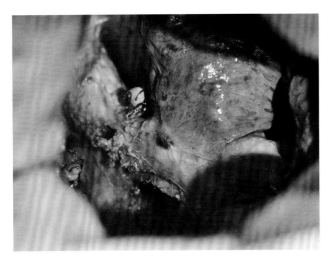

图 7-1-13.1 显露肺门淋巴结

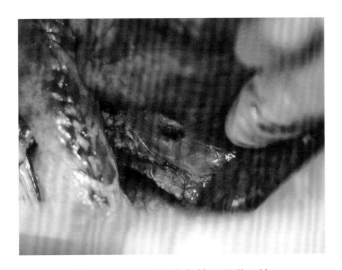

图 7-1-13.2 显露支气管周围淋巴结

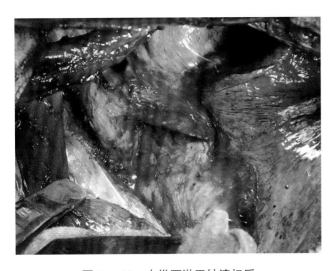

图 7-1-14 中纵隔淋巴结清扫后

三、下纵隔淋巴结清扫

下段食管旁淋巴结位于下肺静脉与食管胃交界之间（图 7-1-15）。常常有多个淋巴结隐藏在贲门、下腔静脉和心膈角形成的三角形间隙内，应在游离食管的同时一并切除（图 7-1-16）。

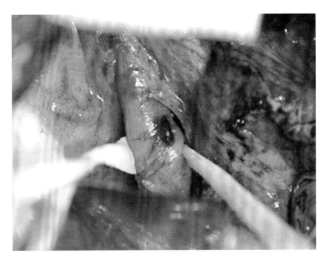

图 7-1-15 显露下段食管旁淋巴结

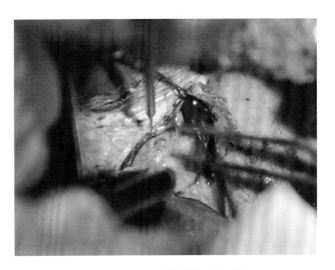

图 7-1-16.1 显露膈上淋巴结

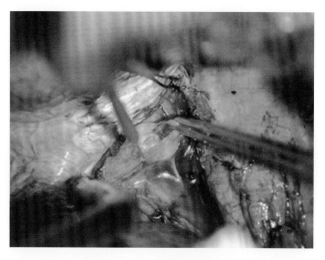

图 7-1-16.2　切除膈上淋巴结

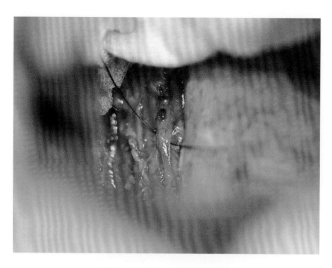

图 7-1-17.2　结扎胸导管

由于食管切除及淋巴结清扫过程中，可能损伤胸导管或较粗大的淋巴管，术中应行胸导管结扎术以防止术后乳糜胸的发生。于第 8 胸椎水平胸主动脉及奇静脉之间寻找胸导管，用丝线或钛夹夹闭（图7-1-17）。

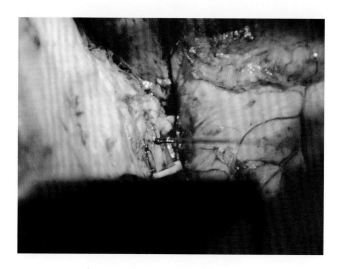

图 7-1-17.3　结扎胸导管

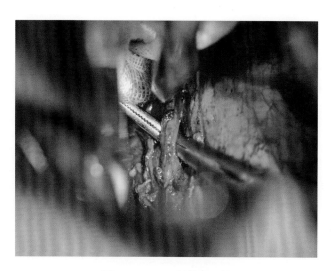

图 7-1-17.1　分离胸导管

第二节　经左胸食管癌淋巴结清扫术

在食管下三角区游离胸下段食管，并以食管带向外牵拉。在此过程中切除下段食管旁淋巴结（图7-2-1），部分食管周围淋巴结位于食管与胸主动脉间隙的脂肪组织内，可在游离食管后在近端切断食管，显露食管床仔细清扫（图7-2-2）。将肺叶向前牵拉，向上清扫肺门（图7-2-3）及隆突下淋巴结（图7-2-4）。在清扫上纵隔淋巴结时，助手将左肺上叶向足侧牵拉，沿主动脉弓下缘打开纵隔胸膜，清扫主动脉弓周围及主肺动脉窗淋巴结和脂肪组织（图7-2-5），前方可至膈神经，此过程中注意避免损伤左喉返神经。淋巴结清扫完毕后，如需结扎胸导管，则将手术台向患者背侧轻度旋转，由助手向后牵拉胸主动脉，在第7胸椎水平胸主动脉内侧脂肪组织内游离胸导管，以连发钛夹夹闭或丝线结扎（图7-2-6）。

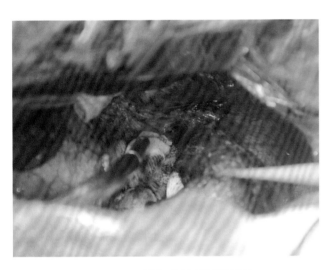

图 7-2-1.1　清扫食管周围淋巴结

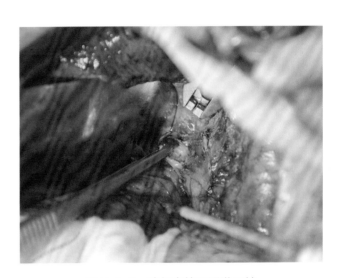

图 7-2-2　清扫食管周围淋巴结

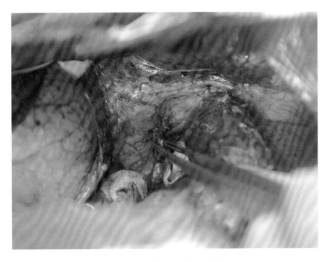

图 7-2-1.2　清扫食管周围淋巴结

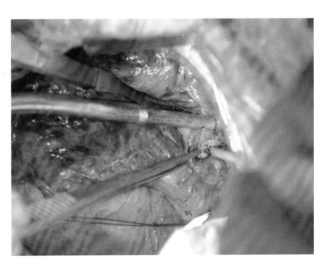

图 7-2-3　清扫左肺门淋巴结

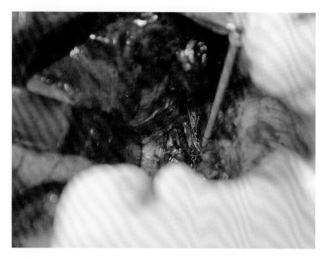

图 7-2-4.1　清扫隆突下淋巴结

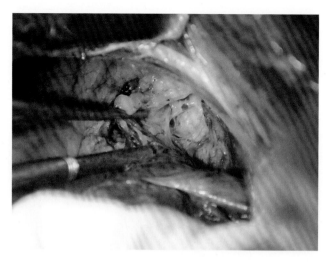

图 7-2-5.2　清扫主动脉旁淋巴结

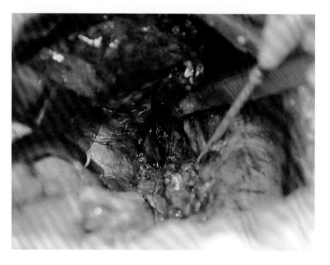

图 7-2-4.2　清扫隆突下淋巴结

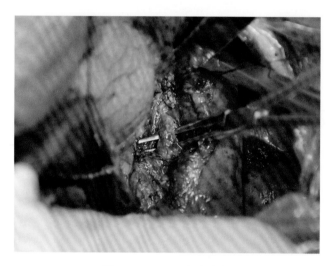

图 7-2-6.1　游离胸导管

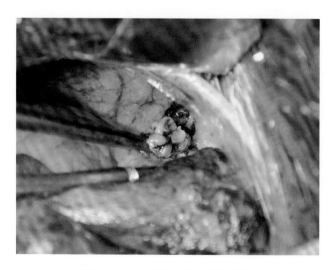

图 7-2-5.1　清扫主动脉旁淋巴结

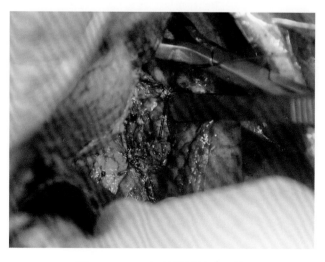

图 7-2-6.2　以丝线结扎胸导管

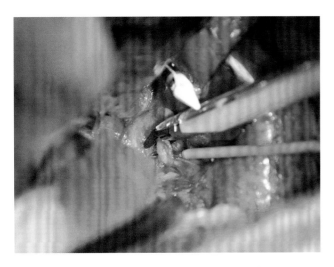

图 7-2-6.3　以连发钛夹夹闭胸导管

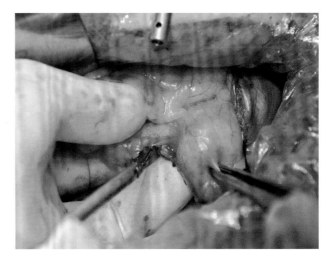

图 7-2-7.2　游离胃大弯并清扫淋巴结

　　打开膈肌后游离胃，在此过程中将胃大弯淋巴结一并切除（图 7-2-7）；游离胃左血管，在其根部以切割缝合器闭合切断，其上方动脉周围淋巴结同时切除（图 7-2-8），也可在其根部以丝线结扎，仔细清扫动脉周围淋巴结（图 7-2-9）。切断胃左血管后，沿胃小弯清扫胃小弯及贲门周围淋巴结（图 7-2-10）。也可在切除贲门及胃小弯的同时，将其周围淋巴脂肪组织一并移除（图 7-2-11）。

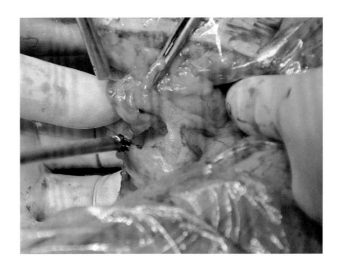

图 7-2-8　清扫胃左动脉旁淋巴结

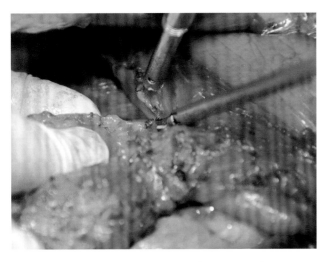

图 7-2-7.1　游离胃大弯并清扫淋巴结

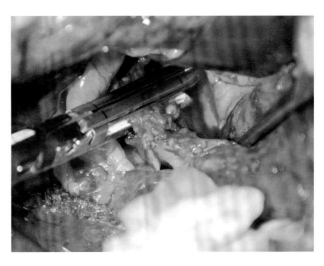

图 7-2-9　切割缝合器闭合切断胃左血管，一并移除胃左动脉旁淋巴结

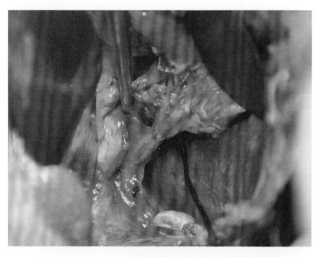

图 7-2-10.1　清扫胃小弯及贲门周围淋巴结

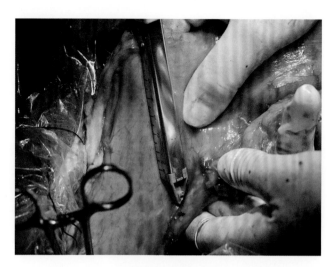

图 7-2-11　用切割缝合器切除贲门及胃小弯

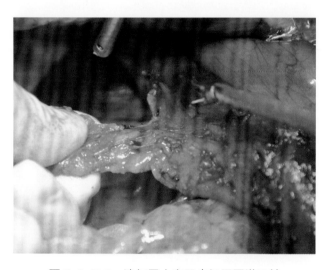

图 7-2-10.2　清扫胃小弯及贲门周围淋巴结

由于解剖原因，经左胸清扫上纵隔双侧喉返神经链淋巴结以及腹腔第 8、9 组淋巴结较为困难，因此该入路更多用于肿瘤位置较低的食管或贲门癌切除，并且术前影像学检查胸腹腔未见明显肿大淋巴结的高龄或心肺功能较差的患者。

第三节 腹部淋巴结清扫术

在游离胃过程中，顺势清扫胃周淋巴结。在胃小弯侧近幽门处切断胃右血管终末分支（图 7-3-1），将胃小弯淋巴结连同周围脂肪组织一并去除（图7-3-2）。将胃小弯淋巴结连同周围脂肪组织一并送病理检查，可避免遗漏胃小弯淋巴结。清扫后，胃小弯处裸露胃浆膜（图 7-3-3）。

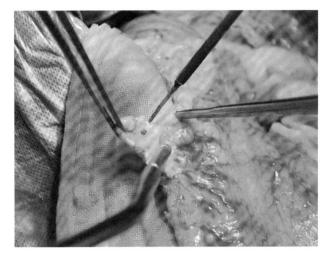

图 7-3-2.1 切除胃小弯淋巴结及周围脂肪组织

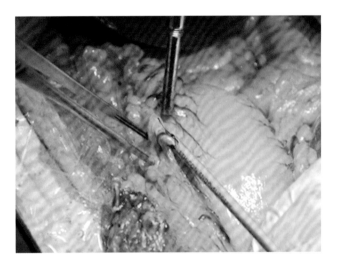

图 7-3-1.1 切断胃右血管终末分支

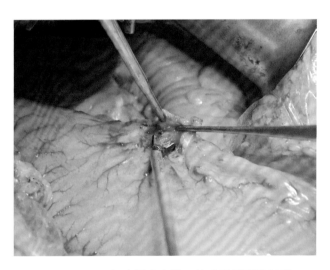

图 7-3-2.2 切除胃小弯淋巴结及周围脂肪组织

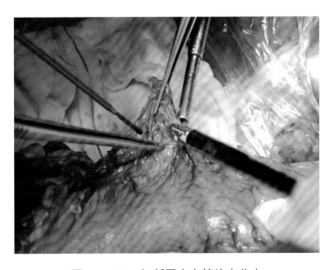

图 7-3-1.2 切断胃右血管终末分支

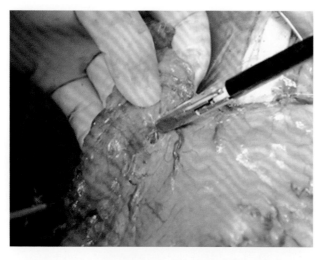

图 7-3-2.3　切除胃小弯淋巴结及周围脂肪组织

清扫胃大弯淋巴结时，在无血管区可同胃小弯淋巴结清扫方法，同时清除淋巴结及其周围脂肪组织（图 7-3-4）。在胃大弯血管弓处，应避免损伤胃大弯血管弓（图 7-3-5）。对于邻近血管弓的胃大弯淋巴结，需在血管之间"摘除"淋巴结（图 7-3-6），以免影响管状胃血供。胃网膜左动脉向胃大弯分出的第一支是胃大弯淋巴结与脾门淋巴结的分界，正位于此支动脉处的淋巴结属于胃大弯淋巴结（图 7-3-7）。清扫幽门上淋巴结（图 7-3-8）。胃网膜右动脉进入胃大弯的第一支是胃大弯淋巴结与幽门下淋巴结的分界，正位于此支动脉处的淋巴结属于幽门下淋巴结。清扫幽门下淋巴结（图 7-3-9）。

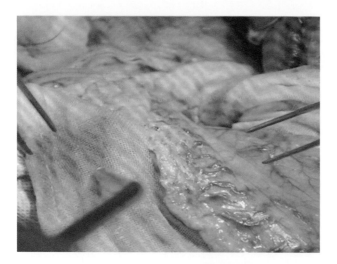

图 7-3-3.1　胃小弯处裸露胃浆膜

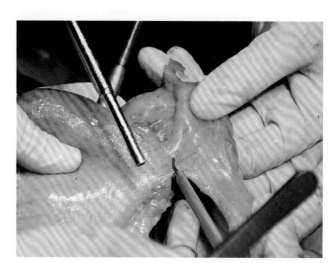

图 7-3-4　同时清除胃大弯淋巴结及周围脂肪组织

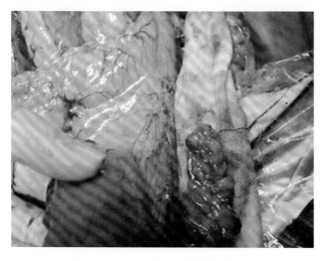

图 7-3-3.2　胃小弯处裸露胃浆膜

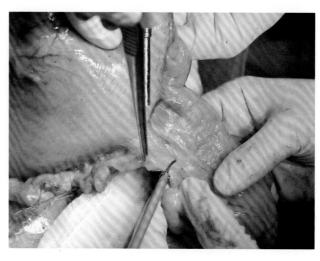

图 7-3-5.1　避免损伤胃大弯血管弓

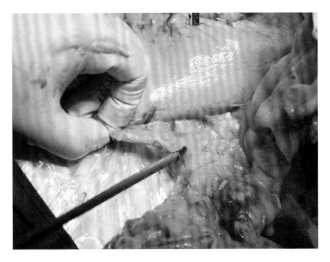

图 7-3-5.2　避免损伤胃大弯血管弓

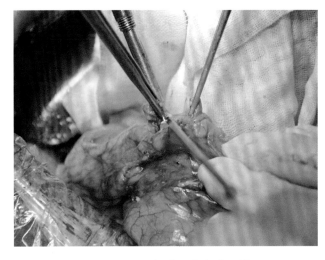

图 7-3-6.3　切除胃大弯淋巴结

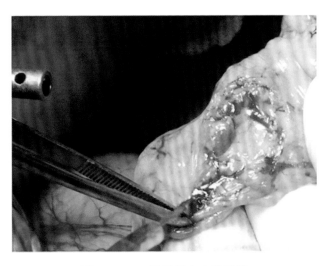

图 7-3-6.1　显露胃大弯淋巴结

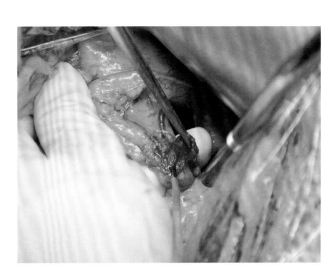

图 7-3-7.1　显露胃大弯淋巴结

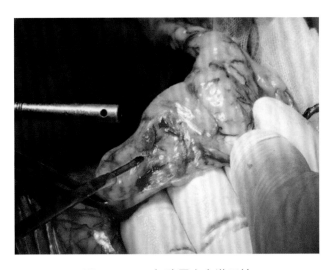

图 7-3-6.2　切除胃大弯淋巴结

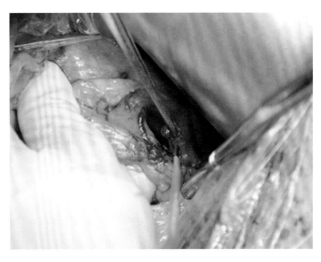

图 7-3-7.2　切除胃大弯淋巴结

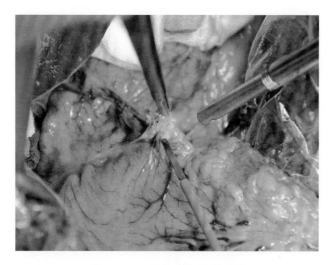

图 7-3-8　清扫幽门上淋巴结

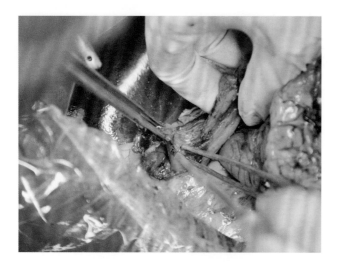

图 7-3-9.1　切除幽门下淋巴结

切断胃左血管后，清扫胃左动脉旁淋巴结（图7-3-10）。还可以在切断胃左血管前进行淋巴结清扫。此时将胃上提，助手将胰腺向足侧牵拉，使胃左血管处于张力状态（图7-3-11）。切开胃左静脉右侧和前方的结缔组织（图7-3-12），显露血管并将淋巴结向胃体方向游离（图7-3-13）。静脉显露后在其左后方找到胃左动脉，该血管左侧和前方常常存在多个淋巴结，一并游离并向胃体部分离（图7-3-14）；亦可单独切除该组淋巴结。胃左血管切断后于肝总动脉表面清扫肝总动脉旁淋巴结（图7-3-15）。肝总动脉旁淋巴结分为动脉前方和动脉后方两组，前方清扫较容易，而后方淋巴结在清扫时需要注意避免门静脉系统的损伤。肝总动脉旁淋巴结清扫后可整块将淋巴结组织向头侧分离，与腹腔动脉干旁淋巴结整块切除（图7-3-16）。有时清扫肝总动脉旁淋巴结创面较大，为减少术后淋巴渗漏，可用钛夹在淋巴管根部夹闭（图7-3-17）。

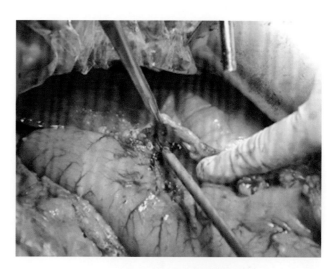

图 7-3-10.1　清扫胃左动脉旁淋巴结

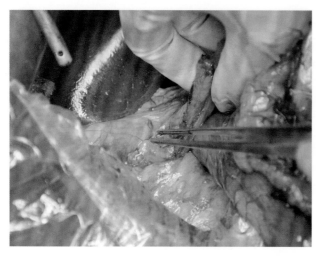

图 7-3-9.2　幽门下淋巴结切除后

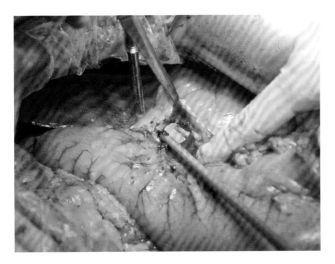

图 7-3-10.2 清扫胃左动脉旁淋巴结

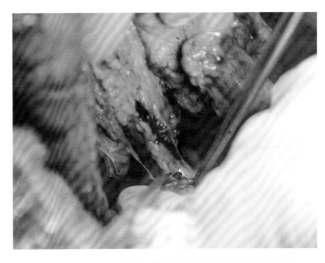

图 7-3-12 切开胃左静脉右侧和前方的结缔组织

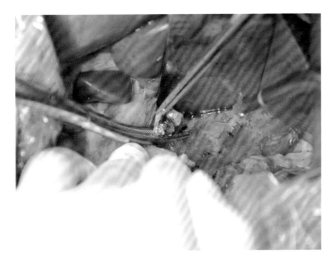

图 7-3-10.3 清扫胃左动脉旁淋巴结

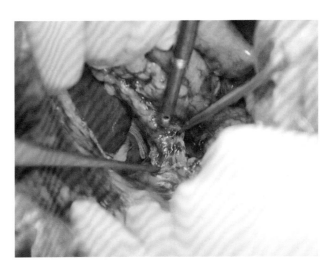

图 7-3-13 显露血管并将淋巴结向胃体方向游离

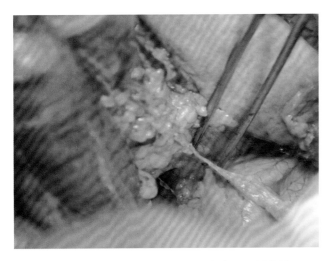

图 7-3-11 将胃上提，助手将胰腺向足侧牵拉

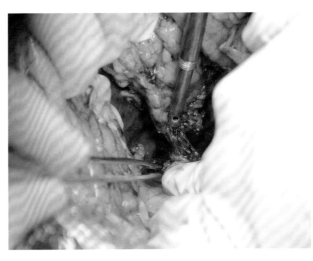

图 7-3-14 游离胃左动脉旁淋巴结后

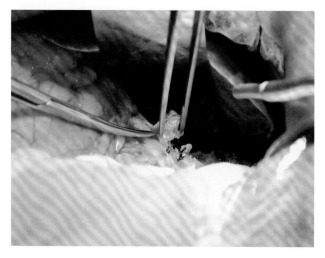

图 7-3-15.1　清扫肝总动脉旁淋巴结

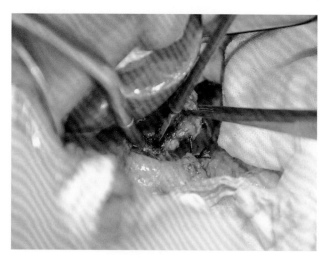

图 7-3-15.4　清扫肝总动脉旁淋巴结

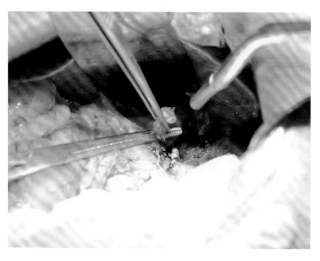

图 7-3-15.2　清扫肝总动脉旁淋巴结

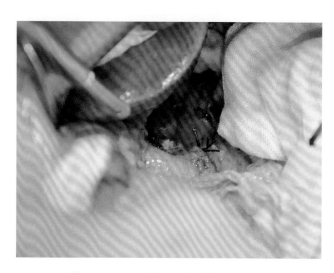

图 7-3-15.5　清扫肝总动脉旁淋巴结

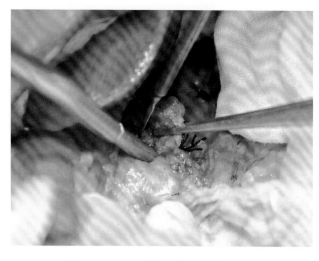

图 7-3-15.3　清扫肝总动脉旁淋巴结

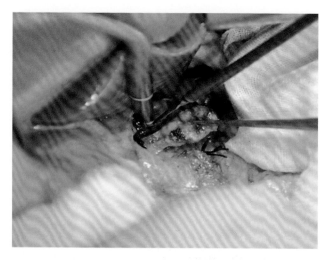

图 7-3-16.1　肝总动脉旁淋巴结与腹腔动脉干旁淋巴结整块切除

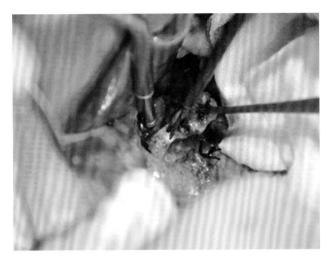

图 7-3-16.2　肝总动脉旁淋巴结与腹腔动脉干旁淋巴结整块切除

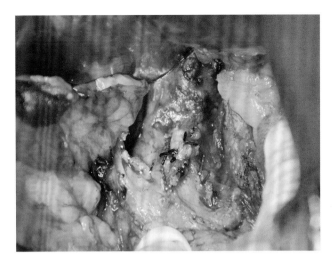

图 7-3-18　钛夹夹闭淋巴管

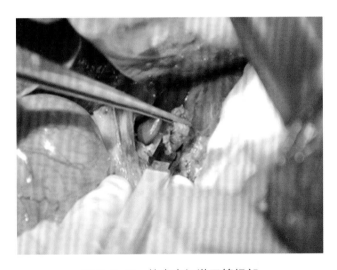

图 7-3-17　钛夹夹闭淋巴管根部

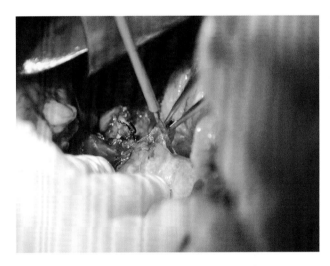

图 7-3-19.1　清扫脾动脉旁淋巴结

单独清扫腹腔动脉干旁淋巴结时，将肝尾叶向上拉起，沿腹腔动脉干根部清扫腹腔动脉干旁淋巴结。注意此处存在大量淋巴管，为避免术后淋巴渗漏，可在清扫的同时以钛夹夹闭或者缝扎减少渗液（图 7-3-18）。在脾动脉近端清扫脾动脉旁淋巴结（图 7-3-19）。部分医疗中心针对贲门癌进行脾门淋巴结清扫，该操作将脾游离后牵出于腹部切口外进行淋巴结清扫，亦能获得一定比例的转移淋巴结。但该方法对技术要求较高，容易损伤脾供血血管和毗邻器官，例如胰尾部和左肾上腺，尚不作为食管癌常规清扫的部位。腹腔淋巴结清扫后，以钛夹夹闭淋巴管（图 7-3-18）。

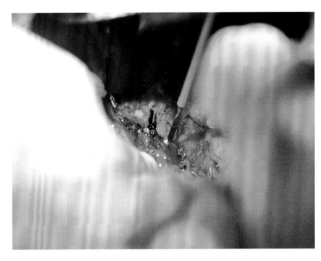

图 7-3-19.2　清扫脾动脉旁淋巴结

第四节 颈部淋巴结清扫术

对于颈部淋巴结清扫术而言，单纯的左侧胸锁乳突肌内侧缘切口通常难以显露足够的术野，尤其难以清扫右侧颈部淋巴结，而选用胸骨上沿皮纹的颈横切口（图 7-4-1）则可以充分显露双侧颈部区域。

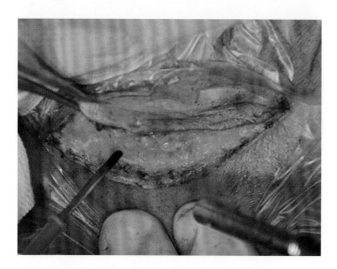

图 7-4-1　胸骨上沿皮纹的颈横切口

逐层切开皮下脂肪层（图 7-4-2）及颈阔肌（图 7-4-3），由于颈前部颈阔肌层较薄且不连续，故应小心切开，避免伤及深层的颈前静脉。紧贴颈阔肌深面游离皮瓣并悬吊皮瓣（图 7-4-4）。

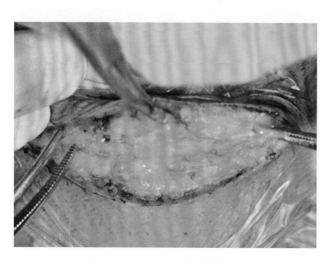

图 7-4-2　切开皮下脂肪层

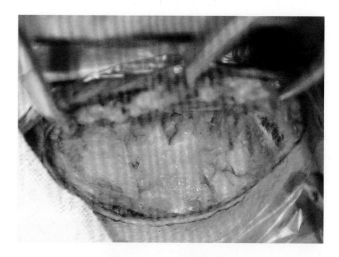

图 7-4-3　切开颈阔肌

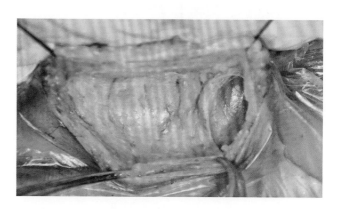

图 7-4-4.1　悬吊皮瓣

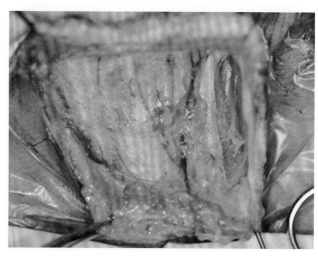

图 7-4-4.2　悬吊皮瓣

食管癌颈部淋巴结清扫术主要针对颈内静脉中区（Ⅲ区）、颈内静脉下区（Ⅳ区）及中央区淋巴结（Ⅵ区）。中央区淋巴结包括喉前淋巴结、气管前淋巴结及气管食管沟淋巴结。切开带状肌（图7-4-5），显露甲状腺腺叶（图7-4-6）。如胸骨舌骨肌影响手术操作，可将其切断（图7-4-7）。游离甲状腺下极血管（图7-4-8），并切断结扎之（图7-4-9）。牵开甲状腺腺叶，显露喉返神经（图7-4-10）。显露喉返神经后，可安全地进行气管食管沟淋巴结清扫（图7-4-11）。气管食管沟淋巴结是颈段食管第一站引流淋巴结，故对于肿瘤的完全切除及精确病理分期均有重要意义。清扫时注意保护喉返神经（图7-4-12）。由于此处与喉返神经距离较近，应尽量避免应用电刀，并注意结扎时勿伤及喉返神经。

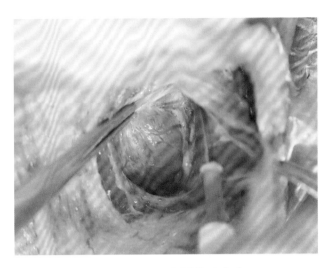

图7-4-6.1　显露甲状腺腺叶

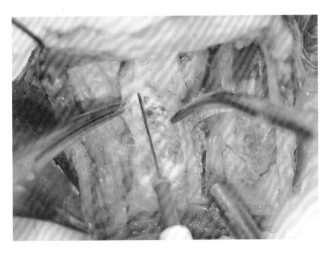

图7-4-5.1　切开带状肌

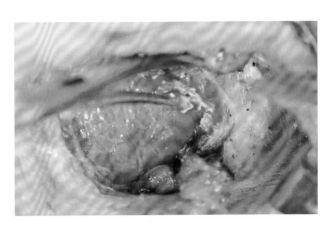

图7-4-6.2　显露甲状腺腺叶

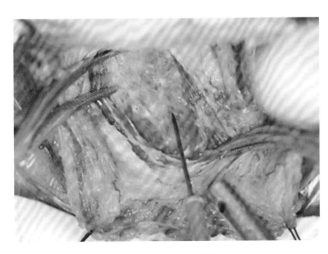

图7-4-5.2　切开带状肌

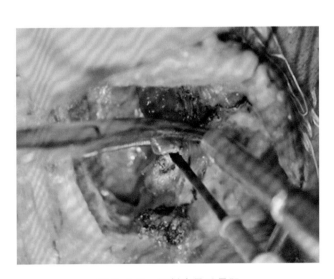

图7-4-7　切断胸骨舌骨肌

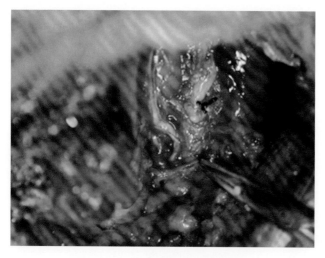

图 7-4-8　游离甲状腺下极血管

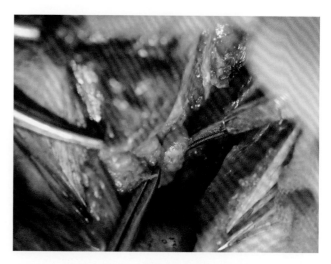

图 7-4-9.3　结扎甲状腺下极血管

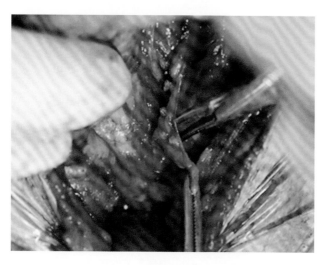

图 7-4-9.1　切断甲状腺下极血管

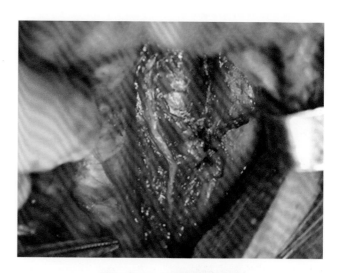

图 7-4-10　显露喉返神经

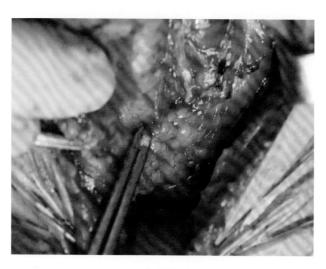

图 7-4-9.2　切断甲状腺下极血管

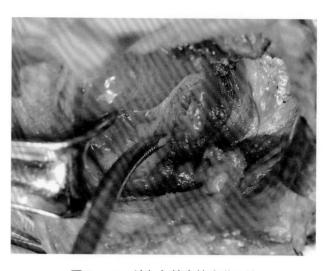

图 7-4-11　清扫气管食管沟淋巴结

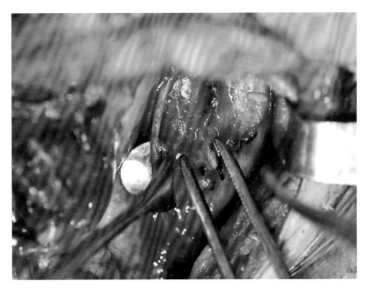

图 7-4-12 保护喉返神经

气管食管沟淋巴结清扫完毕后，可将颈段食管游离（图 7-4-13），有利于显露术野，清扫颈侧区颈内静脉周围淋巴结。游离颈段食管以后，可充分显露颈段食管旁淋巴结，应予以清扫（图 7-4-14）。颈内静脉中区及下区淋巴结是颈段食管第二站引流淋巴结，其上界为颈总动脉分叉处，下界为锁骨，前界为胸骨舌骨肌外侧缘，后界为胸锁乳突肌后缘。

牵开胸锁乳突肌，可见颈内静脉（图 7-4-15）。清扫颈内静脉中区、下区的脂肪组织及淋巴结（图 7-4-16），可将颈内静脉中区及下区淋巴结整体切除。

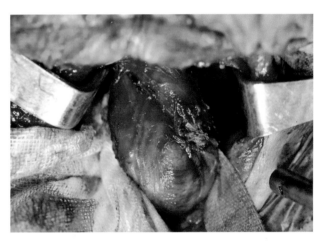

图 7-4-13.2 游离颈段食管

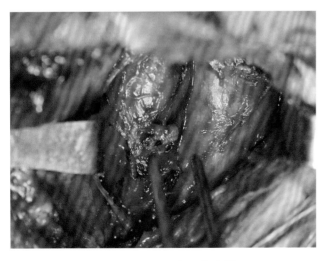

图 7-4-13.1 游离颈段食管

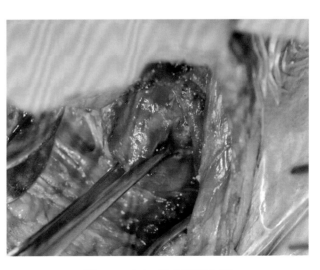

图 7-4-13.3 游离颈段食管

269

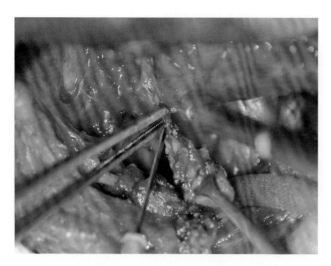

图 7-4-14.1　清扫颈段食管旁淋巴结

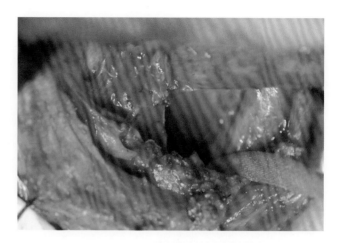

图 7-4-14.2　清扫颈段食管旁淋巴结

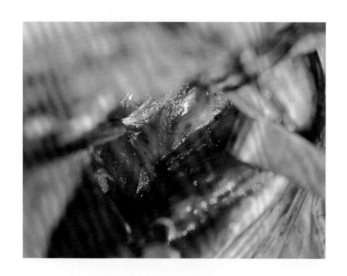

图 7-4-15　显露颈内静脉

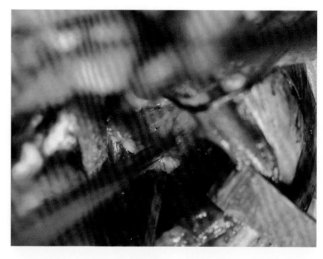

图 7-4-16.1　清扫颈内静脉中、下区的脂肪组织及淋巴结

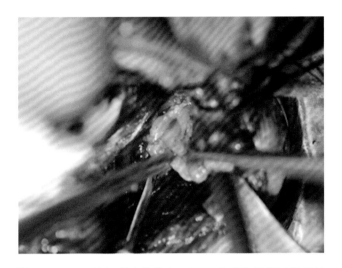

图 7-4-16.2　清扫颈内静脉中、下区的脂肪组织及淋巴结

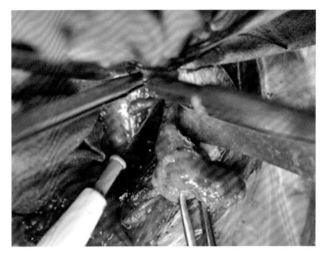

图 7-4-16.4　清扫颈内静脉中、下区的脂肪组织及淋巴结

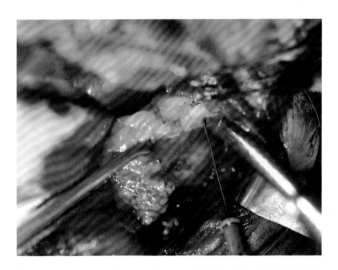

图 7-4-16.3　清扫颈内静脉中、下区的脂肪组织及淋巴结

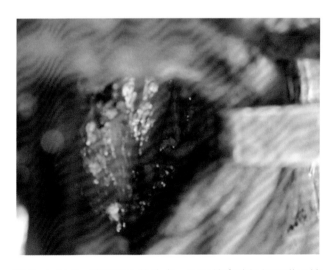

图 7-4-16.5　清扫颈内静脉中、下区的脂肪组织及淋巴结

淋巴结清扫

第五节　胸腹腔镜下胸 - 腹 - 颈三野淋巴结清扫术

　　食管癌手术的淋巴结清扫并非单独进行，往往在游离食管及胃的过程中一并清扫，尤其是对于食管周和胃周的淋巴结清扫，通常连同食管及胃周围的系膜一并被整块切除。以下以胸腹腔镜下 McKeown 手术为例阐述胸 - 腹 - 颈三野淋巴结清扫。

　　胸腔淋巴结清扫分模块进行，主要包括：右侧喉返神经旁区域清扫（图 7-5-1 至图 7-5-6）、上段食管旁清扫（图 7-5-7）、中下段食管旁清扫、膈上淋巴清扫、双侧下肺韧带旁清扫、隆突下及双侧肺门清扫（图 7-5-8 至图 7-5-15）、左侧喉返神经旁区域清扫（图 7-5-16 至图 7-5-23）。其中右侧喉返神经旁区域清扫、隆突下及左肺门清扫、左侧喉返神经旁区域清扫已在本书第五章第二节微创 McKeown 手术部分进行了详细阐述，也是胸腔淋巴结清扫的难点，此处再次简单概述，目的在于强调食管癌淋巴结清扫的重要性。至于食管周围淋巴结的清扫，鉴于腔镜手术的良好视野显露，中下段食管旁的淋巴结在食管游离时连同系膜一并被切除。上段食管游离时需紧贴食管，因此上段食管旁淋巴结清扫需单独进行。大部分即为上纵隔双侧喉返神经旁区域的清扫，另有一些淋巴结附于食管表面，可在游离食管时被一并切除。膈上淋巴结的清扫通常在胸腔游离膈肌裂孔时，为充分显露裂孔肌环，其周围的淋巴脂肪组织被连在食管壁上一并游离切除。如果淋巴脂肪组织过多妨碍显露视野，可单独切除后取出。双侧下肺韧带旁淋巴结通常在下肺静脉下方，清扫时注意保护下肺静脉，避免误伤下肺静脉。因下肺韧带淋巴结并不包含在食管系膜内，通常需单独清扫。因经右胸的手术右侧下肺韧带可连同食管一并切除，因此该区域淋巴结通常被误认为是下段食管旁淋巴结而被一并切除。相比之下，左侧下肺韧带旁淋巴结因为显露欠佳，通常需单独清扫。

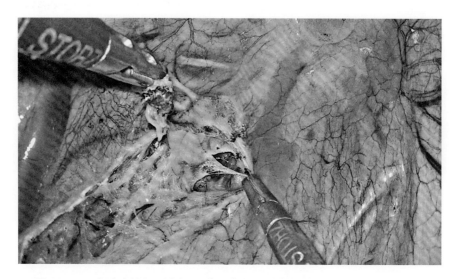

图 7-5-1　在迷走神经后方切开纵隔胸膜，分离钳镂空右侧喉返神经区域

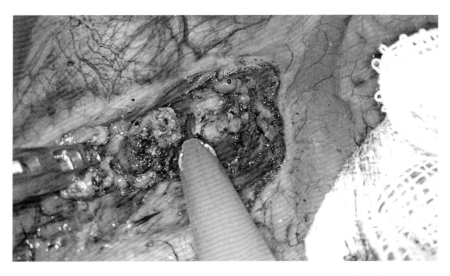

图 7-5-2 超声刀离断右侧喉返神经区域淋巴脂肪组织与食管之间的连接

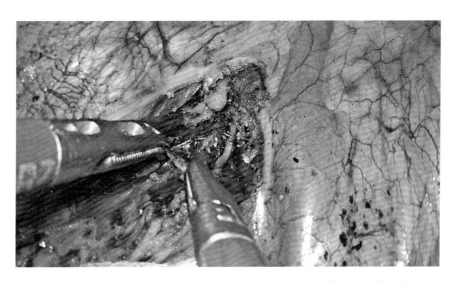

图 7-5-3 分离钳解剖右侧喉返神经，发现仍有淋巴结藏匿于气管食管沟

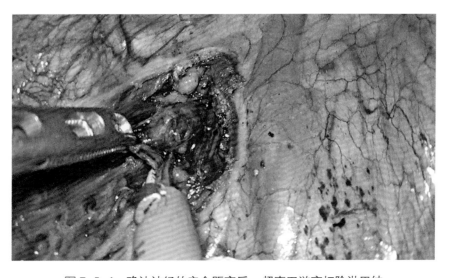

图 7-5-4 确认神经的安全距离后，超声刀游离切除淋巴结

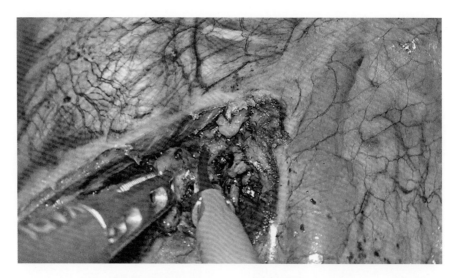

图 7-5-5　切除右侧喉返神经旁淋巴结，术后病理证实该枚淋巴结为转移淋巴结

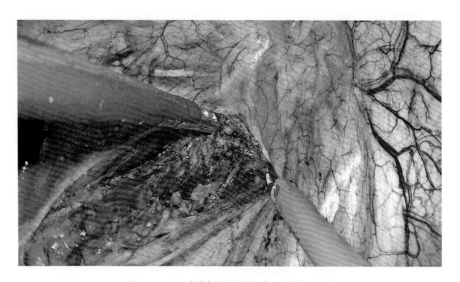

图 7-5-6　右侧喉返神经旁区域清扫后

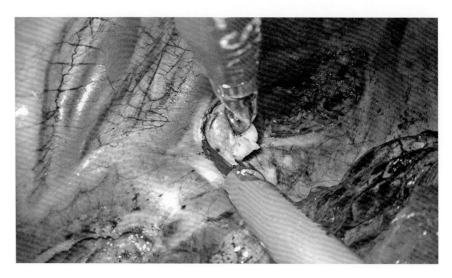

图 7-5-7　切除上段食管旁淋巴结

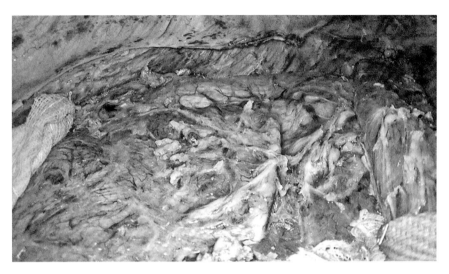

图 7-5-8　向前牵拉食管，显露隆突下及左肺门淋巴结区域

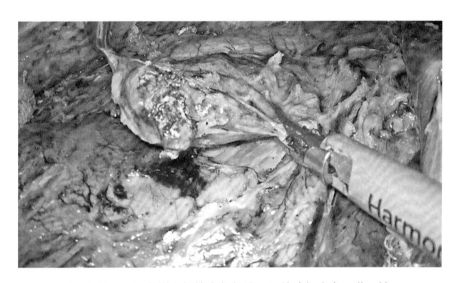

图 7-5-9　从右侧支气管末段起始，开始清扫隆突下淋巴结

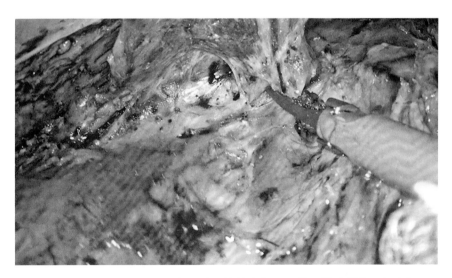

图 7-5-10　超声刀处理隆突下淋巴结的血供，工作面始终朝向开阔空间

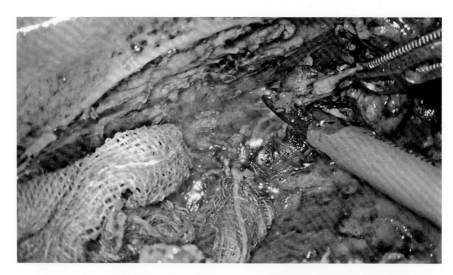

图 7-5-11　清扫隆突下淋巴结过程中，连同左肺门淋巴结一并切除

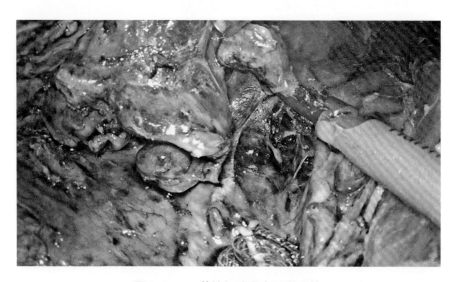

图 7-5-12　整块切除隆突下淋巴结

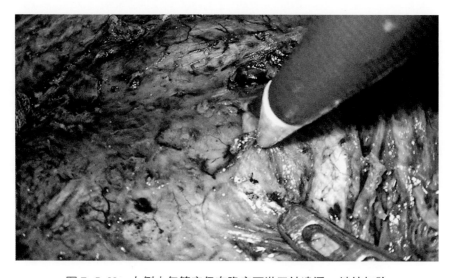

图 7-5-13　右侧支气管旁仍有隆突下淋巴结遗漏，继续切除

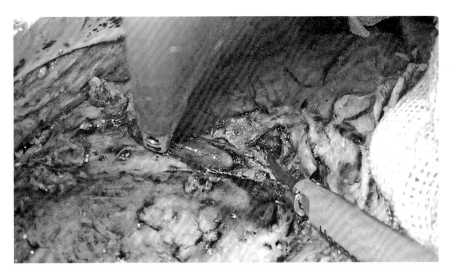

图 7-5-14 继续切除被遗漏的隆突下淋巴结

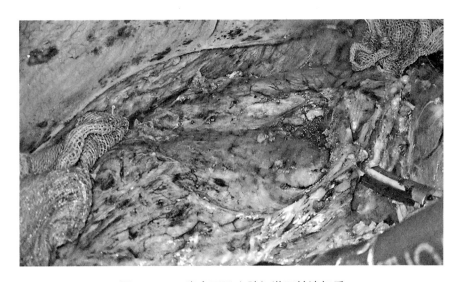

图 7-5-15 隆突下及左肺门淋巴结清扫后

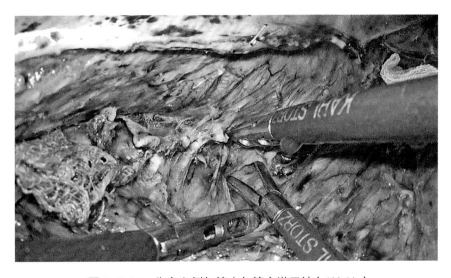

图 7-5-16 分离左侧气管支气管旁淋巴结（106 tbL）

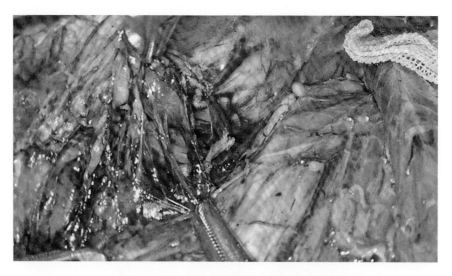

图 7-5-17　游离左侧喉返神经旁淋巴结

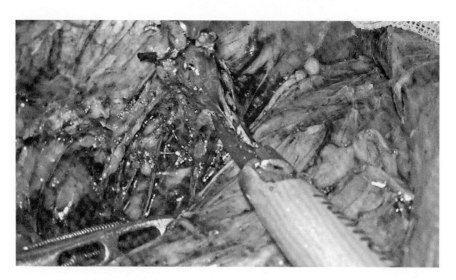

图 7-5-18　确认神经的安全距离后，超声刀切除左侧喉返神经起始处淋巴结

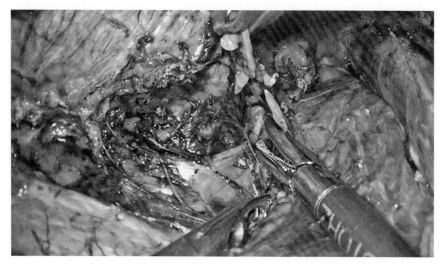

图 7-5-19　分离钳游离左侧喉返神经

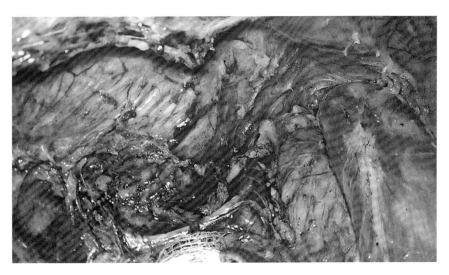

图 7-5-20　显露左侧喉返神经

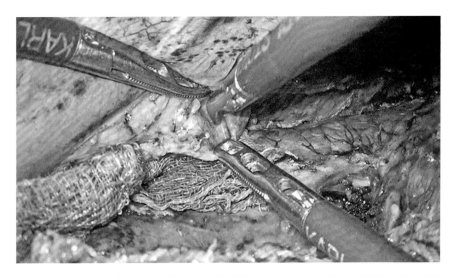

图 7-5-21　清扫中段食管旁淋巴结，因与胸导管粘连较重，完整切除淋巴结损伤了胸导管

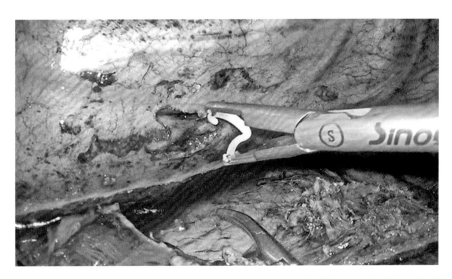

图 7-5-22　可见胸腔内淋巴液渗出，在下肺静脉水平以下从奇静脉与主动脉之间找到胸导管

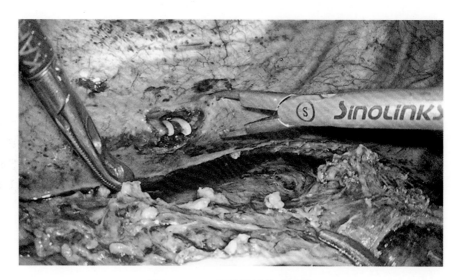

图 7-5-23　预防性结扎胸导管

　　腹腔淋巴结清扫主要包含对胃小弯侧、贲门旁、胃左血管周围、肝总动脉根部、脾动脉根部、腹腔干动脉周围的清扫。其中胃小弯侧、贲门旁、胃左血管周围的淋巴结清扫可在游离胃的过程中一并完成。淋巴结被附于胃周，连同大体标本一并取出。如果病理医生不能分检相应的淋巴结，则需要手术医生在手术结束后对大体标本上的淋巴结进行分检，以期达到更准确的病理淋巴结分期。腹腔淋巴结清扫需单独完成的区域为肝总动脉根部、脾动脉根部和腹腔干动脉周围，这些淋巴结位置非常接近，可通过腔镜下完成清扫，也可经上腹部小切口在直视下完成清扫（图 7-5-24 至图 7-5-31）。

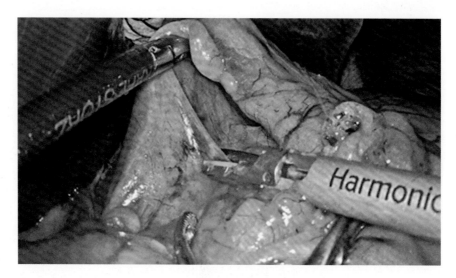

图 7-5-24　在胃小弯侧提起胃左血管

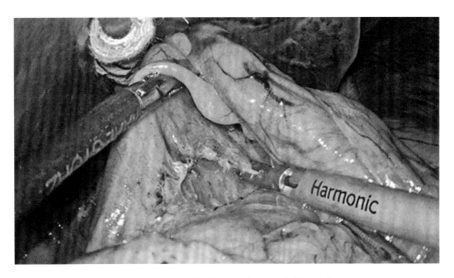

图 7-5-25　超声刀游离胃左血管左侧

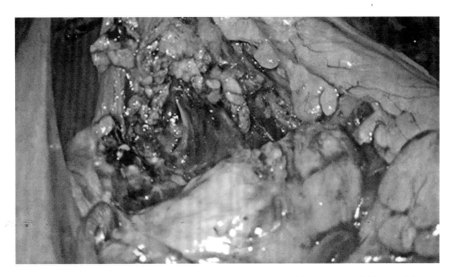

图 7-5-26　游离裸化胃左血管根部，将胃左血管周围淋巴结推向胃侧

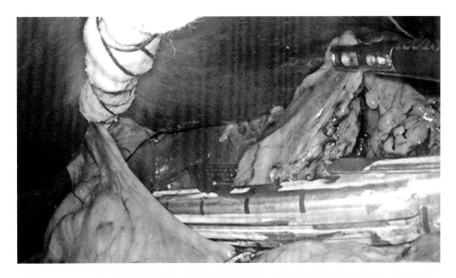

图 7-5-27　切割缝合器夹闭切断胃左血管，冠状静脉与胃左动脉一并处理

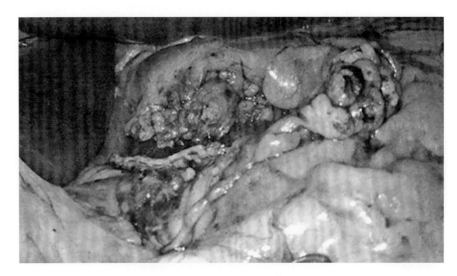

图 7-5-28　在根部切断胃左血管

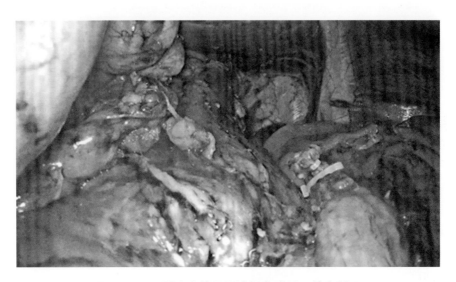

图 7-5-29　胃左血管周围清扫完成后，检查创面

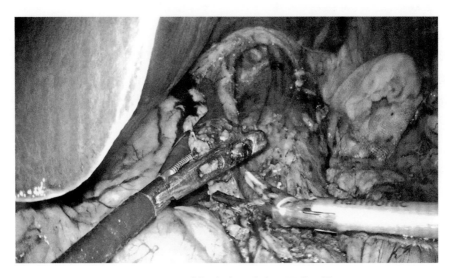

图 7-5-30　清扫腹腔干动脉周围淋巴结

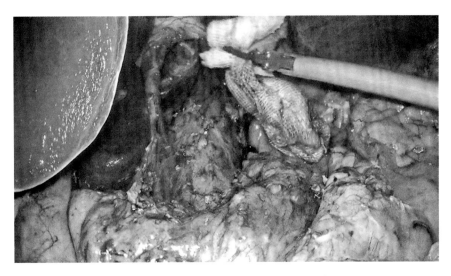

图 7-5-31　清扫腹腔干动脉周围淋巴结后

颈部淋巴结清扫（图 7-5-32 至图 7-5-35）均在开放术野的直视下完成。与传统开放手术不同的是，因胸腔镜手术对上纵隔的充分清扫，往往可达甲状腺下极，因此在进行颈部中央区淋巴结清扫时，发现胸腔镜手术部分实际上已经切除了中央区淋巴结。这是腔镜手术的优势，颈胸贯通，淋巴结清扫相对更完整彻底。

食管癌颈部淋巴结转移主要见于颈动脉鞘内侧气管食管沟内的颈段食管旁淋巴结，亦称颈段喉返神经旁淋巴结；颈动脉鞘外侧斜角肌前方的颈深淋巴结，亦称锁骨上淋巴结，左、右共 4 组，加上颈前肌前方双侧胸锁乳突肌内侧脂肪内的颈前淋巴结则为 5 组，但此处转移甚少见。于胸骨上窝一横指沿颈部皮纹做弧形切口，两侧达胸锁乳突肌外侧缘，向上、下游离颈阔肌皮瓣分别至环状软骨和胸骨、锁骨上缘。将胸锁乳突肌后缘游离后牵向外侧，清扫上至肩胛舌骨肌、下至锁骨下静脉、内至颈内血管鞘、外至颈外静脉范围内的脂肪组织及颈深淋巴结。向后方直至斜角肌前面，该区域内除偶有 1~2

支发自颈内静脉的细小分支外几乎没有血管，大部分操作可用剪刀或电刀进行。需注意向后方深部游离时勿伤及横卧于颈深筋膜浅面的颈横动脉，因其后方即有膈神经纵行通过，若操作始终保持在颈横动脉前方则无误伤该神经之虞。左颈部清扫时还需注意在近静脉角附近宜多结扎，因此处有胸导管由后方汇入左锁骨下静脉。扫除颈深淋巴结后于锁骨上缘处切断胸骨甲状肌和胸骨舌骨肌止点，清扫锁骨上方气管食管沟内的颈段食管旁淋巴结，以血管钳于气管和颈总动脉之间钝性分离直至与胸腔内沟通。确认喉返神经之所在后扫除其侧旁的脂肪及淋巴组织，注意左侧喉返神经在颈部紧贴于气管食管沟内垂直上行，而右侧喉返神经绕过锁骨下动脉后由右颈总动脉后方斜向内侧的甲状腺下极，熟悉其走向有利于避免误伤。

去除喉返神经旁的颈段食管旁淋巴结后颈部清扫即告完成，于左喉返神经外侧将食管断端拉至颈部，与上提的管状胃进行吻合重建。

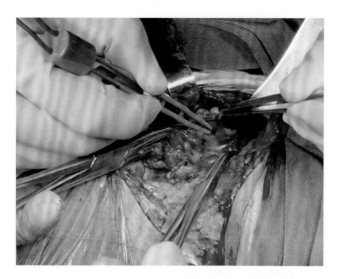

图 7-5-32　颈部领状切口，清扫右颈 Ⅲ 、Ⅳ区淋巴结

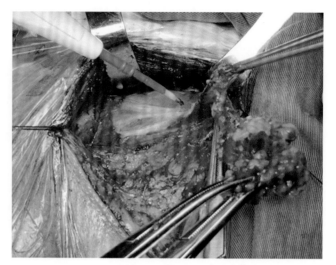

图 7-5-34　整块切除右颈淋巴脂肪组织

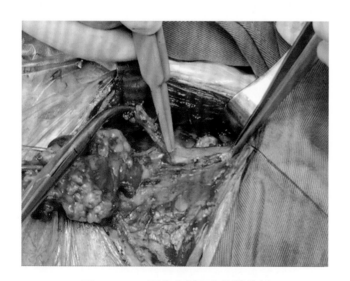

图 7-5-33　裸化右侧颈血管鞘外侧

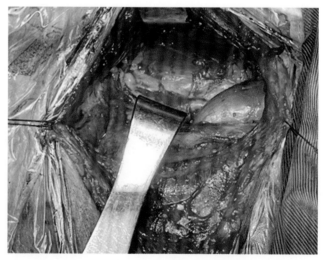

图 7-5-35　右颈 Ⅲ 、Ⅳ区淋巴脂肪组织清扫后

第八章　典型病例

病例 1　新辅助化疗后微创 McKeown 手术

病史

男性，66岁。因进食梗阻2个月就诊。在当地医院胃镜检查提示食管距门齿27~37 cm处狭窄，活检为中分化鳞癌。全身 PET/CT 显示食管中下段占位，SUVmax 18.4，纵隔气管后方 3P 区（右喉返神经旁）淋巴结肿大，短径 1.2 cm，SUVmax 2.6，贲门旁多发淋巴结，短径 1.0 cm，SUVmax 5.2；结合增强 CT 检查，临床诊断：胸中下段食管鳞癌，cT_3N+M_0。综合治疗方案：新辅助化疗 + 微创 McKeown 手术。

术前行 2 周期 TP 方案（紫杉醇，175 mg/m^2，d1；顺铂，75 mg/m^2，分 d1 和 d2；q3w）化疗 2 周期。化疗后复查全身 PET/CT 显示食管中下段肿瘤缩小，SUVmax 2.6，原气管后方 3P 区淋巴结短径 0.6 cm，SUVmax 1.1，贲门旁淋巴结较前缩小，SUVmax 1.3。距离第二次用药后 7 周，患者接受了微创 McKeown 手术。

术后病理

部分食管 + 部分胃，中分化鳞癌，大小 3 cm × 2.8 cm。癌累及外膜纤维脂肪组织，未见脉管癌栓及神经侵犯，淋巴结可见癌转移（1/23）（右喉返神经旁 0/4，上段食管旁 0/1，左喉返神经旁 0/2，4 L 组 0/2，下段食管旁 0/1，膈上 0/0，隆突下 0/6，贲门旁 0/1，胃小弯侧 1/2，胃左血管旁 0/4）（右喉返神经旁及小弯侧淋巴结内可见治疗反应），肿瘤病理分期：$ypT_3N_1M_0$。

手术特点

1. 该患者为典型的 T_3N+M_0 可切除食管鳞癌，遂初诊时即制订新辅助治疗 + 手术的综合治疗方案。可供选择的新辅助方案有化疗和同步放化疗，受患者接受度和管理流程的现实，新辅助化疗的应用比例要远多于新辅助同步放化疗。食管鳞癌目前较多选择 TP 化疗方案。

2. 初诊时判断右侧喉返神经旁淋巴结为转移，清扫过程中坚持无瘤原则，做到整块切除，此种情况下也需要较好地显露喉返神经，清扫后周围结构实现骨骼化。

3. 清扫双侧喉返神经区域淋巴结时，尽量避免使用电凝钩，采用分离钳镂空，当确定距离神经存在安全距离时，可大胆使用超声刀。当无法确定安全距离时，或淋巴结与神经存在粘连时，使用剪刀进行锐性分离。

4. 当原发肿瘤位于中下段食管与主动脉粘连较致密时，电凝钩分离比超声刀更精细和安全。给予食管向前的牵拉力，使得主动脉与食管外膜之间具备适当的张力，再进行分离。

5. 当初诊评估存在胃小弯侧淋巴结转移时，对胃左血管区的处理应做到骨骼化游离。使用腔镜下切割缝合器（Endo-GIA）相较于 Hem-o-lok 可更靠近血管根部进行离断，是更推荐的离断方式。

见图 8-1-1 至图 8-1-12。

化疗前　　　　　　　　　　化疗后

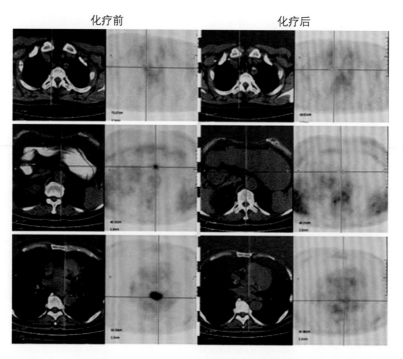

图 8-1-1　化疗前后的 PET/CT 影像对比

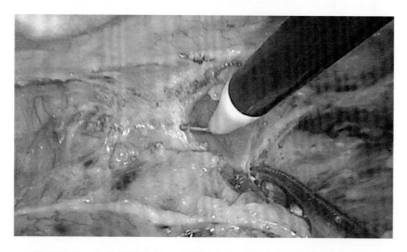

图 8-1-2　化疗后肿瘤所在的食管与主动脉之间的间隙较为致密

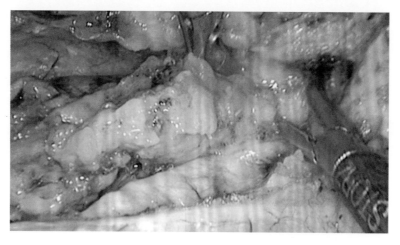

图 8-1-3　整块清扫右侧喉返神经旁的淋巴脂肪组织

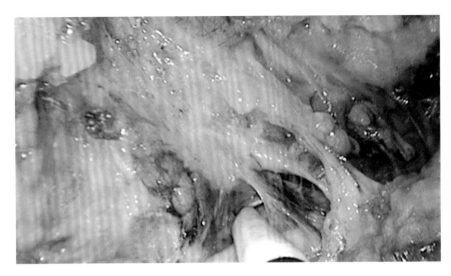

图 8-1-4　镂空法使得右侧喉返神经旁的淋巴脂肪组织呈"树杈"状，离断滋养血管及神经分支

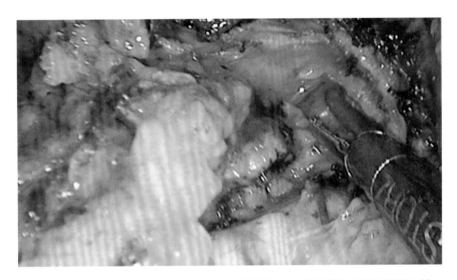

图 8-1-5　分离钳进一步镂空滋养右侧喉返神经旁淋巴脂肪组织的滋养血管

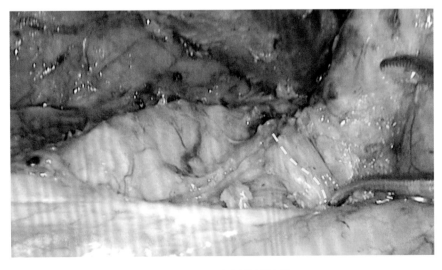

图 8-1-6　右侧喉返神经

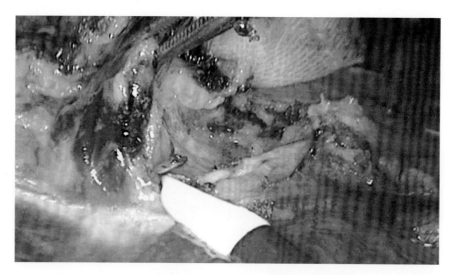

图 8-1-7　清扫隆突下淋巴结，保留迷走神经肺支

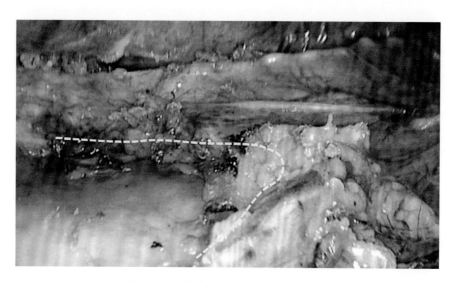

图 8-1-8　隆突下及左肺门区域清扫后

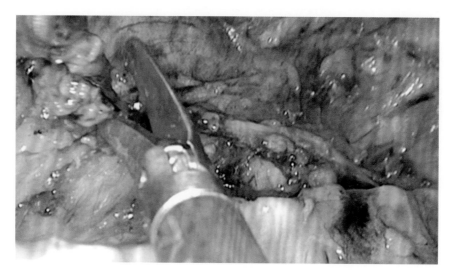

图 8-1-9　"冷兵器"剪刀清扫左侧喉返神经旁淋巴结

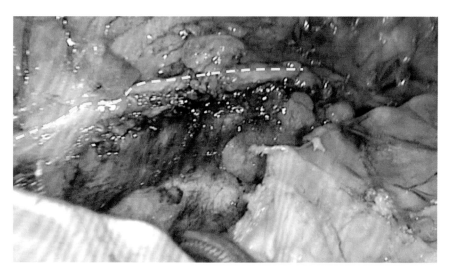

图 8-1-10 左侧喉返神经

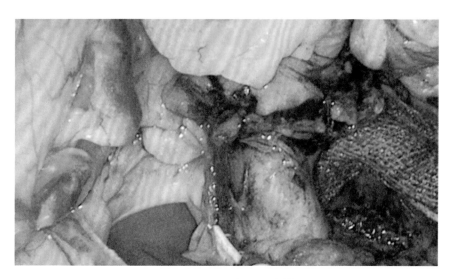

图 8-1-11 裸化胃左血管

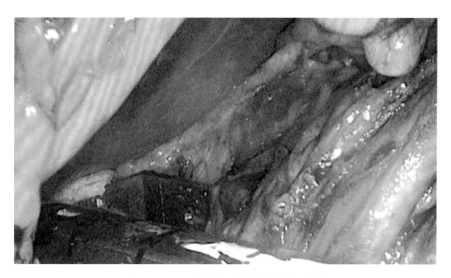

图 8-1-12 切割缝合器处理胃左血管

病例 2　新辅助化疗＋新辅助放化疗后微创 McKeown 手术及三野淋巴结清扫术

典型病例 2

病史

男性，53 岁，因发现右颈部淋巴结肿大 1 个月就诊，颈部淋巴结穿刺为鳞癌转移，遂完善上消化道内镜检查发现食管距门齿 20 cm 处可见肿物隆起，活检确诊为鳞癌。遂完善全身 PET/CT 检查显示食管胸上段管壁增厚伴代谢增高，双颈、右侧胸廓入口处均可见代谢增高淋巴结，考虑存在肿瘤转移。临床诊断：胸上段食管鳞癌，$cT_3N_1M_1$（右颈部淋巴结转移）。多学科协作建议综合治疗方案：新辅助治疗＋微创 McKeown 手术＋选择性右颈淋巴结清扫。

患者首先接受了三周期 TP 方案（紫杉醇，175 mg/m²，d1；顺铂，75 mg/m²，分 d1 和 d2；q3w）化疗，之后复查肿瘤及转移淋巴结较前明显减小。因新冠肺炎疫情原因，当时无法及时安排手术，遂患者再次接受了新辅助同步放化疗（放疗 41.4 Gy，23f，期间同步两周期 TP 方案化疗）。距离放疗结束 6 周后患者接受了胸腹腔镜辅助颈胸腹三切口食管癌切除＋三野淋巴结清扫手术。

术后病理

食管低分化鳞状细胞癌，伴鳞状细胞原位癌，最大径 1.3 cm；部分癌细胞变性坏死（反应率约 40%），伴间质纤维化及淋巴细胞、浆细胞浸润，符合治疗后改变，TRG 3 级；癌侵及固有层；未见脉管癌栓及神经侵犯；食管断端及胃断端未见癌；淋巴结可见癌转移（1/50）（右喉返神经旁 0/5，上段食管旁 0/2，中段食管旁 0/1，下段食管旁 0/1，隆突下 0/3，左肺门 0/2，右肺门 0/1，4L 组 0/3，左喉返神经旁 0/0，右颈 1/13，左颈Ⅵ区 0/7，贲门旁 0/4，胃小弯侧 0/8，胃大弯侧 0/0，胃左血管旁 0/0），转移癌未累及淋巴结被膜外；肿瘤病理分期：ypT_2N_1。

手术特点

1. 该患者存在右颈Ⅱ～Ⅳ区淋巴结的转移，按 UICCTNM 分期系统，属于远处转移的不可切除病变。但日本食管癌学会认为颈部淋巴结尚属于食管癌的区域淋巴结转移，仍属于可切除病变，且切除后对预后改善较传统的同步放化疗改善明显。北京大学肿瘤医院食管癌多学科协作团队关于颈部淋巴结转移倾向参考日本食管癌学会的临床指南，遂在初诊时综合评估该患者仍为可切除病期。

2. 因存在颈部淋巴结转移，一旦颈部淋巴结做过放疗，会增加后续淋巴结清扫困难，因此如果合并有颈部淋巴结转移的食管癌，通常不建议选择新辅助放化疗的治疗方案。即使选择放化疗，颈部淋巴结也不包含在放疗照射野之内。该患者即为此种情况。因此初始治疗选择的是新辅助化疗，后来因为新冠肺炎疫情的原因，在无法及时安排手术的情况下，患者再次接受了新辅助放化疗，并不包含颈部淋巴结的照射。

3. 该患者属于胸上段食管癌，食管肿瘤的上缘距离门齿 20 cm。对于高位食管癌，肿瘤上缘距离环咽肌不少于 5 cm 是外科可切除的手术适应证的必要条件。实际临床工作中，距离环咽肌不少于 3 cm 的下颈段食管癌仍可考虑不切喉条件下的外科手术切除。必要情况下需要切除部分甲状腺，方便显露颈段食管，甚至可主动离断气管后显露食管，待食管胃吻合后再行气管吻合。高位食管癌的颈部吻合，建议请头颈外科医生协助显露颈段食管，方便进行充分游离。

4. 该患者的左侧支气管气管旁淋巴结被记录为4L组淋巴结，对应日本食管癌学会的106tbL站淋巴结，在该处淋巴结上方即为主动脉弓下左侧喉返神经起始处，清扫时应在解剖显露喉返神经起始部后再完整切除。

见图8-2-1至图8-2-19。

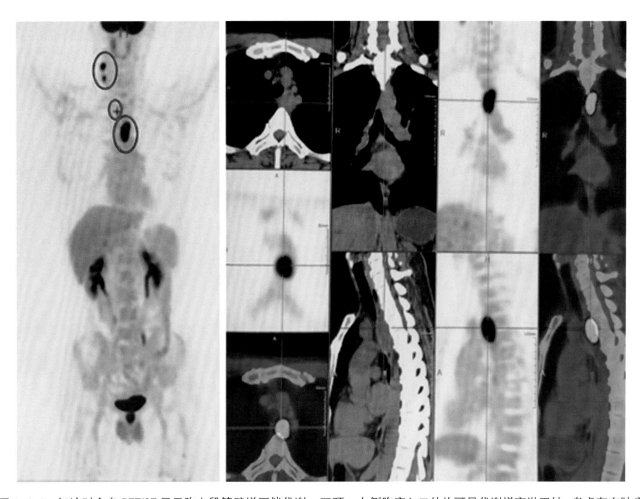

图8-2-1 初诊时全身PET/CT显示胸上段管壁增厚伴代谢，双颈、右侧胸廓入口处均可见代谢增高淋巴结，考虑存在肿瘤转移

初诊   化疗后   放化疗后

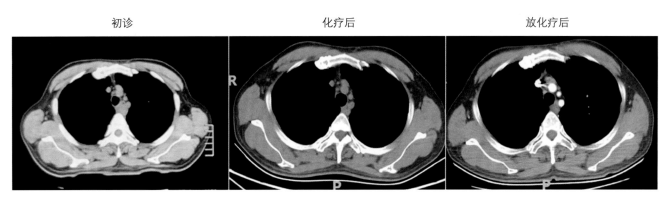

图8-2-2 初诊-化疗后-放化疗后原发肿瘤的CT影像

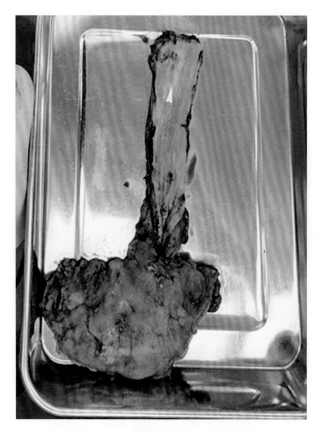

图 8-2-3　切除的食管及部分胃标本

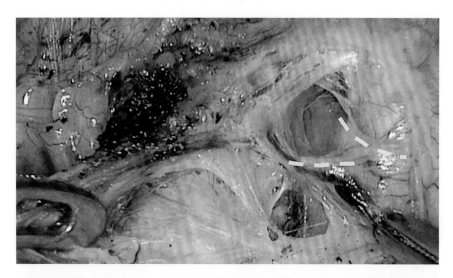

图 8-2-4　镂空右侧喉返神经区域，可见右侧喉返神经绕锁骨下动脉上行，并可见其发出食管分支

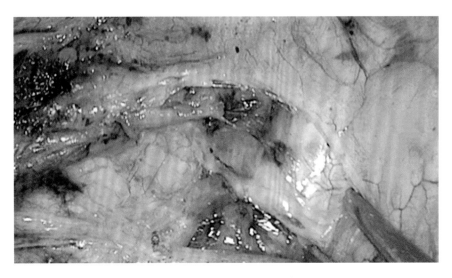

图 8-2-5 显露右侧喉返神经

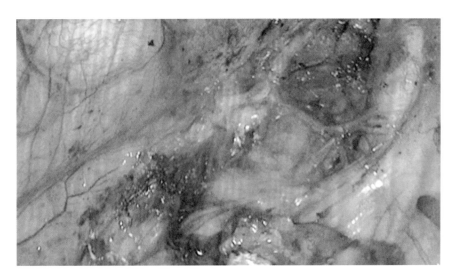

图 8-2-6 右侧喉返神经旁区域清扫后

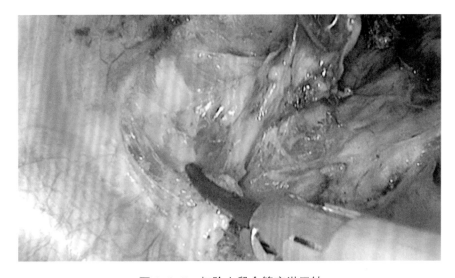

图 8-2-7 切除上段食管旁淋巴结

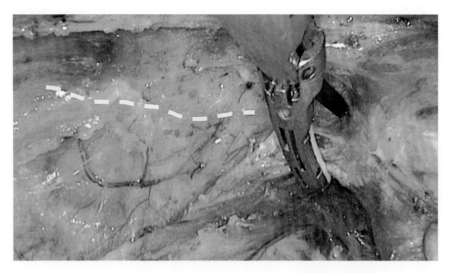

图 8-2-8　紧贴上段食管后壁进行游离，避免损伤胸导管

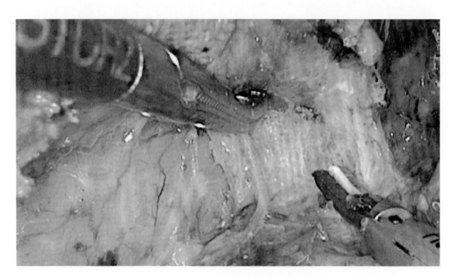

图 8-2-9　分离食管与气管膜部之间

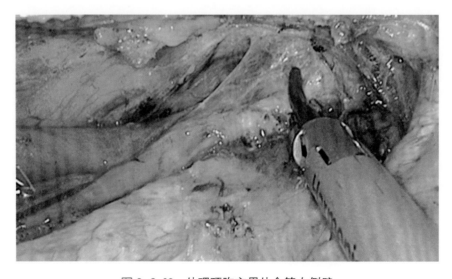

图 8-2-10　处理颈胸交界处食管右侧壁

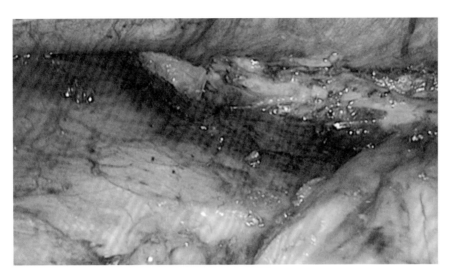

图 8-2-11　隆突下及左肺门淋巴结清扫后

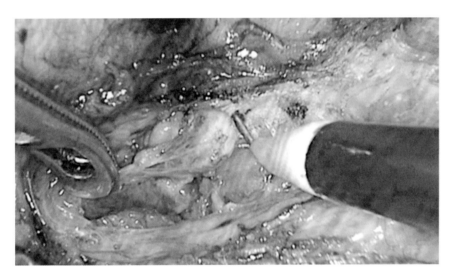

图 8-2-12　清扫左侧气管支气管淋巴结（106tbL）

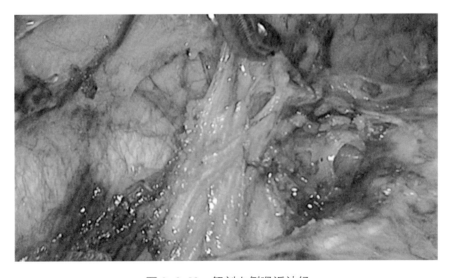

图 8-2-13　解剖左侧喉返神经

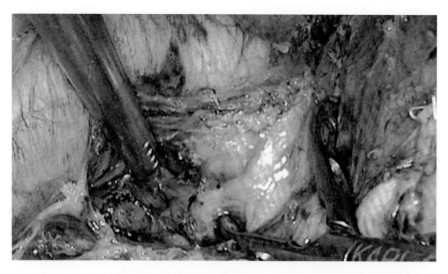

图 8-2-14　左侧气管支气管淋巴结清扫后，显露左侧喉返神经起始部

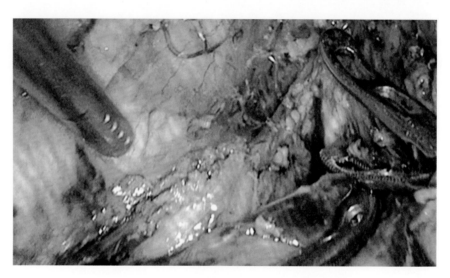

图 8-2-15　清扫左侧喉返神经区域后显露神经

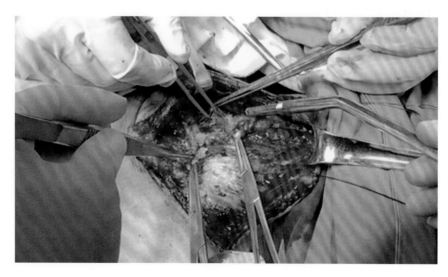

图 8-2-16　清扫右颈 Ⅱ～Ⅳ区淋巴结

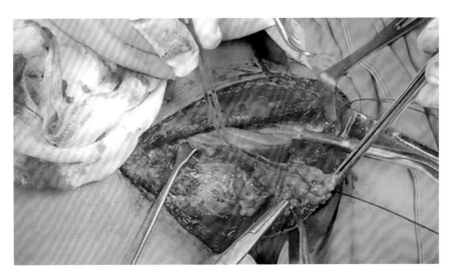

图 8-2-17 裸化右颈血管鞘

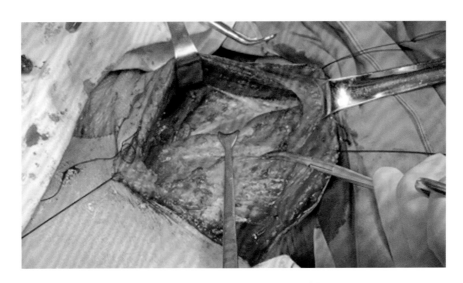

图 8-2-18 右侧 II~IV 区淋巴结清扫后

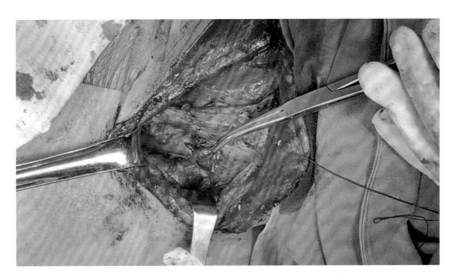

图 8-2-19 显露左侧喉返神经颈段，左颈 VI 区清扫后

病例 3 新辅助化疗联合免疫治疗后微创 McKeown 手术

病史

女性，71 岁。因进食哽噎 2 月余就诊。胃镜检查发现食管溃疡隆起型肿物，距门齿 25 cm 处因狭窄内镜无法通过，病变上缘距门齿 22 cm，活检为鳞癌。初诊时行全身 PET/CT 扫描显示食管中下段增厚，最厚处 2.9 cm，累及长度 10.1 cm，SUVmax 27.2，纵隔 5 区、胃小弯侧见增大淋巴结伴放射性浓聚，SUVmax 6.5，考虑存在肿瘤转移。双侧颈部、双侧气管食管沟及纵隔 2R、4R 区和腹膜后多发小淋巴结，伴轻度摄取，SUVmax 2.2，其中纵隔淋巴结密度稍高。临床诊断：胸中下段食管鳞癌，$cT_3N_2M_0$，是否为 T_{4b} 病变初诊时尚不能确定。多学科治疗方案：探索性化疗联合免疫治疗 2 周期，之后再进行可切除性评估。

患者接受了 TC 方案（白蛋白紫杉醇 300 mg d1+卡铂 500 mg d1，q3w）联合 PD-1 单抗（d1，q3w）治疗 2 周期。6 周后复查增强 CT，再次评估病变可切除。在距离第 2 周期治疗 8 周后患者接受了微创 Mckeown 手术，术后第 9 天时顺利出院。术后病理显示患者达到了病理完全缓解（pCR）。

术后病理

经充分取材后，未见浸润性癌残留，可见灶状鳞状上皮重度不典型增生；未见脉管内癌栓及神经侵犯；淋巴结未见癌转移（0/17）；食管断端及胃断端均未见癌；肿瘤病理分期：$ypT_{is}N_0$。

手术特点

1. 不能确定的 cT_{4b} 病变：患者初诊时病变累及范围超过了 10 cm，且是否侵犯左侧支气管膜部从影像学上无法界定，属于尚不能确定的 cT_{4b} 病变，尚有潜在手术切除机会。如果直接选择放化疗，引起支气管食管瘘的风险较大，选择单纯化疗的 pCR 率效果有限，遂多学科协作组建议参照晚期食管癌治疗的经验，尝试选择化疗联合免疫治疗的诱导治疗方案，待 2 周期后再次进行可切除性评估，再决策手术或者同步放化疗。

2. PET/CT 对初诊时淋巴结转移的判断指导手术清扫范围：初诊时 PET/CT 扫描提示存在纵隔 5 区和胃小弯两处淋巴结转移，提示手术应该行扩大胸腹两野的淋巴结清扫，且要重点清扫 PET/CT 所提示的阳性区域。

3. 原发肿瘤区域与心包、左侧支气管关系密切，是手术难点所在，当经食管后壁进行"擀面杖式"游离无法确切显露对侧胸膜及心包时，可在主动脉与食管之间放置纱布条指引，改为经食管前壁游离进行会师。对分离支气管与食管之间的间隙采用类似的纱布条指引方法，从不同入路达到会师。这种困难的食管游离，先在容易会师的正常食管部分放置食管带，方便对食管进行各个角度的牵引，坚持无瘤原则，避免钳夹食管。

4. 对于初诊时不能界定的 T_4 病变，经药物治疗肿瘤退缩后，肿瘤周围的组织间隙存在不同程度的治疗后改变，可形成致密的纤维化改变，其中的滋养血管较难辨认，应小心分离，步步为营。

见图 8-3-1 至图 8-3-21。

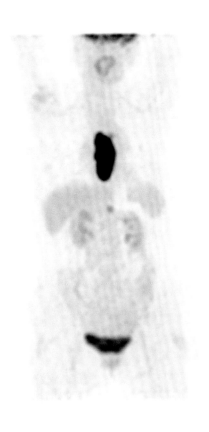
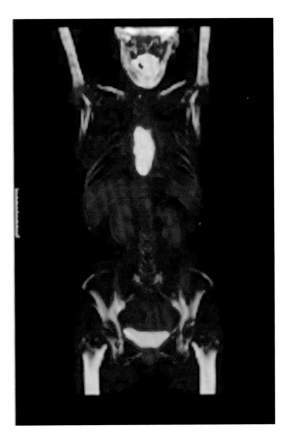

图 8-3-1 初诊时 PET/CT 影像

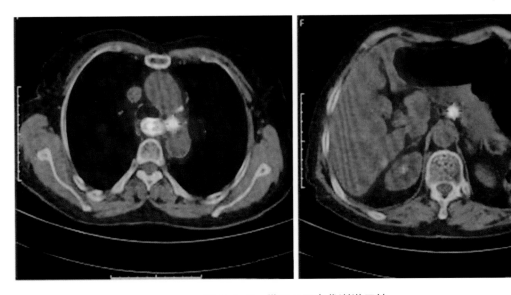

图 8-3-2 纵隔 5 区高代谢淋巴结

化疗联合免疫治疗前   化疗联合免疫治疗 2 周期后

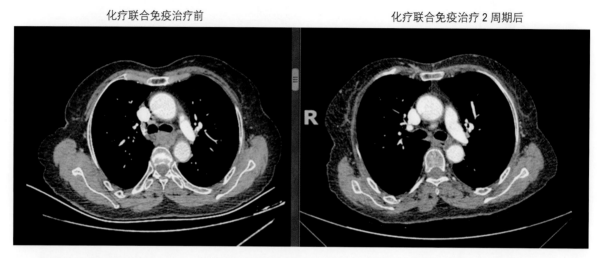

图 8-3-3　药物治疗前后 CT 影像对比，显示肿瘤上界与左侧支气管关系密切，且可见左侧支气管旁淋巴结（106tbL）显示（与 PET/CT 提示的 5 区淋巴结对应）

化疗联合免疫治疗前   化疗联合免疫治疗 2 周期后

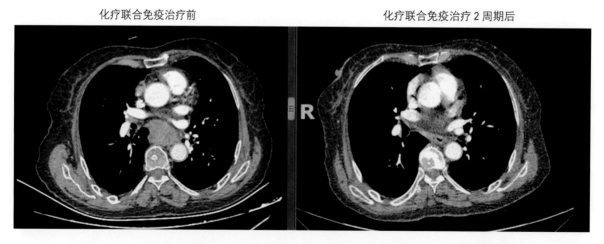

图 8-3-4　药物治疗前后 CT 影像对比，显示肿瘤与心包关系密切，用药后明显缓解

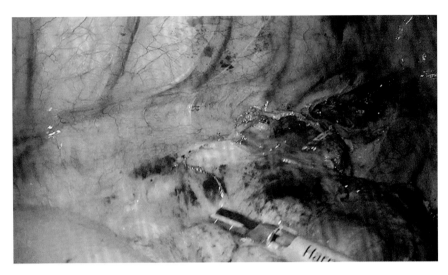

图 8-3-5 显露中下段食管，探查肿瘤

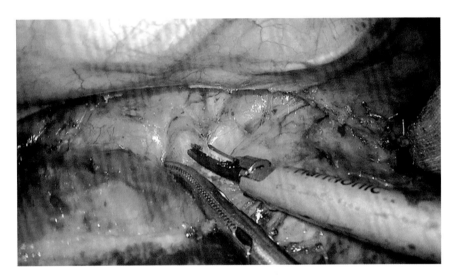

图 8-3-6 超声刀游离中下段食管后壁

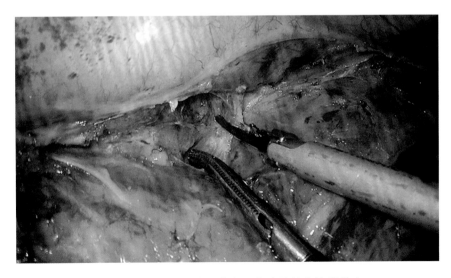

图 8-3-7 超声刀处理来自于主动脉的食管滋养支

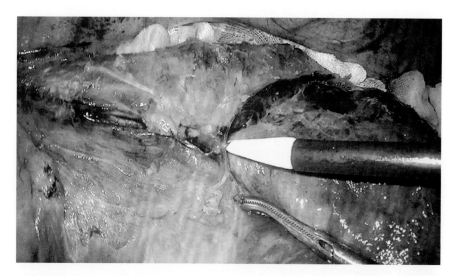

图 8-3-8 化疗联合免疫治疗后肿瘤退缩明显，食管后壁间隙存在一定程度纤维化，使用超声刀逐步分离

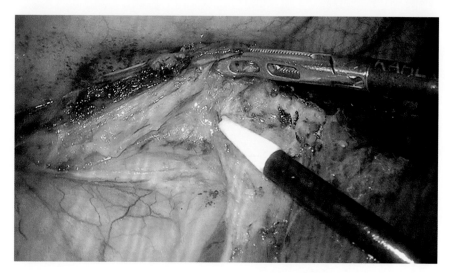

图 8-3-9 无法完全分离后壁至前壁，在后壁间隙填塞纱布条，作为指引

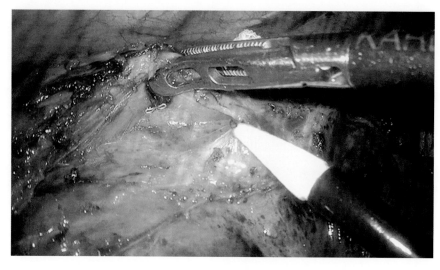

图 8-3-10 开始分离食管前壁

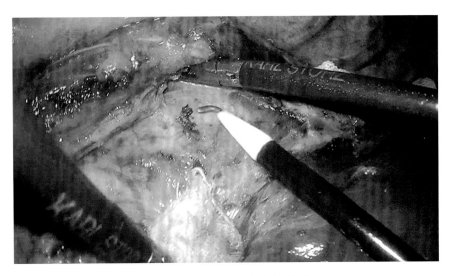

图 8-3-11 继续游离食管前壁

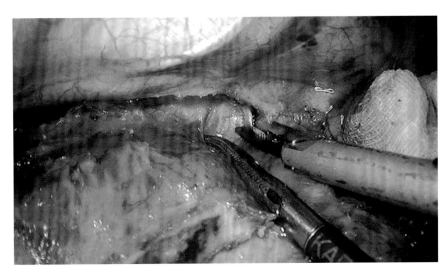

图 8-3-12 处理食管与右侧支气管之间区域

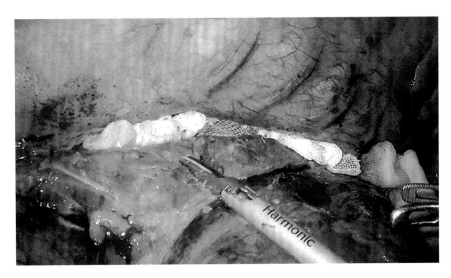

图 8-3-13 分离食管与心包之间（原瘤床区域）

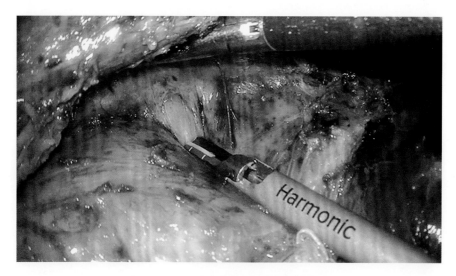

图 8-3-14　游离食管前壁达左侧胸膜

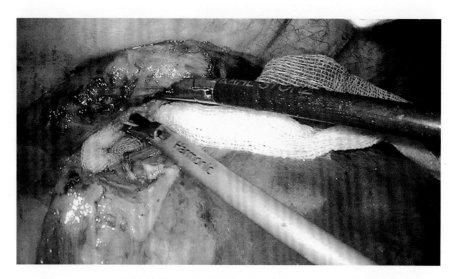

图 8-3-15　在食管前壁填塞纱布条指引，方便与经食管后壁游离会师

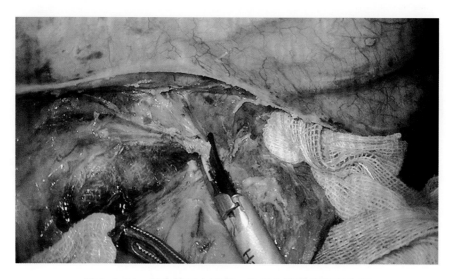

图 8-3-16　经食管后方游离，与经食管前壁游离会师

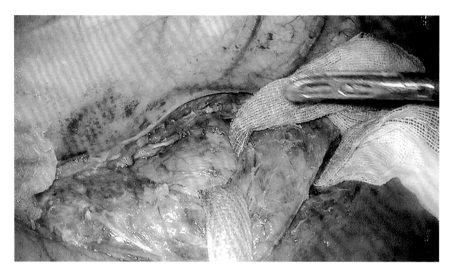

图 8-3-17 牵拉食管向前，显露食管后方区域

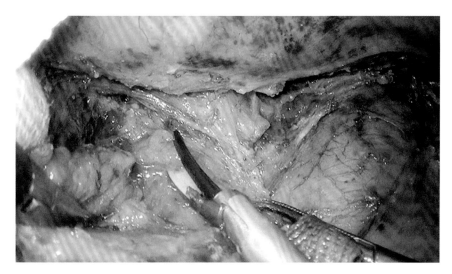

图 8-3-18 切除下段食管旁淋巴结

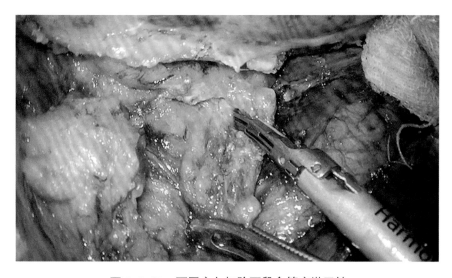

图 8-3-19 不同方向切除下段食管旁淋巴结

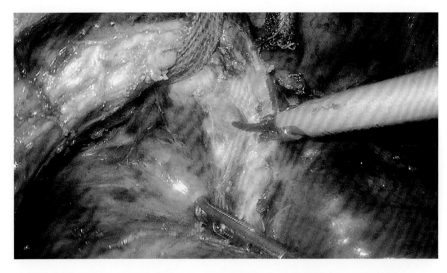

图 8-3-20　牵拉食管向上，分离食管与隆突下淋巴结之间的间隙

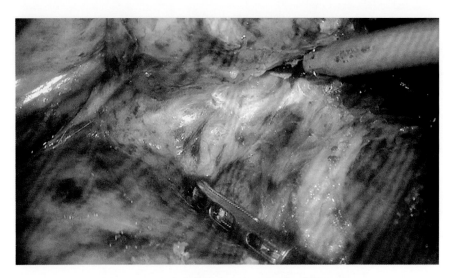

图 8-3-21　分离食管与左主支气管之间的间隙

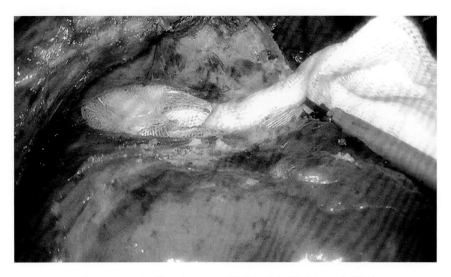

图 8-3-22　食管与左主支气管膜部之间填塞纱布条指引

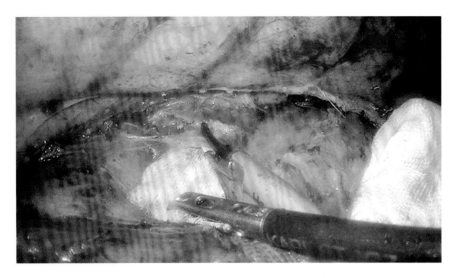

图 8-3-23　经食管后方继续游离中段食管

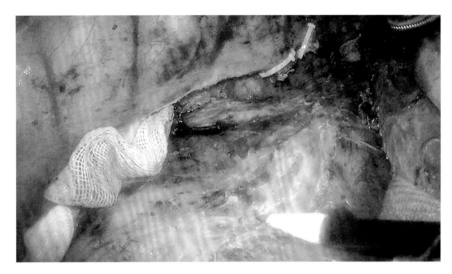

图 8-3-24　食管游离完毕，牵拉食管向前，显露隆突下区域

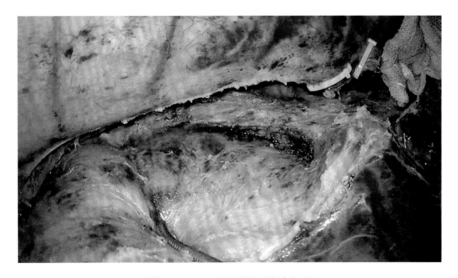

图 8-3-25　纵隔淋巴结清扫后

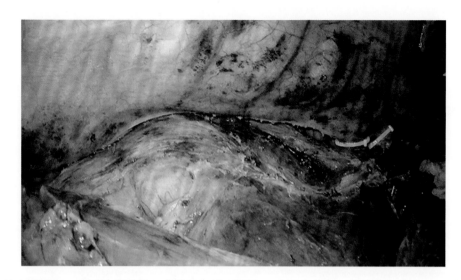

图 8-3-26 检查下纵隔，非受迫暴露下，食管床几乎不可见，可见此患者下段食管非常靠左，增加了手术难度

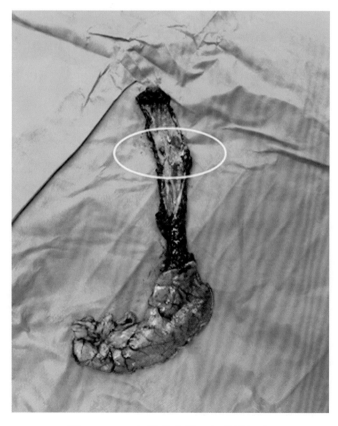

图 8-3-27 切除的食管及部分胃标本

　　读者朋友，当您翻阅到这里时，已基本浏览完本书所介绍的食管癌切除术式。从中不难发现，食管癌切除手术流程繁琐，为保障手术质量往往需要注意诸多细节。加之患者术后易出现并发症，所有这些都造成了目前初学者对食管癌切除术的望而生畏。我们撰写本书的初衷就是想将我们在此方面的经验，以图文并茂的形式展现给读者。希望能帮助胸外科同行，特别是初学者了解食管癌切除术，并在我们经验的基础上，更加完善自己的手术技巧，为患者提供规范化的食管癌切除手术。在多媒体传播十分发达的时代，我们体会到了多种形式的医学信息传播对胸外科同行手术技术提高的深刻影响，这也是我们编撰此书的动力所在。

　　——食管癌外科治疗，未来可期。